M. Ambaga
A. Tumen- Ulzii
T. Buyantushig

Modelos de sistema e medicina NCM integrada para publicar

M. Ambaga
A. Tumen- Ulzii
T. Buyantushig

Modelos de sistema e medicina NCM integrada para publicar

ScienciaScripts

Imprint

Any brand names and product names mentioned in this book are subject to trademark, brand or patent protection and are trademarks or registered trademarks of their respective holders. The use of brand names, product names, common names, trade names, product descriptions etc. even without a particular marking in this work is in no way to be construed to mean that such names may be regarded as unrestricted in respect of trademark and brand protection legislation and could thus be used by anyone.

Cover image: www.ingimage.com

This book is a translation from the original published under ISBN 978-620-5-63940-5.

Publisher:
Sciencia Scripts
is a trademark of
Dodo Books Indian Ocean Ltd. and OmniScriptum S.R.L publishing group

120 High Road, East Finchley, London, N2 9ED, United Kingdom
Str. Armeneasca 28/1, office 1, Chisinau MD-2012, Republic of Moldova, Europe
Printed at: see last page
ISBN: 978-620-7-61113-3

Copyright © M. Ambaga, A. Tumen- Ulzii, T. Buyantushig
Copyright © 2024 Dodo Books Indian Ocean Ltd. and OmniScriptum S.R.L publishing group

Conteúdo

1. NCM - MEDICINA É O SISTEMA MÉDICO INTEGRADO, CONSTITUÍDO POR MEDICAMENTOS TRADICIONAIS E MODERNOS, CIENTIFICAMENTE CONECTADOS ENTRE SI ATRAVÉS DOS NOVOS CONHECIMENTOS s-NCM

O conhecimento do s-NCM está fortemente conectado com a nova ideia sobre a existência dos potenciais redox de membrana dependentes do sistema de linha de três estados - ciclo completo de 9 etapas de condutância de prótons dentro do corpo humano, cujas funções são implementadas em 4 compartimentos e 10 sistemas funcionais do corpo humano compreendendo todos os 14 trilhões de células do organismo humano

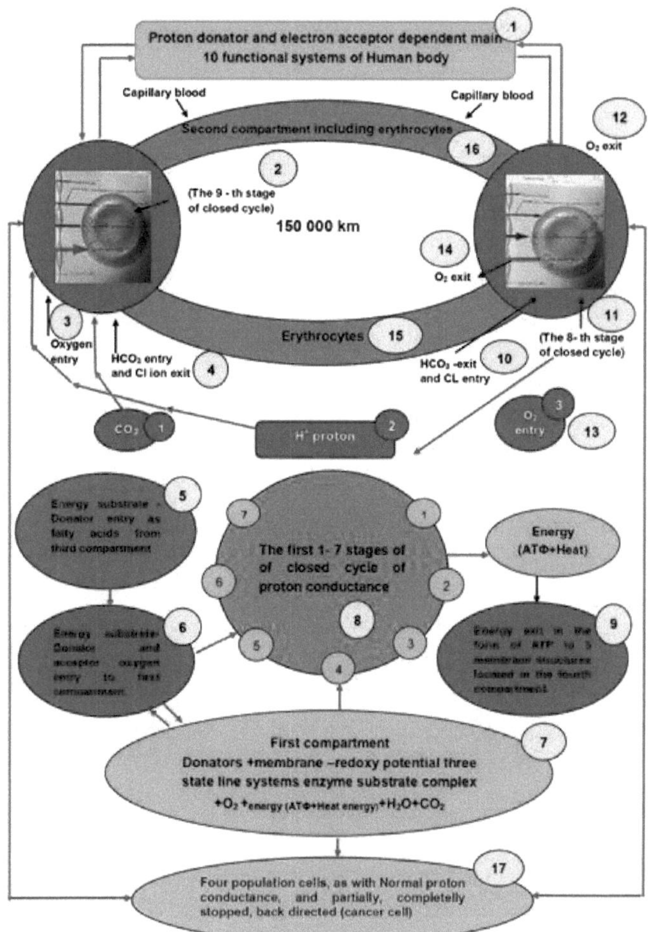

Figura 1. Os modelos do sistema, incluindo o potencial redoxi da membrana , dependente de três estados, ciclo completo de 9 etapas de condutância de prótons e os quatro compartimentos, os 10 sistemas funcionais

1.   O conhecimento do s-NCM mostra que este processo legal à medida que o universo recém-nascido se expandia (15 bilhões de anos atrás), em 3 minutos, prótons e nêutrons se formaram e se juntaram para formar núcleos atômicos, após 100.000 anos os elétrons se juntaram aos núcleos para formar átomos (Park MA, 2009) deram os primeiros passos para o desenvolvimento do sistema de linha de três estados do potencial redoxi da membrana para conduzir elétrons, prótons com biossíntese de ATP, NADPH e energia térmica em todas as células vivas.

3

2. O conhecimento do s-NCM mostra que a vida na Terra foi formada devido a um fluxo de prótons e elétrons, formado durante um evento denominado big bang, há 15 bilhões de anos (Park MA, 2009) com a participação da linha de três estados do potencial redoxi da membrana. sistema de condução de elétrons, prótons com biossíntese de ATP, NADPH e energia térmica em todas as células vivas.

3. O conhecimento do s-NCM mostra que estruturas especiais como o sistema de linha de três estados do potencial redoxi da membrana foram formadas para conduzir um elétron, prótons com biossíntese de ATP, NADPH e energia térmica em todas as células vivas.

4. O conhecimento do s-NCM mostra que as três formas básicas do potencial redoxi de membrana , três linhas de estado em todas as células vivas, conduzindo um fluxo de prótons e elétrons, formadas durante eventos chamados de big bang, foram codificadas pela expressão abstrata rlung , mkhis , badgan em a Medicina Tibetana .

O conhecimento do Thes-NCM demonstrou que as três formas básicas de potencial redoxi de membrana , três linhas de estado, existentes em todos os 14 trilhões de células vivas, conduzindo um fluxo de prótons e elétrons, formados durante eventos chamados de Big Bang, são codificados por rlung , mkhis , badgan expressão abstrata na Medicina Tradicional e desempenha o papel de .. formas de compreensão da medicina Moderna e Tibetana, uma da outra.. .como diz HHDalai Lama.

Os ensinamentos de H. H. Dalai Lama como. " A medicina tibetana é muito mais avançada na compreensão da natureza da mente do que o nOcidental medicina. Em questões de compreensão das funções físicas do corpo humano, a medicina tibetana é menos avançada que a medicina ocidental.

Sem misturar as duas abordagens, e sem dizer que uma é melhor que a outra , ambas as escolas deveriam trabalhar em conjunto para encontrar formas de se compreenderem e assim aumentarem a eficácia das duas técnicas de cura".

A DEFINIÇÃO DE MEDICINA NCM

A medicina recentemente codificada pela NCM é um sistema médico triplo, composto pela Medicina Tradicional (MT) na forma completa, também pela Medicina Moderna (MM) na forma completa e, adicionalmente, pela nova medicina baseada no conhecimento da MNC como s-NCM.

As funções diárias de diagnóstico e tratamento da medicina NCM são implementadas usando três tipos de abordagens como TM, MM, s-NCM juntas, e sua base teórico-científica está fortemente conectada com os novos conhecimentos de s- NCM , incluindo a nova ideia como potenciais redox de membrana dependente do sistema de linha de três estados - ciclo completo de

9 etapas de condutância de prótons dentro do corpo humano e a nova ideia sobre a existência de 4 compartimentos do corpo humano, a nova ideia sobre a existência de 10 sistemas funcionais compreendendo todos os 14 trilhões de células do organismo humano.

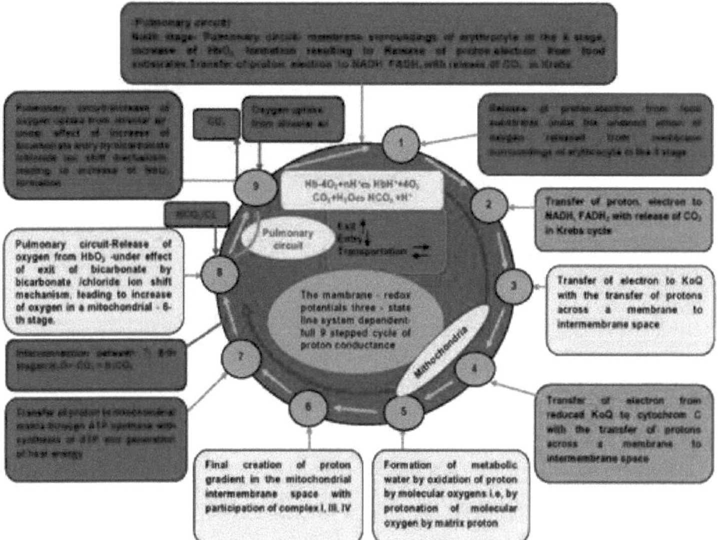

Figura 2. O potencial redoxi da membrana , dependente de três estados, ciclo completo de 9 etapas de condutância de prótons

MNC- medicina é o sistema médico integrado, composto por Medicamentos Tradicionais e Modernos cientificamente interligados entre si através dos novos conhecimentos do s-NCM, que têm a seguinte prioridade:

1. A medicina NCM recusou categoricamente a existência de "Homo sapiens plus rlung , mkhris , badgan ", "Homo sapiens plus vata , kapha, pitta espécie humana, que não estão registrados na taxonomia lineana junto com a espécie humana "Homo sapiens".

2. A medicina NCM postulou que a vida tornou-se fortemente dependente da presença de prótons e elétrons devido à formação de sistemas acumuladores de energia mais poderosos como "Doadores (glicose, aminoácidos , ácidos graxos) + potenciais redox de membrana sistema de linha de três estados + aceitador como O$_2$ + ADP + Pi + H$^+$ + nH$^+$$_{memb.space}$ = (ATP + energia térmica) + H$_2$O + nH$^+$$_{matriz}$ +CO2 ".

As reações de acumulação de bioenergia lentamente desenvolvidas, pertencentes aos primeiros tempos de evolução como "Doadores como moléculas de água + ADP + Pi + H$^+$ + nH$^+$$_{memb.space}$ = Formação de ATP + nH + O$_2$ e escassez de potenciais redox de membrana sistema de linha de três

estados, falta de sistemas enzimáticos de utilização de aceitadores de O $_2$ "
condicionaram os sistemas acumuladores de energia mais poderosos como
"Doadores (glicose, aminoácidos , ácidos graxos) + potenciais redox de
membrana sistema de linha de três estados + aceitador como O $_2$ + ADP + Pi
+ H $^+$ + nH $^+$ $_{memb.space}$ = (ATP + energia térmica) + H $_2$O + nH $^+$ $_{matriz}$ + CO $_2$ ".
3. A medicina NCM postulou que o diagnóstico e o tratamento, incluindo a
medicina tradicional e a moderna, deveriam basear-se nas unidades
morfofuncionais, que realmente existem dentro do corpo humano, que
podemos ver e medir.

Uma das formas desta unidade morfofuncional é o sistema de linha de três
estados dos potenciais redox de membrana dependente - ciclo completo de 9
etapas de condutância de prótons dentro do corpo humano, também 4
compartimentos e 10 sistemas funcionais do corpo humano.

4. A medicina NCM postulou que, o sistema de linha de três estados dos
potenciais redox da membrana - dependente - ciclo completo de 9 etapas de
condutância de prótons, que inicialmente descrito por nós consistia em
doadores de H $^+$, e $^-$ como alimentos e aceitadores de H $^+$, e ^{como} oxigênios
com participação direta de doadores de elétrons, prótons, formados durante
um evento denominado big bang.

A membrana - potenciais redox de três - sistema de linha de estado
dependente - ciclo completo de 9 etapas de condutância de prótons e fluxo
normal de prótons e elétrons de doadores para aceitadores com geração de
fosfato -ATP de alta energia, elétrons de alta energia NADPH e energia
térmica têm funcionado com o uso uma reação de glicólise, ciclo de Krebs,
desaminação oxidativa de aminoácidos e oxidação betta de ácidos graxos,
processo de oxidação-fosforilação para garantir a demanda energética do
organismo.

5. A medicina NCM postulou que, no corpo humano, durante todo o ano, o
estado fluido alfa, betta sólido e gama intermediário das estruturas da
membrana são três vezes submetidos a 3 estados de mudanças absolutamente
opostos, codificados por Rlung, Mkhris , termo abstrato Badgan , no a
primavera dominou os processos dependentes do estado gama, codificados
pelos termos Rlung, no outono elevou os processos dependentes do estado
alfa fluido, codificados pela expressão de Mkhris , no verão aumentou os
processos dependentes do estado betta sólido, codificados pela expressão
abstrata de Badgan .

6. A medicina NCM postulou que, os estados alfa, betta sólido e gama
intermediário das estruturas da membrana do corpo humano submetidos a 3
estados de mudanças absolutamente opostos durante a ontogênese, na idade

infantil dominaram os processos dependentes do estado betta sólido, codificados pelo termo abstrato de Badgan , em a idade jovem dominou os processos dependentes do estado alfa fluido codificados por Mkhris abstractterm , na velhice dominou os processos dependentes do estado gama intermediário, codificados pelo termo abstrato Rlung.

7. A medicina NCM postulou que o corpo humano está sujeito a 3 estados de mudanças absolutamente opostos codificados pela expressão abstrata Rlung, Mkhris , Badgan, dependendo das composições de ácidos graxos de carnes de cavalo, ovelha, cabra, marmota e carne bovina. A ingestão de carnes de cavalo e marmota resultou no aumento de processos dependentes do estado alfa do fluido com alto nível de potenciais de oxidação codificados por Mkhris termo abstrato , a ingestão de carnes bovinas resultou no aumento de processos dependentes do estado betta sólido com alto nível de potenciais de redução codificados pelo termo abstrato Badgan , a ingestão de carnes magras de cabra resultou no aumento de processos dependentes do estado gama com baixo nível de potenciais de redução de oxidação codificados por rLung expressão abstrata.

8. A medicina NCM postulou que os indivíduos nascem com excesso de uma das três constituições, que, em um caso são codificadas pela expressão abstrata Rlung, em outro caso por Mkhris , no terceiro caso codificadas pela expressão abstrata Badgan .

9. A medicina NCM postulou que o corpo humano foi submetido a três estados absolutamente opostos, codificados pelos termos abstratos Rlung, Mkhris e Badgan sob a influência de medicamentos.

10. A medicina NCM postulou que o mecanismo geral de existência saudável do corpo humano é devido ao equilíbrio normal de 3 estados básicos como o estado Gama com baixo nível de potenciais de oxidação-redução e o estado betta sólido com alto nível de potenciais de redução, além desses fluidos alfa estado com alto nível de potenciais de oxidação, codificados pelas expressões abstratas Rlung, Mkhris , Badgan .

11. A medicina NCM postulou que os indivíduos nascem com excesso de estado Gama com baixo nível de oxidação-redução, que codificado pela expressão abstrata Rlung, propensos à perda de peso corporal, os indivíduos nascem com excesso de estado alfa fluido com alto nível de oxidação potenciais", que codificados pela expressão abstrata de Mkhris , propensos ao excesso de calor corporal, os indivíduos nascem com excesso de estado betta sólido com alto nível de potenciais de redução , que codificados pela expressão abstrata de Badgan , propensos ao ganho excessivo de peso corporal.

Quais são os novos conhecimentos sobre os 10 sistemas funcionais básicos do corpo humano.

Nossa nova classificação denominada 10 sistemas funcionais básicos do corpo humano tem algumas diferenças principais da moderna classificação clássica da anatomia do corpo humano, baseada na classificação de Andreas Vesalis (1514-1564).

1. O primeiro sistema funcional é o sistema de entrega de doadores de elétrons-prótons como alimentos para 14 trilhões de células vivas para manter o nível normal de doadores como carboidratos, aminoácidos , ácidos graxos dentro dos potenciais redoxi da membrana 3 sistema de linha de estado como local muito importante de condução de prótons, elétrons , a partir de cianobactérias formadas nos últimos 4,4 bilhões de anos, idênticas ao sistema gastroenterológico.

2. O segundo sistema funcional é o sistema de entrega de aceitadores de elétron-próton como oxigênio a 14 trilhões de células vivas para manter o nível normal de aceitadores como oxigênio dentro dos potenciais redoxi da membrana. formado durante os últimos 4,4 bilhões de anos, idêntico ao sistema respiratório.

3. O terceiro sistema funcional é o sistema que fornece aceitadores de elétrons-prótons como oxigênio e doadores de elétrons-prótons como alimentos juntos para 14 trilhões de células vivas para manter o nível normal de aceitadores como oxigênio e doadores dentro dos potenciais redoxi da membrana. de condução de prótons, elétrons, a partir de cianobactérias formadas durante os últimos 4,4 bilhões de anos, idênticas ao sistema cardiovascular.

4. O quarto sistema funcional é o sistema que elimina e neutraliza metabólitos tóxicos e dióxido de carbono, dióxido de carbono protonado , também prótons livres formados durante o funcionamento do sistema de produção de energia como "doadores (glicose, aminoácidos , ácidos graxos) + potenciais redox de membrana sistema de linha de três estados + aceitador como O_2 + ADP + Pi + H^+ + $nH^+_{memb.space}$ = (ATP + energia térmica) + H_2O + nH^+_{matriz} + CO_2 "-meio de reação, idêntico ao Renal - sistema de controle urinário e Ácido-Base.

5. O quinto sistema funcional é o sistema de conversão de alguns produtos metabólicos tóxicos em produtos metabólicos normais e de condução da síntese e ressíntese de ácidos graxos saturados e insaturados, pois os principais componentes de todas as estruturas da membrana pertencem à membrana - potencial redoxi 3 sistemas de linha de estado incluídos em "Doadores (glicose , aminoácidos , ácidos graxos) + potenciais redox de

membrana sistema de linha de três estados + aceitador como O_2 + ADP + Pi + H^+ + $nH^+_{memb.space}$ = (ATP + energia térmica) + H_2O + nH^+_{matriz} + CO_2 - meio reacional, idêntico ao sistema hepatobiliar .

Usando métodos analíticos comparativos, demonstramos em 1990 pela primeira vez e eventualmente confirmamos que a membrana de um corpo inteiro - potencial redoxi sistema de linha de 3 estados, que existia nos três estados básicos como:

Fluido - estado alfa de estruturas de membrana com alto nível de potencial de oxidação com alto nível de formação de energia térmica, com alto nível de vazamento de prótons, condutância de prótons, com alto nível de geração de dióxido de carbono, intensidade média de geração de fosfato de alta energia - ATP, de elétrons de alta energia - geração de NADPH.

Betta sólido - estado de estruturas de membrana com alto nível de potencial de redução com nível médio de formação de energia térmica, com nível médio de geração de dióxido de carbono, baixo nível de vazamento de prótons, condutância de prótons, com alta intensidade de geração de fosfato- ATP de alta energia, de elétrons de alta energia - geração de NADPH.

Estado gama intermediário de estruturas de membrana com baixo nível de oxidação - potencial de redução com baixo nível de geração de gradiente de prótons, baixo nível de geração de dióxido de carbono, baixo nível de formação de energia térmica, com baixa intensidade de fosfato de alta energia - geração de ATP, com baixa intensidade de alta energia elétrons de energia - a geração de NADPH desempenhou o papel de tal substância biológica, relacionada à teoria dos 5 elementos e à teoria de rlung , mkhris , badgan .

A. Fluido - estado alfa de estruturas de membrana com alto nível de potencial de oxidação com alto nível de formação de energia térmica, com alto nível de vazamento de prótons, condutância de prótons, com alto nível de geração de dióxido de carbono, intensidade média de geração de fosfato de alta energia - ATP, de elétrons de alta energia - geração de NADPH, é óleo quente e quente, propriedades funcionais externas agudas correspondem ao elemento fogo relacionado - sol como noção abstrata mkhris .

B. Betta sólido - estado de estruturas de membrana com alto nível de potencial de redução com alto nível médio de formação de energia térmica, com baixo nível de vazamento de prótons, condutância de prótons, com nível médio de geração de dióxido de carbono, alta intensidade de alta energia de geração de fosfato - ATP, de elétrons de alta energia - geração de NADPH, é óleo frio e frio, propriedades funcionais externas pesadas e estúpidas foram resumidas sob a água - elementos da terra relacionados - lua como noção abstrata de badgan .

C. Estado gama intermediário de estruturas de membrana com baixo nível de oxidação - potencial de redução com baixo nível de geração de gradiente de prótons, baixo nível de geração de dióxido de carbono, baixo nível de formação de energia térmica, com baixa intensidade de fosfato de alta energia - geração de ATP, de elétrons de alta energia - Geração de NADPH e energia térmica, suas propriedades funcionais externas móveis, pouco oleosas e leves foram simbolizadas sob a noção abstrata relacionada ao elemento vento - vento como pulmão .

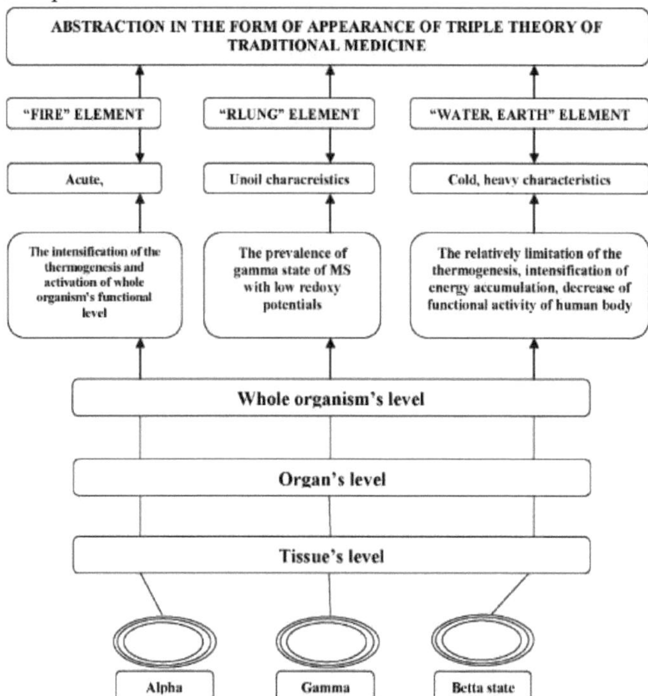

Os três estados básicos da membrana - potencial redoxi 3 estado

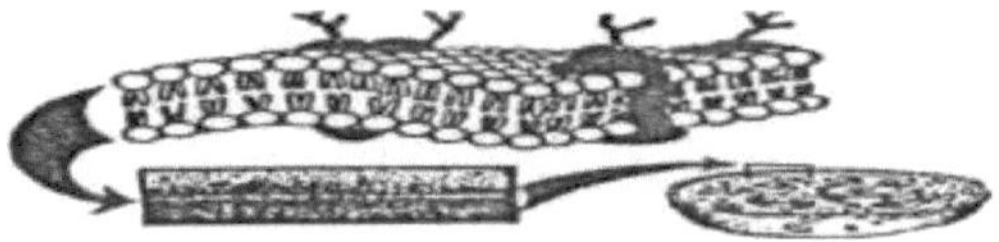

Figura 3. Abstração na forma de aparência da teoria rlung , mkhris , badgan

Figura 4. Novo sistema médico triplo integrado (NCM)

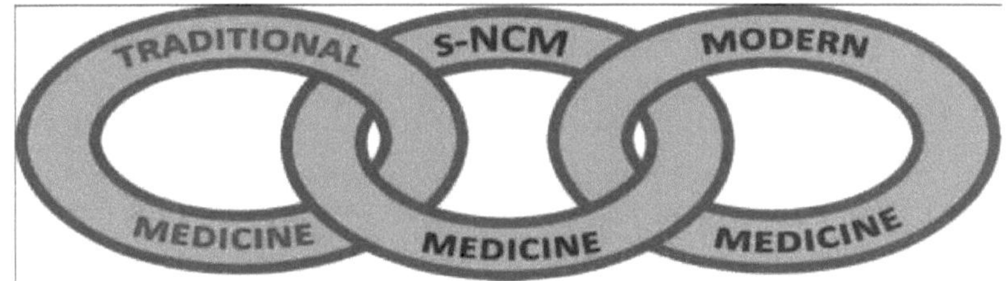

A coincidência entre a teoria abstrata de Rlung, Mkhris , Badgan e os potenciais redoxi de membrana de três sistemas de linha de estado no primeiro compartimento pode ser caracterizada pelas seguintes especificidades:

a. Estados alfa fluidos, constituídos por ácidos graxos insaturados com altos níveis de potenciais oxi e com altos níveis de prótons, condutância de elétrons e altos níveis de liberação de energia térmica, grau médio de acumulação de energia e grau médio de fosfato-ATP de alta energia, grau médio de alta elétrons de energia NADPH, com proporção média de doadores: aceitadores estão associados à teoria abstrata de Mkhris , que se distingue por óleo quente, quente e características externas agudas.

b. Estado betta sólido, constituído principalmente por ácidos graxos saturados, condicionando altos níveis de potenciais de redução e com níveis lentos de prótons, condutância de elétrons e baixos níveis de liberação de energia térmica, alto grau de capacidade de acumulação de energia e alto grau de alta energia fosfato-ATP, elétrons de alta energia NADPH, com maior proporção de doadores: aceitadores estão associados à teoria abstrata de Badgan , que se distingue por óleo frio e frio, características externas estúpidas.

c. Estado gama, constituído por teores diminuídos de ácidos graxos saturados e também insaturados, condicionando níveis diminuídos de redoxipotenciais e com níveis lentos de prótons, condutância de elétrons e baixos níveis de liberação de energia térmica e baixos níveis de acumulação de energia e baixo grau de fosfato de alta energia - ATP, baixos níveis de elétrons de alta energia NADPH, com diminuição do conteúdo de doadores: aceitadores, aumento da importância do próton, elétrons antes da geração de gradientes de prótons, mecanismo de deslizamento predominante estão associados à teoria abstrata do rlung , que se distingue pela luz, móvel , sem óleo, características externas legais.

1. Alteração dos parâmetros do quarto compartimento, descritos como 5 estruturas de membrana - 5 sistemas de função, garantindo a função genética normal - divisão celular, função de resposta à informação, funções

biossintéticas , bioenergéticas , de biotransformação usando fosfato-ATP de alta energia, elétrons de alta energia NADPH e calor energia, formada dentro da membrana - potenciais redoxi, três sistemas de linha de estado resultantes da diminuição das funções biossintéticas, bioenergéticas, de biotransformação e da perturbação desregulada das funções de resposta baseadas em informações são codificados pelo termo abstrato Rlung na medicina tradicional tibetana .

2. Alteração dos parâmetros do quarto compartimento, denominados 5 estruturas de membrana - 5 sistemas funcionais, onde são realizadas as funções normais de divisão genético-celular, resposta à informação, biossintética, bioenergética, biotransformação através do uso de fosfato de alta energia - ATP, elétrons de alta energia NADPH e calor energia, gerada em potenciais redoxi de membrana, três sistemas de linha de estado resultaram na intensificação desregulada de informações baseadas funções de resposta são codificadas por Mkhristerm abstrato .

3. Alteração dos parâmetros do quarto compartimento, denominados como 5 estruturas de membrana - 5 sistemas funcionais, onde é conduzida a função genética normal - função de divisão celular, função de informação- resposta , funções biossintéticas, bioenergéticas e de biotransformação usando fosfato-ATP de alta energia, elétrons de alta energia NADPH e energia térmica, gerada dentro dos potenciais redoxi de membrana , três sistemas de linha de estado resultaram na desaceleração das funções de resposta baseadas em informações são codificadas pelo Badganterm abstrato na medicina tradicional tibetana -mongol.

4. Se a alteração dos parâmetros do segundo compartimento, apresentando o sistema sérico e extracelular, leva à diminuição de doadores, diminuição de aceitadores e de alguns metabólitos aqui acumulados, todos estes são codificados pelo termo abstrato Rlung na medicina tradicional tibetana .

5. Se a alteração dos parâmetros do segundo compartimento, apresentando o sistema sérico e extracelular, leva ao aumento de doadores, diminuição de aceitadores, aqui acumulados, todos estes são codificados pelo termo badgan abstrato na medicina tradicional tibetana .

6. Se a alteração dos parâmetros do terceiro compartimento levar à diminuição dos ácidos graxos viscerais e externos acumulados aqui, todos estes são codificados pelo termo abstrato Rlung na medicina tradicional tibetana .

7. Se a alteração dos parâmetros do terceiro compartimento levar ao aumento da classe saturada de ácidos graxos viscerais, aqui acumulados, todos estes são codificados pelo termo abstrato Badgan na medicina

tradicional tibetana .

8. Se a alteração dos parâmetros do terceiro compartimento levar ao aumento da classe insaturada de ácidos graxos externos, aqui acumulados, todos estes são codificados pelo resumo Mkhris denominar a medicina tradicional tibetana .

Nova definição de células vivas de acordo com o novo sistema médico triplo integrado - NCM que inicialmente foi desenvolvido por nós:

As células vivas são uma unidade funcional-estrutural de todo o corpo vivo, consistindo de um potencial redox de membrana, um sistema de linha de três estados dependente de um ciclo completo de 9 etapas de condutância de prótons, que garantiu o fluxo constante de elétrons e prótons entre moléculas doadoras e aceitadoras com produzindo fosfato de alta energia - ATP, elétrons de alta energia - NADPH, energia térmica, dióxido de carbono, criando assim as pré-condições para manter a condução normal da informação - função de resposta na membrana plasmática , função de divisão genética celular na membrana do núcleo, função de biotransformação na membrana microssomal e funções biossintéticas - rebiossintéticas em sistemas integrados ribossomo - microssomais e também lisossomos - estruturas de membrana peroxissomal, função bioenergética na membrana mitocondrial, além de tudo isso, suas moléculas muito importantes têm estruturas comuns repetidas de ATP como "nucleosídeo + fosfato".

Figura 5.

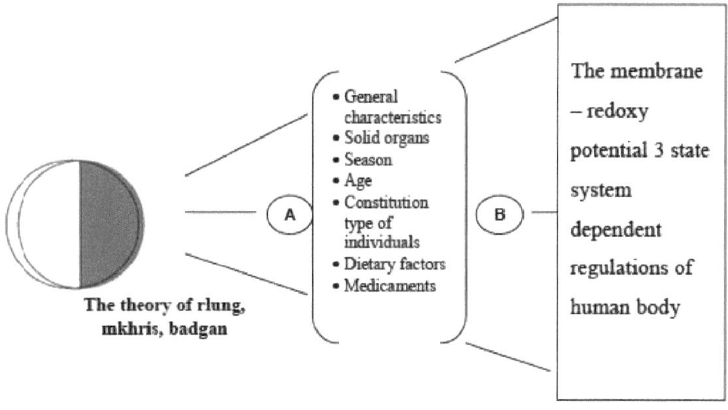

A membrana
- potencial redoxi 3 regulamentos dependentes do sistema estadual do corpo humano

Além disso, a nova concepção " rlung , Mkhris , Badgan - membrana - potenciais redoxi 3 sistema de linha de estado" permite a possibilidade de explicar as seguintes noções gerais de TTM de acordo com a nova concepção sugerida por nós:

1. Características gerais de rlung , Mkhris , Badgan como quente, frio, agudo, estúpido, móvel, leve

2. Classificação da Constituição Humana segundo categoria Mkhris , Rlung, Badgan .

3. Classificação de cinco órgãos sólidos usando a categoria codificada Rlung, Mkhris , Badgan .

4. Classificação dos fatores da dieta em relação à categoria codificada Rlung, Mkhris , Badgan .

5. Classificação de todos os medicamentos como Mkhris aumentando e diminuindo, Badgan aumentando e diminuindo, Rlung aumentando e diminuindo.

6. Mudanças sazonais na atividade funcional dos órgãos sólidos em relação ao pulmão . Mkhris . Categoria codificada Badgan .

Figura 6.

MEMBRANA - POTENCIAL REDOXI 3 MECANISMO DE ESTADO DA TEORIA DA MEDICINA TRADICIONAL SOBRE INTER-RELACIONAMENTO E INTEROPOSIÇÃO DE RLUNG, MKHRIS, BADGAN CODING

O estado gama intermediário da estrutura da membrana com baixos potenciais redoxi				
O aumento da indução do potencial de ação	Diminuição da geração de ATP, NADPH, energia térmica a partir de gradientes de prótons	A intensificação da condução do impulso nervoso (condutividade)	A diminuição de ATP, proteína, NADPH, síntese de lipoproteínas	O baixo nível de termogênese
Móvel	**Luz**	**Fino (estreito)**	**Duro**	**Legal**

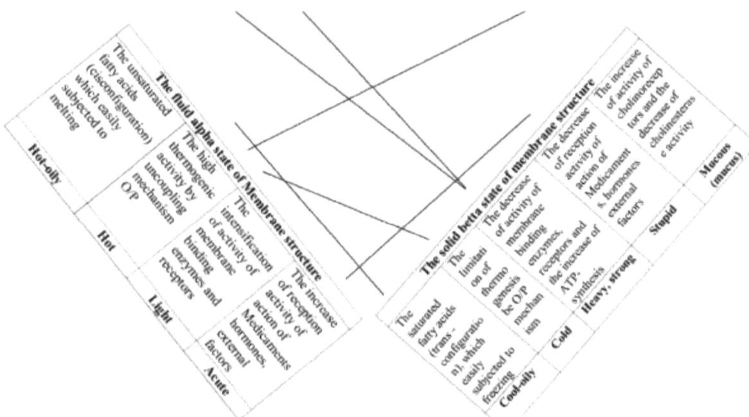

Figura 7.
MEMBRANA - POTENCIAL REDOXI 3 MECANISMO DE ESTADO DE APARÊNCIA DA TEORIA DA MEDICINA TRADICIONAL SOBRE INTER-RELACIONAMENTO E INTEROPOSIÇÃO DE RLUNG, MKHRIS, BADGAN CODING

O estado gama da estrutura da membrana com baixos potenciais redoxi

O aumento da indução do potencial de ação	Diminuição da geração de ATP, NADPH, energia térmica a partir de gradientes de prótons	A intensificação da condução do impulso nervoso (condutividade)	A diminuição de ATP, proteína, NADPH, síntese de lipoproteínas	O baixo nível de termogênese
Móvel	**Luz**	**Fino (estreito)**	**Duro**	**Legal**

O estado betta sólido da estrutura da membrana com altos potenciais vermelhos

A prevalência de ácidos graxos saturados na EM (trans-configuração),	A limitação da termogênese pelo mecanismo	A diminuição da atividade das enzimas de ligação à membrana,	A diminuição da atividade de recepção de ação do medicamento,	O aumento da atividade do colinorecept ors e a diminuição da

que são facilmente submetidos ao congelamento	O/P	receptores e o aumento da síntese de ATP	hormônios, fatores externos	atividade da colinesterase
Frio-oleoso	**Frio**	**Pesado, forte**	**Estúpido**	**Mucoso (muco)**

O estado alfa fluido da estrutura da membrana com altos potenciais de oxi

A prevalência de ácidos graxos insaturados em MS (configuração cis) que são facilmente submetidos à fusão	A alta atividade termogênica pelo mecanismo de desacoplamento O/P	A intensificação da atividade de enzimas e receptores de ligação à membrana	O aumento da atividade dos adrenorreceptores e da atividade de recepção de ação dos hormônios medicamentosos, fatores externos
Quente-oleoso	**Quente**	**Luz**	**Agudo**

As características "frias", "pesadas" e "estúpidas" do código abstrato " Badgan " coincidiram com os efeitos de "acumulação de energia", limitação de calor e "estabilização" dos estados betta das estruturas de membrana (MS), ou seja, estado betta sólido da membrana estruturas com alto potencial de redução com nível médio de formação de energia térmica, alta intensidade de geração de fosfato-ATP de alta energia, de geração de elétrons de alta energia - geração de NADPH, contendo maior quantidade de colesterol, e ácidos graxos saturados (SFA), que segundo nossa nova sugestão condicionou o código abstrato de " Badgan ".

A propriedade "frio" do código abstrato badgan coincidiu com +53 - +69°C - de fusão de colesterol e ácidos graxos saturados (SFA).

Além disso, betta sólido - estados de estruturas de membrana com alto nível de potencial de redução com nível médio de formação de energia térmica, alta intensidade de formação de geração de fosfato-ATP de alta energia, de geração de elétrons de alta energia - NADPH exerceram maior resistência à ação de vários fatores "protonóforos", que resultaram na limitação da termogênese, que coincidiu com características pesadas e fortes da noção de abstração " Badgan .

Além disso, as características "móveis" e "leves" da noção abstrata de pulmão são devidas à geração e condução de impulsos nervosos, atividade facilmente despolarizada do estado gama de estruturas de membrana com baixo nível de oxidação - potencial de redução de membranas excitáveis (células excitáveis), que para seu funcionamento normal são necessários um alto nível de geração de gradiente de prótons, alto nível de intensidade de fosfato de alta energia - geração de ATP, alto nível de elétrons de alta energia - geração de NADPH.

Em caso de escassez de geração de gradiente de prótons e deficiência de fosfato de alta energia - geração de ATP e elétrons de alta energia - geração de NADPH, que são causadas pelo estado gama de estruturas de membrana com baixo nível de oxidação - o potencial de redução é codificado pelo termo abstrato rlung , condicionamento o aparecimento de características "móveis" e "leves".

Em condições normais, o sistema de linha de três estados dos potenciais redox de membrana, localizado na parte intermediária dos sistemas produtores de energia como "doadores (glicose, aminoácidos , ácidos graxos) + potencial eredox de membrana sistema de linha de três estados + aceitador como O_2 + ADP + Pi + H^+ + $nH^+_{\text{espaço-membro}}$ = (ATP + energia térmica) + H_2O + nH^+_{matriz} + CO_2 existe em <u>transição mútua</u> e <u>opressão mútua</u> que foram descritas como inter-relação, relação de interposição entre estados abstraídos de rlung , Mkhris e Badgan na medicina tradicional tibetana -mongol.

De acordo com rlung , Mkhris , Badgan abstraiu a teoria da medicina tradicional tibetana mongol, "o caráter frio de Badgan diminui o caráter quente de Mkhri , Quente - a oleosidade de Mkhris evita o aumento excessivo do frio (frio) - oleosidade de Badgan ou seja Mkhris e Badgan existiam em inter-relações e interoposição ".

Figura 8.

O PERÍODO BÁSICO DE APARECIMENTO DA TEORIA DOS CINCO ELEMENTOS E TEORIA DE "RLUNG, MKHRIS, "BADGAN ", " YANG-YIN"

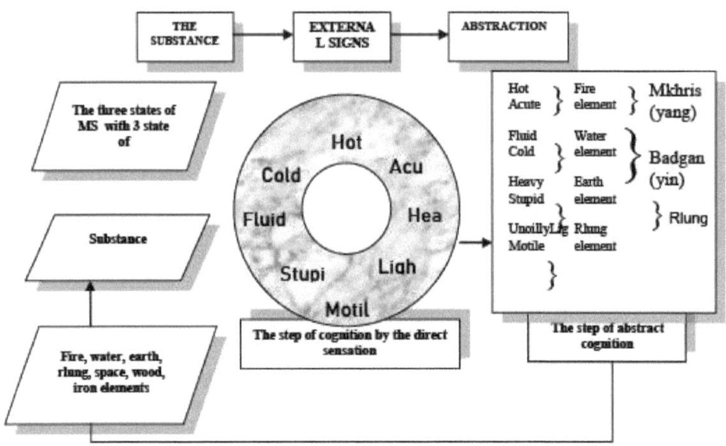

2. Funções reguladoras de Rlung Mkhris em todo o organismo Badgan , sua base termodinâmica.

Nos antigos sutares da medicina tradicional tibetana enfatizava-se o t "... Se o mkhris existisse em formas iguais e adequadas, que forma a "energia térmica" do organismo, ele fornece a nutrição e os substratos necessários ao funcionamento de todo o organismo... Se o badgan existir em estado de equilíbrio igual, o que agrega peso e gordura, protege as perdas de substratos nutricionais, garantindo a longevidade da vida .

Chegamos à conclusão de que a formulação acima mencionada da medicina tradicional tibetana , em relação à

função reguladora de rlung , mkris , estados codificados de badgan em todo o organismo , está intimamente ligada a processos termodinâmicos, que ocorrem constantemente no organismo vivo, incluindo o potencial redox de membrana, um dependente do sistema de linha de três estados - ciclo completo de 9 etapas de condutância de prótons dentro do corpo humano.

Estado alfa fluido de estruturas de membrana com alto nível de potencial de oxidação com alto nível de formação de energia térmica, intensidade média de alta energia de geração de fosfato - ATP, de alta energia de elétrons - geração de NADPH, tendo mais configuração cis causou o estado desordenado predominante .

Em tais sistemas termodinâmicos de estruturas de membrana foi aumentada a probabilidade de transição de todos usarem energia total (U) para energia térmica irreversível inútil (Q) com maior perda de energia livre (F).

Desta forma, em sistemas termodinâmicos, onde prevaleceu o estado alfa de estruturas de membrana com alto potencial de oxidação de potenciais <u>redoximembrana sistema de linha de estado 3</u> , quando criada a condição de maior transferência de gradiente de prótons para energia térmica, menos para geração de alta energia fosfato - ATP, de elétrons de alta energia - NADPH "o processo termodinâmico levaria a mais perdas de energia livre útil (F), e a mais dispersão de energia "calor" inútil (Q), ou seja, processo termodinâmico de transição F-TS é direcionado à diminuição de F e aumento gradual de Q, TS, o que provavelmente pode servir como orientação para a interpretação correta da teoria da medicina tradicional como "... mkhris forma" calor "e fornece a energia necessária para o funcionamento normal de organismo...Mas aumento excessivo de mkhris <u>queima</u> toda a energia e os nutrientes de todo o organismo...".

O estado betta das estruturas da membrana, condicionando o alto potencial de redução do organismo criou um sistema termodinâmico mais estável , nesse sistema devido à configuração trans dos ácidos graxos saturados e do colesterol, criou a condição de transferência do gradiente de prótons menos para energia térmica, mais para geração de fosfato de alta energia - ATP, e de elétrons de alta energia - NADPH, esses processos termodinâmicos acompanhados de maior acúmulo de energia livre (F) e menor dispersão de energia térmica (Q,TS), ou seja, a reação termodinâmica prossegue na direção de aumento gradual de F, e à diminuição de Q, que são expressos na Medicina Tradicional como

"... Badgan acrescenta peso ao organismo, protege o nutriente da queima e dá possibilidade de vida longa...".

No que diz respeito ao aumento do estado gama, ao ser criada a condição de menor geração de gradiente de prótons, diminuiu-se a formação de energia térmica, e geração de fosfato de alta energia -ATP, e de elétrons de alta energia - NADPH, que por nossa abertura , condicionaram o todos os padrões externos de expressão teórica abstrata porque neste caso a reação termodinâmica ocorre em nível mínimo de energia livre /F/ e nível máximo de entropia /TS/.

2. O CICLO COMPLETO DE 9 PASSOS DE PRÓTON, CONDUÇÃO DE ELETRÔNICOS DENTRO DO CORPO HUMANO E TRIPLO RLUNG, MKHRIS, TEORIA BADGAN DA MEDICINA TRADICIONAL TIBETANA

Finalmente, começou-se a usar novas terminologias em medicina e farmácia, na medicina NCM, como protonação de dióxido de carbono, reação de hidratação de CO $_2$, bicarbonato (hidrogenocarbonato), afinidade de prótons de CO $_2$. Nova terminologia como protonação do dióxido de carbono, a reação de hidratação do CO $_2$, hidrogenocarbonato, a afinidade de prótons do CO $_2$ esclareceram a importância da medicina NCM em alto nível, pois está conectada à nova ideia sobre a existência do ciclo completo de 9 etapas de próton, condutância de elétrons dentro do corpo humano com triplo rlung , mkhris , teoria badgan da medicina tradicional tibetana.

Um exemplo desta nova terminologia expressa como ... no deslocamento do cloreto, hidrogenocarbonato difundido nos eritrócitos, contendo prótons, liberado no primeiro estágio da membrana - potenciais redoxi de três - sistema de linha de estado dependente do ciclo completo de 9 etapas de condutância de prótons , a neutralidade elétrica é mantida pela difusão do íon cloreto para fora deles.

Este é um dos mecanismos relacionados a como os prótons entraram nos arredores da membrana dos eritrócitos no 9º estágio da membrana - potenciais redoxi de três - sistema de linha de estado dependente do ciclo completo de 9 etapas da condutância do próton.

As hemoglobinas dos eritrócitos de vertebrados desempenham duas funções biológicas principais: 1. Transporte de O $_2$ do órgão respiratório para os tecidos periféricos, e 2. Transporte de CO $_2$ e prótons dos tecidos periféricos para o órgão respiratório para posterior excreção (Harpers Biochemistry, p.51).

Íon de hidrogênio, estritamente, o núcleo de um <u>átomo de hidrogênio</u> separado do <u>elétron que o acompanha</u> . O núcleo do hidrogênio é formado por uma partícula que carrega uma <u>carga elétrica positiva unitária,</u> chamada <u>próton</u> . O <u>íon</u> hidrogênio isolado , representado pelo símbolo H $^+$, é portanto habitualmente usado para representar um próton.

Em torno desta explicação, relativa à participação das hemaglobinas eritrocitárias no transporte de O $_2$, CO $_2$ e prótons dentro do organismo, levanta-se a questão de como os prótons se formaram nos tecidos periféricos, em quais etapas conduziram esse processo, como os prótons formados nos tecidos periféricos entraram nos eritrócitos. entorno da membrana.

A fim de dar a resposta apropriada a esta questão, desenvolvemos uma nova concepção como reempacotamento de prótons formados em tecidos periféricos dentro do ambiente da membrana eritrocitária, pertencente à membrana - potenciais redoxi de três - sistema de linha de estado dependente do ciclo completo de 9 etapas de próton, condutância de elétrons, que é codificado na Medicina Tradicional Tibetana pelo código triplo Rlung, Mkhris , Badgan .

Dessa forma, a codificação tripla Rlung, Mkhris , Badgan de todos os processos vivos na Medicina Tradicional Tibetana descreveu todos os processos dependentes de O_2, realizados em membrana - potenciais redox, sistema de linha de três estados dependente do ciclo completo de 9 etapas de próton, condutância de elétrons, também dependente de CO_2, todo o processo, realizado em potenciais redox de membrana, sistema de linha de três estados dependente do ciclo completo de 9 etapas de próton, condutância de elétrons, e dependente de próton, todo o processo, realizado em potenciais redox de membrana, sistema de linha de três estados dependente completo de 9 etapas ciclo de próton, condutância de elétrons dentro do corpo humano.

Os principais princípios científicos da medicina NCM foram formados usando três regras IF:

Os medicamentos NCM foram criados seguindo o primeiro "IF" como:

Se você estivesse estudando sobre carros, poderia obter a massa indo até um carro real, olhando para ele e tocando nele (L.Ron Hubbart)

Os medicamentos NCM foram criados resistindo categoricamente ao segundo "SE" como

Se você estivesse estudando sobre rlung , mkhris , badgan , você poderia obter a massa indo para rlung real , mkhris , badgan e olhando para ele e tocando-o (regra de L.Ron Hubbart em relação ao estudo de rlung , mkhris , badgan)

Os medicamentos NCM foram criados propondo o terceiro "FI" como

Se você estivesse estudando sobre rlung , mkhris , badgan , você poderia obter a massa indo para a existência real "A membrana - potenciais redox dependentes do sistema de linha de três estados - ciclo completo de 9 etapas de condutância de prótons" e olhando para ela e tocando-a, medindo-o (M.Ambaga).

Pela última vez, vemos uma espécie de mistura indistinguível entre a Medicina Tradicional Tibetana e a Medicina Moderna.

Gosto de pensar na integração da Medicina Tradicional Tibetana e da Medicina Moderna, na qual as vertentes das diferentes medicinas existem separadamente, mas ligadas através de novos conhecimentos.

A vida tornou-se fortemente dependente da presença de prótons e elétrons, que se formaram durante um evento denominado Big Bang, há 15 bilhões de anos. formação da vida no universo.

Neste contexto, deve-se dizer que todos os processos de Diagnóstico e Tratamento das práticas da medicina Tradicional e Moderna devem basear-se na unidade morfofuncional, que realmente existe dentro de um corpo humano, como a membrana - potenciais redox sistema de linha de três estados dependente - ciclo completo de 9 etapas de condutância de prótons dentro do corpo humano, que podemos ver e medir. Por nós revelamos que existe uma relação mais estreita entre os processos de produção de ATP dependentes do sistema de linha de três estados dos potenciais redox da membrana , que funciona com a participação do ciclo completo de 9 etapas de condutância de prótons dentro do corpo humano e triplo Rlung, Mkhris , teoria de Badgan da medicina tradicional tibetana .

Ao explicar a base científica da teoria tripla rlung , mkhris , badgan da Medicina Tradicional Tibetana, entre muitos pesquisadores prevaleceram as opiniões como se rlung , mkhris , badgan fossem coisas vivas, que realmente existiam dentro do corpo humano.

Se aceitarmos as opiniões de alguns pesquisadores sobre a existência do pulmão realmente vivo , mkhris , badgan dentro do corpo humano, isso significa que deveríamos aceitar a ideia sobre a existência da espécie humana Homo sapiens, cujo corpo continha o pulmão vivo realmente existente , mkhris , badgan e que pode ser descrito como "Homo sapiens, contendo a espécie humana viva rlung , mkhris , badgan ".

Neste contexto, levanta-se a principal questão importante: o que as coisas realmente existem dentro do corpo humano, condicionando o aparecimento do triplo Rlung, Mkhris , teoria Badgan da Medicina Tradicional Tibetana.

Dentro de um corpo humano não existem realmente vata , kapha, pitta, rlung , mkhris , badgan vivos, os quais não podemos ver e medir.

Deve-se dizer que rlung , mkhris , badgan não podem ser percebidos pelos órgãos dos sentidos humanos, são coisas do pensamento.

Pelas nossas sugestões, uma das coisas realmente existentes dentro do corpo humano é a membrana - potenciais redox três - dependente do sistema de linha de estado - ciclo completo de 9 etapas de condutância de prótons dentro do corpo humano, implementado em 4 compartimentos do corpo humano e 10 sistemas funcionais do corpo humano compreendendo todos os 14 trilhões de células.

1. Estado alfa fluido dos potenciais redox de membrana sistema de linha de três estados dependente do ciclo completo de 9 etapas de condutância de prótons dentro do corpo humano consistindo de ácidos graxos insaturados com altos níveis de potenciais oxi ajustados para conduzir o aumento do fluxo de prótons e elétrons estão associados com teoria abstrata de Mkhris da medicina tradicional (TM), que se distingue pelo óleo quente e quente, características externas agudas.

2. Estado betta sólido dos potenciais redox de membrana dependente do sistema de linha de três estados - ciclo completo de 9 etapas de condutância de prótons dentro do corpo humano, consistindo principalmente de ácidos graxos saturados, condicionando altos níveis de potenciais vermelhos ajustados para conduzir o fluxo reduzido de prótons e elétrons são associado à teoria abstrata de Badgan da TM, que se distingue por óleo frio e frio, características externas estúpidas .

3. Estado gama dos potenciais redox de membrana sistema de linha de três estados dependente - ciclo completo de 9 etapas de condutância de prótons dentro do corpo humano, consistindo em conteúdo diminuído de ácidos graxos saturados - insaturados, condicionando níveis diminuídos de potenciais redoxi ajustados para conduzir o fluxo lento de prótons e os elétrons estão associados à teoria abstrata de Rlung of TM, que se distingue por características externas leves, móveis, não oleosas e frias.

Desta forma, se no sistema de linha de três estados do potencial redoxi - membrana , contendo as enzimas - substratos correspondentes, que foram posicionados entre doadores e aceitadores no lado esquerdo da equação completa de três membros da reação metabólica como "Carboidrato, aminoácidos , ácidos graxos + a membrana - potenciais redoxi 3 sistemas de linha de estado $+ 6 O_2 =$ energia (ATΦ , energia térmica) $+ 6 H_2O + 6 CO_2$ " prevaleceram o estado alfa com altos potenciais de oxigênio, seriam criadas condições prévias para a geração de formas mais oxidadas de metabólitos e medicamentos, que na medicina tradicional são expressos como medicamentos de óleo quente e características externas de óleo quente de Mkhris .

Além disso, se no sistema de linha de três estados do potencial redoxi - membrana , contendo a enzima correspondente - substratos, que foram posicionados entre doadores e aceitadores no lado esquerdo da equação completa de reação metabólica de três membros, prevaleceu o estado betta com altos potenciais vermelhos resultou na criação de condições prévias para a geração de formas mais reduzidas de metabólitos e medicamentos, que na medicina tradicional expressavam como medicamentos de óleo frio e características externas de óleo frio de Badgan .

Enquanto isso, se no sistema de linha de três estados do potencial redoxi - membrana , contendo a enzima correspondente - substratos, que foram posicionados entre doadores e aceitadores no lado esquerdo da equação completa de três membros da reação metabólica, prevalecesse o estado gama com potenciais redoxi baixos, ser criadas condições prévias para reduzir a geração de formas reduzidas e oxidadas de metabólitos e também de medicamentos que na medicina tradicional são expressos como medicamentos não-oleosos e características externas secas, móveis e menos oleosas do rLung .

3. COMO ESTÁ CONECTADO A NOVA IDEIA SOBRE A EXISTÊNCIA DO CICLO COMPLETO DE 9 PASSOS DE PRÓTON, CONDUÇÃO DE ELÉTRONS DENTRO DO CORPO HUMANO COM TRIPLO RLUNG, MKHRIS, TEORIA BADGAN DA MEDICINA TRADICIONAL TIBETANA

Ao propor a nova ideia sobre a existência dos potenciais redox de membrana dependentes do sistema de linha de três estados - ciclo completo de 9 etapas de condutância de prótons dentro do corpo humano, sofremos categoricamente resistência, recusamos as opiniões sobre a coexistência de "Homo sapiens mais rlung , mkhris , badgan ", "Homo sapiens mais vata , kapha, pitta", "Homo sapiens mais yan , yin" espécie humana, ou seja, espécie humana, contendo um rlung realmente vivo , mkhris , badgan , yin, yan , que não estão registrados na taxonomia de Lineu junto com Espécie humana "Homo sapiens".

A noção sobre os seres vivos que existiam dentro do corpo humano mudou de tempos em tempos durante os últimos 3.000 anos.

A imaginação apareceu pela primeira vez na medicina tradicional há 3.000 anos, como se dentro do corpo humano existisse um rlung , mkhris , badgan , yin, yan , vata , kappa, pitta com funções vivas, mas esses pensamentos eram aceitáveis até esse período, quando 1665, ano de Robert Hooke, descobriu uma célula viva.

células vivas por Robert Hooke, a velha imaginação relativa a um rlung , mkhris , badgan , yin, yan , vata , kappa, pitta com função viva , que existia dentro do corpo humano, perdeu completamente seus próprios significados teóricos e práticos.

O antigo pensamento da medicina tradicional sobre que um corpo humano consistia em rlung , mkhris , badgan , vata , kappa, pitta com funções vivas deveria dar lugar à teoria celular do corpo humano.

A primeira pessoa a descrever uma célula foi Robert Hooke. Seu popular livro Microfagia : ou algumas descrições fisiológicas de corpos em miniatura feitos por lupas, produzido em 1665 (Bill Bryson, Uma breve história de quase tudo).

Revelou a um público encantado um universo muito pequeno que era muito mais diversificado, lotado e finamente estruturado do que alguém jamais havia chegado perto de imaginar. Entre as características microscópicas identificadas pela primeira vez por Hooke estavam pequenas câmaras nas plantas que ele chamou de "células" porque lhe lembravam as células dos monges. Hooke calculou que um quadrado de cortiça de uma polegada conteria 1.259.712.000 dessas minúsculas câmaras - a primeira aparição de um número tão grande em qualquer lugar da ciência. A essa altura, os microscópios já existiam há cerca de uma geração, mas o que diferenciava os de Hooke era sua supremacia técnica. Eles alcançaram ampliações de trinta vezes, tornando-os a última palavra em tecnologia óptica do século XVII (Bill Bryson, Uma breve história de quase tudo).

O mecanismo baseado em membrana para produzir ATP foi formado muito cedo na história da vida (Park MA) e suas características essenciais foram mantidas na longa jornada evolutiva desde a época dos primeiros procariontes até as células modernas durante os últimos 3,6 bilhões de anos, convertendo-se em membrana - sistema de linha de três estados com potencial redox (estado alfa com alto potencial de oxidação, estado beta com alto potencial de redução, estado gama com baixo potencial redox).

Mas, até agora, não conhecemos vários fatos sobre o ciclo completo de 9 etapas da condutância de elétrons e prótons dentro do corpo humano, que inclui:

- Não sabemos qual estágio do ciclo completo de 9 etapas de condutância de elétrons e prótons dentro do corpo humano se seguiu ao ciclo de Krebs.

- Não sabemos onde os alimentos ingeridos e o ar, levados por inalação (oxigênio) no ciclo de condutância de elétrons e prótons, se encontrariam dentro do corpo humano.

- Não sabemos nem o estágio nem os fatores que causarão a liberação de elétrons e prótons dos substratos alimentares.

- Não conhecemos nem o estágio nem os fatores que causarão a liberação de oxigênio da hemoglobina .

- Não conhecemos nem o estágio nem os fatores que causarão a liberação de dióxido de carbono do corpo.

- Não sabemos o estágio que iniciou o ciclo de condutância de elétrons e prótons dentro do corpo humano.

- Não sabemos o estágio que encerrou o ciclo de condutância de elétrons e prótons no interior do corpo humano.

- Não sabemos qual estágio dos 9 ciclos completos consistia na condutância de elétrons e prótons dentro do corpo humano.

Neste contexto, propusemos inicialmente que o ciclo completo de 9 etapas da condutância de prótons dentro do corpo humano começa com a liberação de prótons e elétrons dos substratos alimentares (primeiro estágio) e termina com o acúmulo final de prótons livres na forma de HbH (O_2-Hb) no interior dos eritrócitos, permitindo a promoção da ingestão de oxigênio pelo corpo humano e a remoção do dióxido de carbono do corpo humano (última etapa) (Figura 1).

O mecanismo baseado em membrana para produzir ATP consiste no ciclo completo de 9 etapas de prótons, condutância de elétrons dentro do corpo humano, à medida que elétrons e prótons derivados da oxidação de substratos alimentares são transferidos ao longo de transportadores de elétrons, os prótons (H+) fluem de volta ao seu gradiente eletroquímico. através da ATP sintase, que catalisa a síntese de energia que requer ATP a partir de ADP e fosfato inorgânico (Alberts B, et all)

Por nós estabelecemos que a conversão final, destinos metabólicos de três átomos separados como C, H, O contidos em quaisquer formas de doadores de alimentos como carboidratos, ácidos graxos, aminoácidos ocorreu no ciclo completo de 9 etapas de condutância de elétrons e prótons dentro do corpo humano da seguinte forma:

a. Átomos de H contidos nas moléculas de alimentos através do 1º estágio do ciclo completo de 9 etapas de condutância de elétrons e prótons como liberação de prótons, elétrons juntos de substratos alimentares sob a ação indireta de oxigênio liberado dos arredores da membrana dos eritrócitos convertidos em NADH, $FADH_2$.

b. Após esses estágios como conversão de átomos de H contidos em moléculas de alimentos em NADH, $FADH_2$ foram iniciados os próximos estágios de condutância de prótons livres, incluindo o 5º estágio do ciclo completo de 9 etapas de condutância de elétrons e prótons como translocação do próton para o espaço intermembrana da mitocôndria sem o elétron acompanhante, o 6º estágio como criação de gradiente de prótons no espaço intermembrana da mitocôndria e após a transferência do próton para a matriz através da ATP sintase, o 7º estágio como formação de água metabólica na matriz mitocondriana por protonação de oxigênio ativado após a obtenção de elétrons pelo próton da matriz, o 8º estágio como difusão do próton da matriz mitocondrial de todas as células e água metabólica formada durante a protonação do oxigênio molecular pelo próton da matriz que entrou através da membrana plasmática do sangue vermelho células com participação de canais de proteína aquaporina, também o 9º estágio, à medida que a água metabólica entra nos glóbulos vermelhos reage com o CO_2

formado na 2ª etapa pela formação de H_2CO_3, que é seguida pela reação como $H_2CO_3 = H + HCO_3$ e liberado durante esta etapa o próton livre promove a liberação de oxigênio da hemoglobina , ou seja, ocorre o encontro do CO_2 formado no 2º estágio com água metabólica formada no 7º estágio do ciclo completo de 9 etapas de condutância de elétrons e prótons dentro dos glóbulos vermelhos.

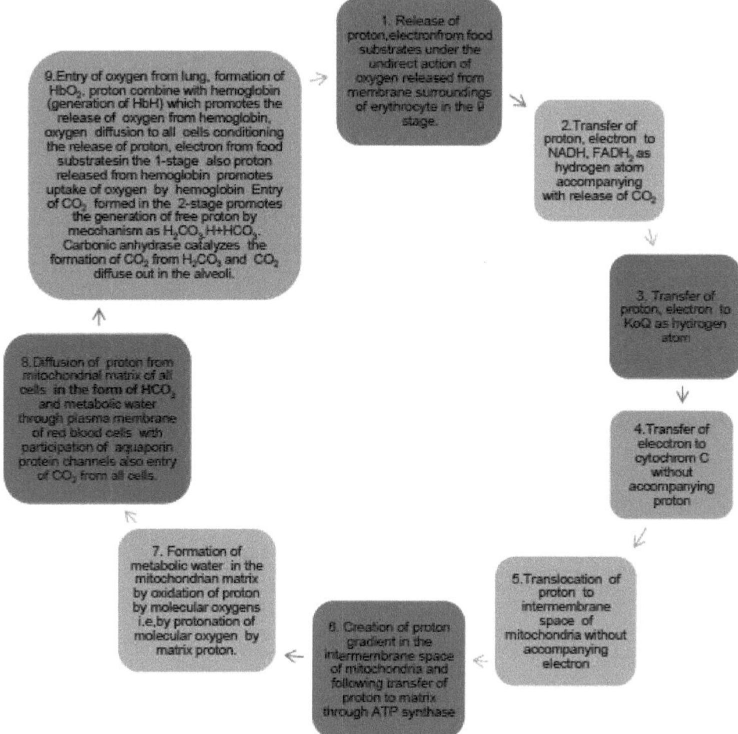

Figura 1. O ciclo completo de 9 etapas de condutância de elétrons e prótons dentro do ser humano.

2. Destinos metabólicos da segunda variante dos átomos de H no caso de elétrons livres no ciclo completo de 9 etapas de condutância de elétrons e prótons dentro do corpo humano.

Destinos metabólicos dos átomos de H - segunda variante no caso de elétrons livres no ciclo completo de 9 etapas de condutância de elétrons e prótons dentro do corpo humano, distinguido por isso que o 4º estágio do ciclo completo de 9 etapas de condutância de elétrons e prótons dentro do corpo humano corpo como transferência de elétron para o citocromo C e para o oxigênio molecular sem o acompanhamento do próton, formação de oxigênio ativado e o 7º estágio como formação de água metabólica na matriz mitocondriana na forma de oxidação do próton por oxigênios ativados após a obtenção de elétrons do citocromo Cieprotonação de oxigênio ativado por próton da matriz.

No caso de prevalência do fluido alfa estete na membrana, três regulamentações dependentes do estado e o ciclo completo de 9 etapas de condutância de prótons ocorreram os seguintes processos como:

1. É intensificado o processo de transferência e conversão dos átomos de C,O contidos nas moléculas dos alimentos em CO_2.

2. É diminuída a proporção de NADH: NAD, $FADH_2$: FAD durante a conversão dos átomos de H contidos nas moléculas dos alimentos em NADH, $FADH_2$.

3. É aumentado o processo de geração de energia térmica no 7º estágio do ciclo completo de 9 etapas de condutância de elétrons e prótons.

4. É aumentado o processo de formação de prótons livres pela reação como $H_2CO_3 = H + HCO_3$ no interior dos eritrócitos, o que promove a liberação de oxigênio da hemoglobina no 8º estágio.

Todos esses processos são codificados na Medicina Tradicional Tibetana por padrões externos quentes e agudos e pelo elemento fogo e pela noção abstrata de Mkhris.

No caso de prevalência do estado betta na membrana, três regulamentações dependentes do estado e o ciclo completo de 9 etapas de condutância de prótons foram observados os seguintes processos como:

1. É diminuída a intensidade do processo de transferência e conversão dos átomos de C, O contidos nas moléculas dos alimentos em CO_2.

2. É aumentada a proporção de NADH: NAD, $FADH_2$: FAD durante a conversão dos átomos de H contidos nas moléculas dos alimentos em NADH, $FADH_2$.

3. É diminuída a intensidade de geração de energia térmica no 7º estágio do ciclo completo de 9 etapas de condutância de elétrons e prótons.

4. É aumentada a intensidade de geração de ATP no 7º estágio do ciclo completo de 9 etapas de condutância de elétrons e prótons.

5. É diminuída a intensidade da formação de prótons livres pela reação como $H_2CO_3 = H + HCO_3$ dentro dos eritrócitos, o que promove a liberação de oxigênio da hemoglobina no 9º estágio do ciclo completo de 9 etapas de condutância de elétrons e prótons.

Todos esses processos são codificados na Medicina Tradicional Tibetana por padrões externos agudos, frios e pesados e água, elementos terra e noção abstrata de Badgan.

No caso de predominância do estado gama na membrana, três regulamentações dependentes do estado e o ciclo completo de 9 etapas da condutância do próton foram observados os seguintes processos como:

1. A quantidade de moléculas doadoras e aceitadoras torna-se baixa e, nesse sentido, diminui a intensidade do processo de transferência e conversão dos átomos de C, O contidos nas moléculas dos alimentos em CO_2.

2. A quantidade de moléculas doadoras e aceitadoras torna-se baixa e, neste contexto, diminui a quantidade de NADH, NAD, $FADH_2$, FAD durante a conversão dos átomos de H contidos nas moléculas dos alimentos em NADH, $FADH_2$.

3. A quantidade de moléculas doadoras e aceitadoras torna-se baixa neste contexto e nesta conexão diminui a intensidade de geração de energia térmica no 7° estágio do ciclo completo de 9 etapas de condutância de elétrons e prótons.

4. A quantidade de moléculas doadoras e aceitadoras torna-se baixa e, neste contexto, diminui a intensidade de geração de ATP no 7° estágio do ciclo completo de 9 etapas de condutância de elétrons e prótons.

5. A quantidade de moléculas doadoras e aceitadoras torna-se baixa neste contexto, diminui a intensidade da formação de prótons livres por reação como $H_2CO_3 = H + HCO_3$ dentro dos eritrócitos, o que promove a liberação de oxigênio da hemoglobina no 8° estágio de o ciclo completo de 9 etapas de condutância de elétrons e prótons.

Todos esses processos são codificados na Medicina Tradicional Tibetana pela luz, padrões externos agudos e elementos rLung e noção abstrata de rLung.

A seguir estão os processos do ciclo completo de 9 etapas de condutância de elétrons e prótons dentro do corpo humano, que inclui vias metabólicas bem conhecidas, como glicólise, ciclo de Krebs, oxidação beta de ácidos graxos, oxidação de aminoácidos:

- Liberação de prótons e elétrons de substratos alimentares (carboidratos, aminoácidos, ácidos graxos),
- Transferência de prótons e elétrons para NADH como átomo de hidrogênio e formação de CO_2 no ciclo de Krebs,
- Transferência de prótons e elétrons para KoQ como átomo de hidrogênio,
- Transferência de elétrons para o citocromo C sem próton acompanhante,

1. Liberação de próton e elétron de substratos alimentares sob a ação indireta do oxigênio liberado do entorno da membrana do eritrócito no 9° estágio.

2. Transferência de próton, elétron para NADH, $FADH_2$ como átomo de hidrogênio acompanhando a liberação de CO_2

3. Transferência de próton, elétron para KoQ como átomo de hidrogênio

4. Transferência de elétron para o citocromo C sem próton acompanhante

5. Translocação de próton para o espaço intermembranar da mitocôndria sem o acompanhamento de elétrons

6. Criação de gradiente de prótons no espaço intermembranar das mitocôndrias e após transferência de prótons para a matriz através da ATP sintase

7. Formação de água metabólica na matriz mitocondriana por oxidação do próton pelos oxigênios moleculares, isto é , pela protonação do oxigênio molecular pelo próton da matriz.

8. Difusão de prótons da matriz mitocondrial de todas as células e água metabólica através da membrana plasmática das hemácias com participação de canais de proteína aquaporina e também entrada de CO_2 de todas as células.

9. Entrada de oxigênio do pulmão, formação de HbO_2 , combinação de prótons com hemoglobina (geração de HbH) que promove a liberação de oxigênio da hemoglobina , difusão de oxigênio para todas as células condicionando a liberação de prótons, elétrons de substratos alimentares no estágio 1 também próton liberado da hemoglobina promove a captação de oxigênio pela hemoglobina .

Com base em nosso estudo, estabelecemos as seguintes relações estreitas entre os estágios 1 e 9 do ciclo completo de 9 etapas de condutância de prótons dentro do corpo humano:

1. A liberação de próton e elétron dos substratos alimentares no estágio 1 ocorreu sob a ação indireta do oxigênio liberado do entorno da membrana do eritrócito no estágio final 9.

2. No final do 9º estágio, o próton combina-se com a hemoglobina (geração de HbH) o que promove a liberação de oxigênio da hemoglobina e a difusão do oxigênio para todas as células condicionou a liberação de próton e elétron dos substratos alimentares no 1º estágio.

3. A entrada do CO_2 formado no 2º estágio do ciclo completo de 9 etapas de condutância de elétrons e prótons promove a geração de prótons livres por mecanismo como H_2CO_3 -H^+ HCO_3 , de tal forma que promove a liberação de o oxigênio da hemoglobina e a difusão do oxigênio para todas as células condicionaram a liberação de prótons e elétrons dos substratos alimentares no 1º estágio do ciclo completo de 9 etapas de condutância de elétrons e prótons.

O ciclo completo de 9 etapas de condutância de prótons dentro do corpo humano foi proposto por M.Ambaga e está incluído no "Doadores + potenciais redox de membrana sistema de linha de três estados + O_2 + ADP + Pi + H_+ + nH + espaço de membrana = (ATP + energia térmica) + H_2O +

$nH^+_{matriz} + CO_2$ "meio de reação.

Qual é o papel dos prótons e dos elétrons no funcionamento normal das células vivas.

Durante a formação do processo de vida no universo, que durou 3,8 bilhões de anos, foi criado o processo completo de dependência de qualquer forma de vida de prótons e elétrons, que se formaram e se uniram para formar núcleos atômicos há 15 bilhões de anos.

Novo postulado, surgido em conexão com três estados de potencial redoxi de membrana existente entre doadores e aceitadores dentro de células vivas, tem dado a possibilidade de mudar radicalmente os seguintes aspectos básicos como:

1. Evolução da formação de órgãos da morfogênese com participação direta de doadores de elétrons, prótons

2. Definição refinada de processos vivos com participação direta de doadores de elétrons, prótons

3. Definição refinada de diabetes e obesidade com participação direta de doadores de elétrons, prótons

4. Definição refinada de segurança do sistema do corpo vivo com participação direta de doadores de elétrons, prótons.

Esta nova teoria acima mencionada da existência de três estados de potencial redoxi de membrana entre doadores e aceitadores dentro de células vivas abrirá um amplo caminho na ciência médica e biológica moderna, tanto em termos de inovação teórica como de aplicação no ensino e na educação. práticas. Dessa forma, revelamos que a fórmula de reação metabólica de células vivas usada recentemente é comum como $C_6H_{12}O_6 + 6 O_2 =$ energia $+ 6 H_2O + 6 CO_2$ foram descritos com a falta de um membro inseparável e principalmente importante desta reação, em paralelo com três variantes de intensidade de fluxo de prótons e elétrons.

Qual é a especificidade dos potenciais redoxi de membrana de três sistemas de linha de estado de doadores e aceitadores, que inicialmente descrevemos por nós:

1. Consistia em doadores de H, e como alimentos e aceitadores de H, e como oxigênio, em paralelo com três variantes de intensidade de fluxo de prótons e elétrons.

2. Garantiu o fluxo normal de prótons e elétrons de doadores para aceitadores com geração de fosfato-ATP de alta energia e energia térmica paralelamente ao fluxo de prótons e elétrons.

3. Funcionava com a utilização de reação de glicólise, ciclo de Krebs, desaminação oxidativa de aminoácidos e oxidação betta de ácidos graxos,

processo de oxidação -fosforilação para garantir a demanda energética do organismo, em paralelo com três variantes de intensidade de fluxo de prótons e elétrons.

4. manutenção normal dos processos vivos, em paralelo com três variantes de intensidade de fluxo de prótons e elétrons.

5. Existia em três estados interconversíveis como segue:

- Estado alfa fluido das estruturas de membrana (MS), constituído principalmente por ácidos graxos insaturados, condicionando altos níveis de potenciais oxi e com alta intensidade de prótons, condutância de elétrons e altos níveis de liberação de energia térmica, grau médio de fosfato de alta energia - ATP com aumento da proporção de aceitadores para doadores, em paralelo com três variantes de intensidade de fluxo de prótons e elétrons.

- Estado betta sólido do MS, constituído principalmente por ácidos graxos saturados, condicionando altos níveis de potenciais vermelhos e com lenta intensidade de prótons, condutância de elétrons e baixos níveis de liberação de energia térmica, alto grau de fosfato de alta energia - ATP com aumento da proporção de doadores aos aceitadores, em paralelo com três variantes de intensidade de fluxo de prótons e elétrons.

- Estado gama do MS, consistindo em diminuição do conteúdo de ácidos graxos saturados e insaturados, condicionando níveis diminuídos de potencial redoxi com intensidade lenta de prótons, condutância de elétrons, também com baixos níveis de liberação de energia térmica e acúmulo de energia e baixo grau de fosfato de alta energia

- ATP com diminuição do conteúdo de doadores e aceitadores, aumento da perda e vazamento de prótons, elétrons antes da geração de gradientes de prótons, em paralelo com três variantes de intensidade de fluxo de prótons e elétrons.

Estado alfa líquido com alto valor de potencial oxi e constituído principalmente por ácidos graxos insaturados, que cria nível médio de ATP e alto nível de energia térmica com participação direta de doadores de elétrons, prótons, formados durante eventos denominados big bang, 15 bilhões de anos atrás.

Sólido, estado beta com alto valor de potencial vermelho, constituído principalmente por ácidos graxos saturados, que cria alto nível de ATP e médio nível de energia térmica com participação direta de doadores de elétrons, prótons, formados durante um evento denominado big bang , 15 bilhões de anos atrás.

Estado gama com baixo valor de potencial redoxi , composto por baixo teor de ácidos graxos saturados e insaturados, que cria baixo nível de ATP e baixo nível de energia térmica com participação direta de doadores de elétrons, prótons, formados durante eventos denominados como Big Bang, há 15 bilhões de anos.

4. A DEPENDÊNCIA DA ACIDEZ RELACIONADA A PRÓTONS DENTRO DOS ERITRÓCITOS DA CONDUÇÃO DE PRÓTONS NOS 8 ESTÁGIOS ANTERIORES DO CICLO COMPLETO DE 9 ETAPAS DE CONDUÇÃO DE PRÓTON

É mais interessante realizar um estudo detalhado para estabelecer a relação entre a alteração da condutância de prótons (PC) no nível eritrocitário do estágio 9 e nos estágios anteriores remanescentes da membrana - potencial redox, dependente de um sistema de linha de três estados - completo Ciclo de 9 etapas de condutância de prótons, quando é alterada a condutância normal de elétrons e prótons por desacopladores como rotenona, oligomicina e dinitrofenol em animais experimentais.

De acordo com o ciclo completo de 9 etapas de condutância de prótons dentro do corpo humano proposto por Ambaga e Tumen- Ulzii (2015), o 8º estágio do ciclo completo de 9 etapas de condutância de prótons dentro do corpo humano é distinguido pela difusão de prótons da matriz mitocondrial de todos células e água metabólica através da membrana plasmática das hemácias com participação dos canais proteicos aquaporina também entrada de CO_2 de todas as células.

Também o 9º estágio é diferenciado pela entrada de oxigênio do pulmão, formação de HbO_2 , combinação de prótons com hemoglobina (geração de HbH) que promove a liberação de oxigênio da hemoglobina , difusão de oxigênio para todas as células condicionando a liberação de prótons, elétrons de substratos alimentares.

Mas até recentemente, poucas investigações foram conduzidas com o objetivo de estabelecer a dependência da acidez dependente de prótons dentro dos eritrócitos da condutância de prótons em 8 estágios anteriores do ciclo completo de 9 etapas de condutância de prótons.

Por nós estabelecemos que:

O primeiro estágio do ciclo completo de 9 etapas de condutância de prótons dentro do corpo humano é distinguido pela liberação de prótons e elétrons de substratos alimentares (carboidratos, aminoácidos, ácidos graxos), sob a ação indireta de oxigênio liberado dos arredores da membrana dos eritrócitos em o 9º estágio , a partir deste estágio iniciou a condutância do próton dentro do ciclo.

O 2º estágio do ciclo completo de 9 etapas de condutância de prótons dentro do corpo humano é distinguido pela transferência de próton, elétron para NADH, FADH $_2$ como átomo de hidrogênio, acompanhando a liberação de CO_2, estágio em que continua a condutância de prótons dentro do ciclo.

O terceiro estágio do ciclo completo de 9 etapas de condutância de prótons dentro do corpo humano é distinguido pela transferência de próton, elétron para KoQ como átomo de hidrogênio, FADH $_2$, estágio em que também continuou a condutância de prótons dentro do ciclo.

O 4º estágio do ciclo completo de 9 etapas de condutância de prótons dentro do corpo humano é distinguido pela transferência de elétrons para o citocromo C sem o próton acompanhante, que é um estágio de continuidade da condutância de prótons dentro do ciclo. O 5º estágio do ciclo completo de 9 etapas da condutância do próton dentro do corpo humano é distinguido pela translocação do próton para o espaço intermembranar da mitocôndria sem o elétron acompanhante, que é um dos estágios anteriores do continuum da condutância do próton dentro do ciclo.

De acordo com o ciclo completo de 9 etapas de condutância de prótons dentro do corpo humano proposto por Ambaga e Tumen- Ulzii (2015), o 6º estágio do ciclo completo de 9 etapas de condutância de prótons dentro do corpo humano é distinguido pela criação de gradiente de prótons na camada intermembrana. espaço das mitocôndrias e após a transferência do próton para a matriz através da ATP sintase, que desempenha um papel importante na continuidade da condutância do próton dentro do ciclo.

Também o 7º estágio do ciclo completo de 9 etapas de condutância de prótons dentro do corpo humano é distinguido pela formação de água metabólica na matriz mitocondriana pela oxidação do próton por oxigênios moleculares , ou seja , pela protonação do oxigênio molecular pelo próton da matriz, que é um dos uma etapa anterior de continuidade do ciclo de condutância do próton.

Enquanto isso, o 8º estágio do ciclo completo de 9 etapas de condutância de prótons dentro do corpo humano é distinguido pela difusão de prótons da matriz mitocondrial de todas as células e água metabólica através da membrana plasmática dos glóbulos vermelhos com participação de canais de proteína aquaporina e também entrada de CO $_2$ de todas as células, este estágio desempenha o papel crucial no continuum da condutância do próton dentro do ciclo.

Pela nossa investigação estabelecemos muitas alterações na condutância normal de elétrons e prótons causadas por desacopladores como rotenona e dinitrofenol no nível de transferência de prótons e elétrons para NADH como átomo de hidrogênio e, também no nível de criação de gradiente de prótons na intermembrana espaço da mitocôndria e após a transferência do próton para a matriz através da ATP sintase É estabelecido que em caso de alteração da condutância normal dos elétrons e prótons pelo desacoplador como inibidor da rotenona do complexo I da cadeia respiratória mitocondrial, inibidor do transporte do átomo de hidrogênio mitocondrial no nível NADH: ubiquinona oxidorredutase , a significância do valor do pH na parte externa dos eritrócitos isolados, a significância do valor do pH após a hemólise parcial dos eritrócitos isolados, a significância do valor do pH após a hemólise completa dos eritrócitos isolados mudou para o lado alcalino.

Sob efeito do desacoplador rotenona, cuja ação ocorreu no 2º estágio do ciclo completo de 9 etapas da condutância do próton dentro do corpo humano na forma de bloqueio da transferência de próton, elétron para NADH, $FADH_2$ como átomo de hidrogênio acompanhando a liberação de CO_2, o significado do valor do pH foi alterado para o lado alcalino, ou seja, o bloqueio da transferência de prótons e elétrons para o NADH como átomo de hidrogênio leva à diminuição da concentração de prótons livres e à acidez relacionada aos prótons dentro dos arredores da membrana dos eritrócitos.

Enquanto isso, no caso de alteração da condutância normal de elétrons e prótons por desacoplador como dinitrofenol - ionóforo de prótons, a importância do valor do pH na parte externa dos eritrócitos isolados, a importância do valor do pH após a hemólise parcial dos eritrócitos isolados, a importância de o valor do pH após a hemólise completa de eritrócitos isolados sob efeito desacoplador de dinitrofenol, cuja ação ocorreu no 6º estágio do ciclo completo de 9 etapas de condutância de prótons dentro do corpo humano, quando ocorrem os processos como prótons de transporte (cátions de hidrogênio) através das membranas, dissipou o gradiente de prótons através das mitocôndrias , a energia do gradiente de prótons foi menos convertida na produção de ATP, perdida como calor, mudou para o lado ácido, ou seja, a dissipação do gradiente de prótons através das mitocôndrias levou ao aumento da concentração de prótons livres, acidez relacionada ao próton dentro dos eritrócitos entorno da membrana.

Enquanto isso, no caso de alteração da condutância normal de elétrons e prótons por desacoplador como oligomicina, a importância do valor do pH na parte externa dos eritrócitos isolados, a importância do valor do pH após a hemólise parcial dos eritrócitos isolados, a importância do valor do pH após a hemólise completa de eritrócitos isolados sob efeito do desacoplador dinitrofenol, cuja ação ocorreu no 6º estágio do ciclo completo de 9 etapas de condutância de prótons dentro do corpo humano como a inibição da ATP sintase bloqueando seu canal de prótons (subunidade Fo), reduzindo de fluxo de prótons para a matriz mitocondrial, alterado para o lado alcalino, ou seja, inibição da <u>ATP sintase</u> bloqueando seu canal de prótons (subunidade Fo), redução do fluxo de prótons para a matriz mitocondrial leva à diminuição da concentração de prótons livres, acidez relacionada ao próton dentro dos arredores da membrana eritrocitária.

5. O SIGNIFICADO DA EVOLUÇÃO DA MEMBRANA TRÊS REGULAMENTOS DEPENDENTES DO ESTADO E DO CICLO COMPLETO DE 9 ETAPAS DE CONDUCTÂNCIA DE PRÓTONS

A vida tornou-se fortemente dependente da presença de prótons e elétrons, que se formaram durante eventos chamados de Big Bang, há 15 bilhões de anos, que foram conduzidos no nível da membrana - potencial redox, um sistema de linha de três estados dependente-cheio Ciclo de 9 etapas de próton, condutância de elétrons . os prótons e elétrons, que foram formados durante eventos chamados de Big Bang através do processo denominado singularidade há 15 bilhões de anos, preparam o cenário para a formação da vida no universo.

O significado evolutivo das regulações dependentes de três estados da membrana apareceu nos três domínios da vida como Archaea, Bacteria, Eukarya e gradualmente se especializou, virando a primeira variante da membrana - potencial redox, um sistema de linha de três estados dependente - ciclo completo de 9 etapas de condutância de prótons.

Archaea são células procarióticas que são tipicamente caracterizadas por lipídios de membrana que são cadeias ramificadas de <u>hidrocarbonetos</u> ligadas ao glicerol por ligações éter. A presença destas ligações éteres em Archaea aumenta a sua capacidade de suportar temperaturas extremas e condições altamente <u>ácidas . Halófilos,</u> organismos que prosperam em ambientes altamente salgados, e <u>hipertermófilos</u> , organismos que prosperam em ambientes extremamente quentes, são exemplos de Archaea (Victor Sojo, et all 2014).

As bactérias são células procarióticas, assim como Archaea, suas membranas são feitas de cadeias não ramificadas de ácidos graxos ligadas ao <u>glicerol</u> por ligações éster (Victor Sojo, et all 2014).

Organismos no domínio Eukarya são células eucarióticas, ou consistem delas, que possuem membranas semelhantes às das bactérias (Victor Sojo, et all 2014). Este estudo mostra que a membrana - potencial redox, dependente de um sistema de linha de três estados - ciclo completo de 9 etapas de condutância de prótons formado em ordem cronológica como Archaea -

Bactérias - Eukarya durante os últimos 4,4 bilhões de anos como resultado de processos de evolução.

Neste processo de evolução, se não desenvolvessem as cadeias ramificadas de hidrocarbonetos ligadas ao glicerol por ligações éter nos lipídios da membrana das células procarióticas de Archaea no estágio inicial da evolução, seria impossível a formação de formas modernas da membrana - potencial redox, uma linha de três estados dependente do sistema - ciclo completo de 9 etapas de condutância de prótons dentro do corpo humano.

Durante o esclarecimento do significado evolutivo da membrana, três regulamentações dependentes do estado e o ciclo completo de 9 etapas de condutância de prótons estabeleceram que:

1. Uma delas são as variantes da membrana - potencial redox, um sistema de linha de três estados dependente - o ciclo completo de 9 etapas de condutância de prótons era o estado alfa fluido dos potenciais redox de membrana dependente do sistema de linha de três estados - ciclo completo de 9 etapas de condutância de prótons dentro corpo humano consistindo de ácidos graxos insaturados com altos níveis de potenciais oxi conduzindo o fluxo de prótons e elétrons como resultado do processo de evolução.

2. Além disso, segundas variantes da membrana - potencial redox, um sistema de linha de três estados dependente - ciclo completo de 9 etapas de condutância de prótons era o estado betta sólido dos potenciais redox de membrana dependente do sistema de linha de três estados - ciclo completo de 9 etapas de condutância de prótons dentro do corpo humano, consistindo principalmente de ácidos graxos saturados, condicionando altos níveis de potenciais vermelhos conduzindo o fluxo de prótons e elétrons como resultado do processo de evolução.

3. Terceiras variantes da membrana - potencial redox, dependente de um sistema de linha de três estados - ciclo completo de 9 etapas de condutância de prótons era o estado gama da membrana - potenciais redox dependentes de sistema de linha de três estados - ciclo completo de 9 etapas de condutância de prótons dentro do ser humano corpo consistindo em diminuição do conteúdo de ácidos graxos saturados - insaturados, condicionando uma diminuição dos níveis de potenciais redoxi conduzindo o fluxo de prótons e elétrons como resultado do processo de evolução.

Quando recentemente descoberto por nós, o sistema denominado "sistema de linha de 3 estados de potencial redoxi de membrana " é posicionado no meio de dois membros, chamados "carboidratos, aminoácidos , ácidos graxos + O_2 ", no lado esquerdo da equação, ele está fazendo três membros completos.

Neste caso, esta equação torna-se na forma anteriormente inexistente de "carboidratos, aminoácidos , ácidos graxos + linha de 3 estados de membrana- redoxi potencial como local muito importante de condução de prótons, elétrons, a partir de cianobactérias formadas nos últimos 3,8 bilhões de anos + O_2 = energia (ATP + calor) + H_2O + CO_2 "

6. UMA NOVA SUGESTÃO SOBRE A MEMBRANA EXISTENTE - SISTEMA DE LINHA DE TRÊS ESTADOS DO POTENCIAL REDOXI ENTRE DOADORES E ACEITADORES DENTRO DAS CÉLULAS VIVAS

Qual é o papel dos prótons e dos elétrons no funcionamento normal das células vivas. Durante a formação da vida no universo, que durou 3,8 bilhões de anos, foi criado o processo legal de dependência de qualquer forma de processo de vida de prótons e elétrons, que se formaram e se uniram para formar núcleos atômicos há 15 bilhões de anos atrás (Park , 2009).

Mas a equação mundialmente utilizada para a reação metabólica das células vivas não refletia esses eventos , que apareciam com a participação de prótons e elétrons.

Desta forma, recentemente, é necessária uma nova explicação baseada no conhecimento da equação de reação metabólica utilizada globalmente. Doadores (fonte de glicose de prótons e elétrons) + O_2 (aceitador de prótons) = Energia (ATP + energia térmica) + H_2O + CO_2 é a equação de reação metabólica usada globalmente.

Mas aqui não pudemos ver tal unidade morfofuncional, através da qual foi conduzido um fluxo normal de prótons e elétrons de doadores para elétrons com geração de composto com alto teor de fosfato como ATP.

O lado esquerdo da equação é um aceitador de prótons e elétrons ou oxigênio (O_2) que passa pela respiração e carboidratos $C_6H_{12}O_6$, aminoácidos , ácidos graxos ou doador de prótons e elétrons que entra no corpo em um forma de comida.

Enquanto isso, o lado direito da equação mostra "energia-ATP, molécula de água e dióxido de carbono que são formados dentro do corpo humano devido a um fluxo normal de prótons e elétrons.

O lado esquerdo da equação tem dois membros, enquanto o lado direito tem três membros, como se o equilíbrio tivesse sido fortemente deslocado para o lado direito e o lado esquerdo estivesse sendo leve ou faltando alguma coisa.

É curioso porque a participação da representação do corpo humano ou da célula viva é omitida no lado esquerdo desta equação.

O mundo espera uma explicação significativa da equação acima, na qual falta um elemento muito importante.

Logicamente, portanto, haveria " sistema regulador principal com muitas estações de reação no lado esquerdo da equação, através das quais conduzia constantemente o fluxo normal de prótons e elétrons com formação de ATP e energia térmica.

Mais claramente, esse sistema regulatório facilitaria a explicação de:

1   .Meio de reação entre membros $C_6H_{12}O_6$ e $6O_2$

2   .Três variações distintas de formação de ATP na mão direita da reação.

3   .Três variações distintas de energia térmica na mão direita da reação.

4   .Três variações distintas de formação de moléculas metabólicas de água na mão direita da reação.

5   .Três variações distintas de formação de moléculas de CO_2 no lado direito da reação.

O mundo tem uma definição/explicação/ inadequada sobre a fórmula da equação que está sendo usada na medição da cinética da reação metabólica como fluxo de prótons e elétrons.

Sabe-se que uma quantidade adequada de energia (ATP+calor) não está sendo criada no lado direito da equação, mesmo que carboidratos, aminoácidos , ácidos graxos sejam de quantidade adequadamente alta no lado esquerdo da equação com participação direta de um doadores de elétrons, prótons. Por que é que? Ainda não há nenhuma resposta.

Sabe-se que sob certas condições, uma quantidade adequada de energia (ATP + energia térmica) é criada no lado direito com o uso de doadores de elétrons, prótons, mesmo que não haja uma quantidade adequadamente elevada de carboidratos, aminoácidos e ácidos graxos como doadores. de elétrons, prótons no lado esquerdo da equação. Por que tais condições se formam? Ainda não há nenhuma resposta.

Por que a ideia de três estados foi formada em vez de um estado na linha de três estados da membrana - potencial redoxi ?

Sob certas condições, é alterada a relação "ATP:energia térmica" com participação direta de doadores de elétrons, prótons:

-   como nível médio de ATP + alta energia térmica = 100% - no caso do outono, meio do dia, utiliza-se grande quantidade de ácidos graxos insaturados e tiroxina, aumenta o teor de adrenalina.

-   como alto nível de ATP + baixa energia térmica = 100% - no caso da primavera, no meio da noite, utiliza-se grande quantidade de ácidos graxos saturados e tiroxina, o teor de adrenalina é reduzido.

-   como baixo nível de ATP + baixa energia térmica = menos de 100% em caso de velhice, é utilizada baixa quantidade de ácidos graxos saturados e insaturados.

Com base em tudo isso, pode-se concluir que o sistema funcional situado entre o doador e o aceitador do lado esquerdo existe em 3 estados. No entanto, não está escrito em nenhum livro que acima de 3 mudanças de estado estejam sendo iniciadas devido a "qual unidade estrutural de função".

Teoricamente, soube-se pela primeira vez que a proporção "oxidação: fosforilação" muda para 3 estados diferentes dentro do ambiente da equação.

Ficou claro que a proporção de " oxidação: fosforilação" está mudando para 3 estados diferentes dentro do ambiente da equação, o que significa que os fluxos de prótons e elétrons estavam mudando para 3 estados.

Ficou claro que o fluxo de prótons e elétrons alterado para 3 estados dentro do ambiente da equação pode ser expresso como "3 estados de razão do potencial redoxi ".

Ficou claro que a proporção do potencial redoxi está mudando para 3 estados dentro da equação do ambiente da reação metabólica, o que significa que existem 3 estados de proporção da estrutura da membrana: ácido saturado e ácido graxo insaturado:

1. Primeira ocorrência: ácido saturado baixo: estado baixo de ácidos graxos insaturados,

2. Segunda ocorrência: ácido saturado alto: estado baixo de ácidos graxos insaturados,

3. Terceira ocorrência: ácido saturado baixo: estado alto de ácidos graxos insaturados.

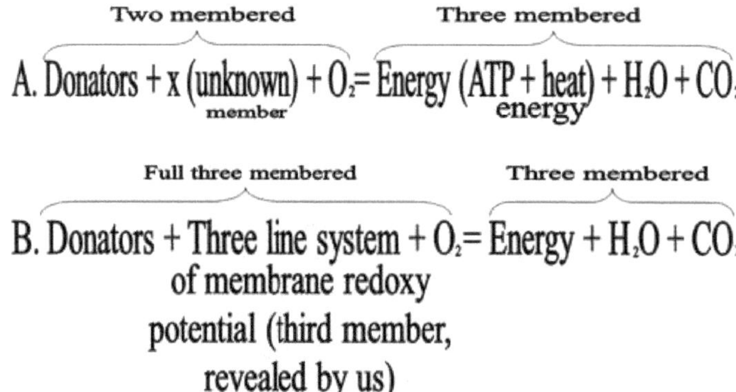

Figura 2. A membrana - potencial redoxi sistema lin de três estados entre doadores e aceitadores dentro das células vivas.

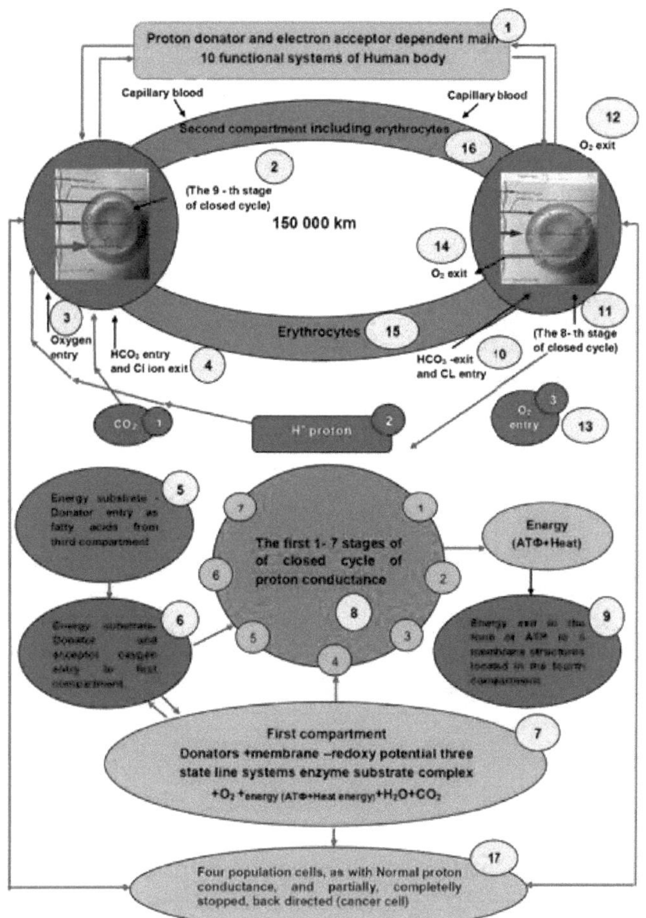

Figura 1. Os modelos do sistema, incluindo o potencial redoxi da membrana , dependente de três estados, ciclo completo de 9 etapas de condutância de prótons e os quatro compartimentos, os 10 sistemas funcionais

O novo sistema de três estados descoberto desta forma foi denominado "sistema de linha de três estados de potencial redoxi -membrana ".

Quando o recém-descoberto sistema denominado "sistema de linha de 3 estados de potencial redoxi de membrana " é posicionado no meio de dois membros, chamados "carboidratos, aminoácidos , ácidos graxos + O₂ ", no lado esquerdo da equação, ele está fazendo completo - três membros.

Neste caso, esta equação torna-se na forma anteriormente inexistente de "carboidratos, aminoácidos , ácidos graxos + linha de 3 estados de membrana- redoxi potencial como local muito importante de condução de prótons, elétrons, a partir de cianobactérias formadas nos últimos 3,8 bilhões de anos + O $_2$ = energia (ATP + calor) + H $_2$ O + CO $_2$ ”

Quase todas as questões anteriormente não resolvidas foram completamente explicadas e totalmente esclarecidas.

No caso da reação, expressa como C $_6$ H $_{12}$ O $_6$ + 6O $_2$ com dois membros, a formação de energia como ATP, energia térmica, também produtos finais como H $_2$ O , CO $_2$ no lado direito da reação não seria Se isso acontecesse, em vez deles o ácido glucurônico e outros produtos seriam formados como resultado da oxidação da molécula de glicose, em paralelo com três variantes de intensidade de prótons e elétrons.

Deve-se dizer que a variante correta da fórmula da equação do equilíbrio químico de três membros para o metabolismo é criada colocando os potenciais redoxi de membrana 3 sistemas de linha de estado de doadores e aceitadores entre a molécula C $_6$ H $_{12}$ O $_6$ e a molécula 6 O $_2$ no lado esquerdo da reação.

Qual é o novo conhecimento sobre os 4 compartimentos básicos do corpo humano

De acordo com nossa sugestão o novo modelo de funcionamento do corpo humano apresenta a entrada de doadores e aceitadores de energia através de 2,3 compartimentos do corpo humano e também saída de energia para o 4º compartimento, onde ocorrem 5 funções celulares principais, baseadas em 5 estruturas de membrana de células vivas.

O primeiro compartimento é o compartimento de funcionamento normal de “Doadores + potenciais redox de membrana três - sistema de linha de estado + O $_2$ + ADP + Pi + H $_+$ + nH $^+$ $_{membrana.espaço}$ = (ATP + energia térmica) + H $_2$ O + nH $^+$ $_{matriz}$ + meio de reação CO $_2$ ”.

O segundo compartimento é o compartimento de entrega de aceitadores de elétrons - prótons como oxigênio e elétrons, doadores de prótons como substratos alimentares juntos para 14 trilhões de células vivas para manter o funcionamento normal de “Doadores + potenciais redox de membrana três - sistema de linha de estado + O $_2$ + ADP + Pi + H $_+$ + nH $^+$ $_{membrana.espaço}$ = (ATP + energia térmica) + H $_2$ O + nH $^+$ $_{matriz}$ + CO $_2$ ”meio de reação.

O terceiro compartimento é o compartimento de preservação de alimentos doadores de elétrons-prótons na forma de ácidos graxos viscerais e subcutâneos para manter o funcionamento normal dos “Doadores + potenciais redox de membrana sistema de linha de três estados + O $_2$ + ADP + Pi + H $_+$ + nH $^+$ $_{membrana.espaço}$ = (ATP + energia térmica) + H $_2$ O + nH $^+$ $_{matriz}$ + CO $_2$ ”meio de reação.

O quarto compartimento é a energia, metabólitos (ATP + calor + H $_2$ O + CO $_2$) formados na parte de utilização do primeiro compartimento para garantir as funções normais implementadas no complexo principal da estrutura da membrana 5 como funções de resposta à informação , processos de despolarização-repolarização no plasma membrana, processos de divisão genético-celular na membrana do núcleo, síntese, ressíntese de proteínas, lipoproteínas nos ribossomos e complexo de membrana microssomal integrado, processos bioenergéticos no complexo de membrana mitocondrial , processos de bioconversão , biotransformação no complexo de membrana microssomal, síntese, ressíntese e ativação processos dependentes de oxigênio do complexo pereoxissômico - membrana lisossômica.

7. A MEMBRANA - POTENCIAL REDOXI SISTEMA DE LINHAS DE TRÊS ESTADOS ENTRE DOADORES E ACEITADORES DENTRO DAS CÉLULAS VIVAS É O LOCAL DE UTILIZAÇÃO DE ÁTOMOS DE HIDROGÊNIO, CARBONO E OXIGÊNIO NAS MOLÉCULAS DOADORAS $C_x H_y O_z$

Duas maneiras que conservam energia na forma de ATP (Nick Lane e William F.Martin , 2012) como acoplamento quimiosmótico via membrana - ATP sintases integrais e fosforilações em nível de substrato de todas as formas de sistemas vivos devem estar intimamente ligadas à quantidade de hidrogênio, átomos de carbono em moléculas doadoras e a membrana - potencial redox, um sistema de linha de três estados dependente - ciclo completo de 9 etapas de condutância de prótons dentro do corpo humano (M.Ambaga , 2015), também com quociente respiratório.

De acordo com Nick Lane e William F.Martin (2012), para que qualquer quantidade de bases semelhantes ao RNA se formasse espontaneamente por meio da química prebiótica, dobrasse de massa por meio da replicação, e a bioquímica inicial exigia muito mais fluxo de carbono e energia do que as células modernas, mas não duvido que todos esses processos funcionariam adequadamente no caso de formação dependente da evolução do ciclo completo de 9 etapas de condutância de prótons dentro do corpo humano (M.Ambaga , 2015) com participação de átomos de hidrogênio, carbono e oxigênio em moléculas doadoras.

A ATP sintase foi um produto de longa seleção durante as fases iniciais da evolução, é tão universal quanto o ribossomo e exibe a mesma divisão filogenética profunda entre archaea e bactérias (Mulkidjanian et al., 2007), aproveitando a energia como gradientes de íons através membranas é tão universal quanto o código genético (Nick Lane e William F. Martin 2012).

Neste contexto, deve-se dizer que sem hidrogênio, carbono e átomos de oxigenio nas moléculas doadoras, o significado filogenético do ciclo completo de 9 etapas de condutância de prótons, ATP sintase como o ribossomo e gradientes de prótons através das membranas como o código genético seria perdido.

Além disso , todas essas regulamentações foram necessárias para a manutenção normal do ciclo completo de 9 etapas de condutância de prótons dentro do corpo humano (M.Ambaga , 2015) com envolvimento de átomos de hidrogênio, carbono e oxigênio em moléculas doadoras.

Mas até recentemente não há nenhuma descoberta na literatura relativa à dependência de alguns parâmetros do ciclo completo de 9 etapas da condutância de prótons da quantidade de átomos de hidrogênio, carbono, oxigênio em moléculas doadoras e quociente respiratório. Quociente respiratório uma razão que indica a relação entre o volume de dióxido de carbono fornecido na respiração e o volume de oxigênio consumido.

Em caso de oxidação de moléculas de glicose: $6 O_2 + C_6 H_{12} O_6 => 6 CO_2 + 6 H_2 O + 38$ ATP. RER (quociente respiratório) $= VCO_2 / VO_2 = 6 CO_2 / 6 O_2 = 1,0$

Em caso de oxidação de moléculas de ácidos graxos: $23 O_2 + C_{16} H_{32} O_2 => 16 CO_2 + 16 H_2 O + 129$ ATP ,.RER (quociente respiratório) $= VCO_2 / VO_2 = 16 CO_2 / 23 O_2 = 0. 7$ Podemos ver uma relação mais interessante entre $C_x H_y O_z + (x + y/4 - z/2) O_2 \wedge x CO_2 + (y/2)$ Fórmula $H_2 O$)e RER (quociente respiratório) $= VCO_2 / VO_2 = 6 CO_2 / 6 O_2 = 1,0$ no caso de moléculas de glicose, RER (quociente respiratório) $= VCO_2 / VO_2 = 16 CO_2 / 23 O_2 = 0,7$ no caso de moléculas de ácidos graxos à luz do ciclo completo de 9 etapas de condutância de prótons dentro do corpo humano.

A. A quantidade de $CO_{2\ liberado}$ no 2º estágio do ciclo completo de 9 etapas de condutância de prótons dentro do corpo humano existia em estreita correlação com C_x (átomo de carbono) existia nas moléculas doadoras como $C_x H_y O_z$.

No caso de oxidação da molécula de glicose , os resíduos acetil do acetil-Co-A são oxidados a CO_2 através do ciclo de Krebs.

A quantidade de $CO_{2\ liberado}$ no 2º estágio do ciclo completo de 9 etapas de condutância de prótons dentro do corpo humano seria mais aumentada no caso de oxidação de moléculas de ácidos graxos como $C_{16} H_{32} O_2$ em comparação à oxidação de glicose moléculas como $C_6 H_{12} O_6$, elevação deste parâmetro observada no caso de predominância da codificação mkhris da Medicina Tradicional Tibetana.

B. A quantidade de O_2 participou do 7º estágio do ciclo completo de 9 etapas de condutância de prótons dentro do corpo humano, utilizado para a formação de água metabólica na matriz mitocondriana como oxidação do próton por oxigênios moleculares, ou seja , protonatizado pelo próton da matriz existe em estreita dependência com a quantidade de $C_x H_y$, em dependência inversa com a quantidade Oz contida nas moléculas doadoras como $C_x H_y O_z$.

A quantidade de O_2 participou do 7º estágio do ciclo completo de 9 etapas de condutância de prótons dentro do corpo humano utilizado para a formação de água metabólica na matriz mitocondriana à medida que a oxidação do próton por oxigênios moleculares , ou seja , existe protonatização pelo próton da matriz em estreita dependência com a quantidade de $C_x H_y$ em dependência inversa com a quantidade Oz contida nas moléculas doadoras como $C_x H_y O_z$. estaria mais aumentado no caso de oxidação de moléculas de ácidos graxos como $C_{16} H_{32} O_2$ em comparação à oxidação de moléculas de glicose como $C_6 H_{12} O_6$, elevação deste parâmetro observada em caso de predominância da codificação mkhris da Medicina Tradicional Tibetana e existe uma relação mais próxima entre Hy e O_2 participando do 7º estágio do ciclo completo de 9 etapas de condutância de prótons dentro do corpo humano.

C. A proporção entre a quantidade de CO_2 liberado no 2º estágio do ciclo completo de 9 etapas de condutância de prótons e a quantidade de O_2 participado no 7º estágio do ciclo completo de 9 etapas de condutância de prótons dentro do corpo humano diminuiu no caso de oxidação de moléculas de ácidos graxos como $C_{16} H_{32} O_2$ em comparação com a oxidação de moléculas de glicose como $C_6 H_{12} O_6$, o que mostra que o H_{32} contido nas moléculas de $C_{16} H_{32} O_2$ serve a razão de elevação do VO_2 e diminuição do CO_2 dentro da fórmula VCO_2 / VO_2, situação observada no caso de predominância da codificação mkhris da Medicina Tradicional Tibetana.

D. $2o$ metabólico formada pela oxidação do próton pelos oxigênios moleculares e pela protonação do oxigênio molecular pelo próton da matriz no 7º estágio do ciclo completo de 9 etapas da condutância do próton dentro do ser humano existia em estreita dependência com a quantidade de H_y contido nas moléculas doadoras como $C_x H_y O_z$.

E. A quantidade de CO_2 entrado por todas as células e exalado do corpo através dos alvéolos (a liberação de dióxido de carbono durante <u>a expiração</u>) no 9º estágio do ciclo completo de 9 etapas de condutância de prótons dentro do corpo humano existe em estreita dependência com C_x (átomo de carbono) existia nas moléculas doadoras como $C_x H_y O_z$.

F. A quantidade dos prótons difundidos da matriz mitocondrial de todas as jaulas e água metabólica introduzida na membrana plásmica de glóbulos vermelhos com a participação de canais de proteína aquaporina existe em estreita dependência com

a quantidade de H $_y$ (átomo de hidrogênio) contida nas moléculas doadoras como C $_x$ H $_y$ O $_z$.

G. A quantidade dos prótons difundidos da matriz mitocondrial de todas as jaulas e água metabólica introduzida na membrana plásmica de glóbulos vermelhos com a participação de canais de proteína aquaporina existe em estreita dependência com

a quantidade de H $_y$ (átomo de hidrogênio) contida nas moléculas doadoras como C $_x$ H $_y$ O $_z$.

H. A quantidade de prótons combinados com a hemoglobina (geração de HbH) que promove a liberação de oxigênio da hemoglobina , a difusão de oxigênio para todas as células condicionando a liberação de prótons, elétrons de substratos alimentares no 9º estágio do ciclo completo de 9 etapas do próton a condutância dentro do corpo humano existe em estreita dependência da quantidade de Hy (átomo de hidrogênio) contida nas moléculas doadoras como C $_x$ H $_y$ O $_z$.

I. A quantidade de oxigênio que entra no pulmão, formou a HbO $_2$ no 9º estágio do ciclo completo de 9 etapas de condutância de prótons dentro do corpo humano, existe em estreita dependência da quantidade de C $_x$ H $_y$ (átomos de carbono e hidrogênio) existe em dependência inversa com a quantidade Oz contida nas moléculas doadoras como C $_x$ H $_y$ O $_z$.

J. A quantidade de prótons translocados para o espaço intermembranar das mitocôndrias sem o elétron acompanhante no 5º estágio do ciclo completo de 9 etapas de condutância de prótons dentro do corpo humano existe em estreita dependência com a quantidade de Hy (átomo de hidrogênio) contido no moléculas doadoras como C $_x$ H $_y$ O $_z$.

K. A quantidade de prótons participou da criação do gradiente de prótons no espaço intermembrana das mitocôndrias e após a transferência do próton para a matriz através da ATP sintase no 6º estágio do ciclo completo de 9 etapas da condutância do próton dentro do corpo humano existe em estreita dependência com a quantidade de Hy (átomo de hidrogênio) contido nas moléculas doadoras como C $_x$ H $_y$ O $_z$.

L. A quantidade de prótons participou da criação do gradiente de prótons no espaço intermembrana das mitocôndrias e após a transferência de prótons para a matriz através da geração de ATP e formação de energia térmica no 6º estágio do ciclo completo de 9 etapas de condutância de prótons dentro do corpo humano existe em estreita dependência com a quantidade de Hy contido em as moléculas doadoras como C $_x$ H $_y$ O $_z$.

8. ALGUNS PARÂMETROS DO CICLO COMPLETO DE 9

PASSOS DE CONDUCTÂNCIA DE PRÓTONS E A QUANTIDADE DE ÁTOMOS DE HIDROGÊNIO, CARBONO E OXIGÊNIO EM MOLÉCULAS DOADORAS

Nós revelamos que a seguinte lei existia entre o ciclo completo de 9 etapas da condutância do próton dentro do corpo humano e $C_x H_y O_z + (x + y/4 - z/2)$ $O_2 \wedge x CO_2 + (y/2) H_2 O$ Fórmula: A quantidade de $CO_{2\,liberado}$ no 2º estágio do ciclo completo de 9 etapas do próton a condutância dentro do corpo humano é igual a C_x existia nas moléculas doadoras como $C_x H_y O_z$. A quantidade de O_2 participou do 7º estágio do ciclo completo de 9 etapas de condutância de prótons dentro do corpo humano direcionado para a formação de água metabólica na matriz mitocondriana como oxidação do próton por oxigênios moleculares , ou seja , protonatizado pelo próton da matriz é existia em estreita dependência com a quantidade de $C_x H_y$ em dependência inversa com a quantidade Oz contida nas moléculas doadoras como $C_x H_y O_z$. A quantidade de H_2O metabólico formada pela oxidação do próton pelos oxigênios moleculares e pela protonação do oxigênio molecular pelo próton da matriz no 7º estágio do ciclo completo de 9 etapas da condutância do próton dentro do ser humano existe em estreita dependência da quantidade de Hy contido nas moléculas doadoras como $C_x H_y O_z$.

A quantidade de CO_2 entrado por todas as células e exalado do corpo através dos alvéolos (a liberação de dióxido de carbono durante <u>a expiração)</u> no 9º estágio do ciclo completo de 9 etapas de condutância de prótons dentro do corpo humano existe em estreita correlação com C_x existia nas moléculas doadoras como $C_x H_y O_z$.

A quantidade de prótons difundidos da matriz mitocondrial de todas as células e água metabólica introduzida na membrana plasmática dos glóbulos vermelhos com a participação dos canais de proteína aquaporina existe em estreita dependência da quantidade de H_y contida nas moléculas doadoras como $C_x H_y Ó_z$.

A quantidade de prótons combinados com a hemoglobina (geração de HbH) que promove a liberação de oxigênio da hemoglobina , a difusão de oxigênio para todas as células condicionando a liberação de prótons, elétrons de substratos alimentares no 9º estágio do ciclo completo de 9 etapas do próton a condutância dentro do corpo humano existe em estreita dependência da quantidade de Hy contida nas moléculas doadoras como $C_x H_y O_z$. Na literatura mundial podemos ver mais sobre $C_x H_y O_z + (x + y/4 - z/2) O_2 \wedge x$ $CO_2 + (y/2)$ Fórmula H_2O, mas e quanto à relação entre o ciclo completo de 9 etapas de condutância de prótons dentro do corpo humano e $C_x H_y O_z + (x + y/4 - z/2) O_2 \wedge x CO_2 + (y/2)$ Fórmula $H_2 O$ tão poucos materiais na literatura mundial.

De acordo com o ciclo completo de 9 etapas de condutância de prótons dentro do corpo humano proposto por Ambaga e Tumen- Ulzii (2015), todos os estágios do ciclo completo de 9 etapas de condutância de prótons dentro do corpo humano existem em estreita conexão com $C_x H_y O_z + (x + y/4 - z/2) O_2 \wedge x CO_2 + (y/2)$ Fórmula H_2O.

Mas até agora não há nenhuma publicação na literatura relacionada à relação entre a fórmula $C_x H_y O_z + (x + y/4 - z/2) O_2 \wedge x CO_2 + (y/2) H_2O$ e o quociente respiratório e o conteúdo de átomos de hidrogênio em moléculas doadoras na estrutura do ciclo completo de 9 etapas de condutância de prótons dentro do corpo humano.

O 2º estágio do ciclo completo de 9 etapas de condutância de prótons dentro do corpo humano é distinguido pela transferência de próton, elétron para NADH, $FADH_2$ como átomo de hidrogênio, acompanhando a liberação de CO_2, neste contexto, a quantidade de átomo de hidrogênio transferido para NADH, $FADH_2$ está correlacionado com H_y dentro de $C_x H_y O_z + (x + y/4 - z/2) O_2 \wedge x CO_2 + (y/2)$ Fórmula H_2O.

O primeiro estágio do ciclo completo de 9 etapas de condutância de prótons dentro do corpo humano é distinguido pela liberação de prótons e elétrons de substratos alimentares (carboidratos, aminoácidos, ácidos graxos), sob a ação indireta de oxigênio liberado dos arredores da membrana dos eritrócitos em no 9º estágio , a quantidade de oxigênio utilizado calculada pela equação como $(x + y/4 - z/2) O_2$ dentro de $C_x H_y O_z + (x + y/4 - z/2) O_2 \wedge x CO_2 + (y/2)$ Fórmula H_2O.

O 2º estágio do ciclo completo de 9 etapas de condutância de prótons dentro do corpo humano é distinguido pela transferência de próton, elétron para NADH, $FADH_2$ como átomo de hidrogênio, acompanhando a liberação de CO_2, a quantidade de átomo de hidrogênio transferido para NADH, $FADH_2$ está correlacionado com H_y dentro de $C_x H_y O_z + (x + y/4 - z/2) O_2 \wedge x CO_2 + (y/2)$ Fórmula H_2O.

3º estágio do ciclo completo de 9 etapas de condutância de prótons dentro do corpo humano é distinguido pela transferência de próton, elétron para KoQ como átomo de hidrogênio, $FADH_2$ a quantidade de átomo de hidrogênio transferido para KoQ existe em correlação com H_y dentro de C_x Fórmula $H_y O_z + (x + y/4 - z/2) O_2 \wedge x CO_2 + (y/2) H_2O$.

O 4º estágio do ciclo completo de 9 etapas de condutância de prótons dentro do corpo humano é distinguido pela transferência de elétrons para o citocromo C sem o próton acompanhante, a quantidade de elétrons transferidos para o citocromo C KoQ existe em correlação com H_y dentro de

$C_xH_yO_z + (x + y/4 - z/2) O_2 \wedge x CO_2 + (y/2)$ Fórmula H_2O.

O 5º estágio do ciclo completo de 9 etapas de condutância de prótons dentro do corpo humano é distinguido pela translocação do próton para o espaço intermembranar da mitocôndria sem o elétron acompanhante, a quantidade de próton transferida para o espaço intermembranar da mitocôndria KoQ existe em correlação com H_y dentro de $C_xH_eO_z + (x + y/4 - z/2) O_2 \wedge x CO_2 + (y/2)$ Fórmula H_2O.

O 6º estágio do ciclo completo de 9 etapas de condutância de prótons dentro do corpo humano é distinguido pela criação de gradiente de prótons no espaço intermembranar das mitocôndrias e após a transferência de prótons para a matriz através da ATP sintase, a criação de gradiente de prótons neste estágio existe em correlação com H_y dentro de $C_xH_yO_z + (x + y/4 - z/2) O_2 \wedge x CO_2 + (y/2)$ fórmula H_2O.

O 7º estágio do ciclo completo de 9 etapas de condutância de prótons dentro do corpo humano é diferenciado pela formação de água metabólica na matriz mitocondriana pela oxidação do próton por oxigênios moleculares , ou seja , pela protonação do oxigênio molecular pelo próton da matriz, a quantidade de água metabólica existe em correlação com H_y dentro da fórmula $C_xH_yO_z + (x + y/4 - z/2) O_2 \wedge x CO_2 + (y/2) H_2O$.

O 8º estágio do ciclo completo de 9 etapas de condutância de prótons dentro do corpo humano é distinguido pela difusão de prótons da matriz mitocondrial de todas as células e água metabólica através da membrana plasmática dos glóbulos vermelhos com participação de canais de proteína aquaporina e também entrada de CO_2 de todas as células e a quantidade de prótons difundidos da matriz mitocondrial de todas as células e da água metabólica através da membrana plasmática dos glóbulos vermelhos existe em correlação com H_y dentro de $C_xH_yO_z + (x + y/4 - z/2) O_2 \wedge x CO_2 + (y/2)$ Fórmula H_2O.

O 9º estágio é diferenciado pela entrada de oxigênio do pulmão, formação de HbO_2 , combinação de prótons com hemaglobina (geração de HbH) que promove a liberação de oxigênio da hemaglobina , difusão de oxigênio para todas as células condicionando a liberação de prótons, elétrons dos alimentos substratos, a quantidade de H contida na HbH está correlacionada com H_y dentro de $C_xH_yO_z + (x + y/4 - z/2) O_2 \wedge x CO_2 + (y/2) H_2O$ fórmula .

O ciclo completo de 9 etapas de condutância de elétrons e prótons dentro do corpo humano, que inclui vias metabólicas bem conhecidas, como glicólise, ciclo de Krebs, oxidação betta de ácidos graxos e oxidação de aminoácidos, foi conectado com todos os parâmetros de $C_xH_yO_z + (x + y/4 - z/2) O_2 \wedge x CO_2 + (y/2)$ Fórmula H_2O.

Nós revelamos a seguinte relação legal entre o ciclo completo de 9 etapas de condutância de prótons dentro do corpo humano e $C_x H_y O_z + (x + y/4 - z/2)$ $O_2 \wedge x\, CO_2 + (y/2)\, H_2O$ fórmula:

A. A quantidade de CO_2 liberado no 2º estágio do ciclo completo de 9 etapas de condutância de prótons dentro do corpo humano existe em correlação com C_x existia nas moléculas doadoras como $C_x H_y O_z$.

B. A quantidade de O_2 participou do 7º estágio do ciclo completo de 9 etapas de condutância de prótons dentro do corpo humano, utilizada para a formação de água metabólica na matriz mitocondriana, como oxidação do próton por oxigênios moleculares, ou seja, protonatizado pelo próton da matriz existe em estreita correlação com a quantidade de $C_x H_y$ em dependência inversa com a quantidade Oz contida nas moléculas doadoras como $C_x H_y O_z$.

C. $_2$ o metabólico formada pela oxidação do próton pelos oxigênios moleculares e pela protonação do oxigênio molecular pelo próton da matriz no 7º estágio do ciclo completo de 9 etapas da condutância do próton dentro do ser humano existe em estreita correlação com a quantidade de Hy contido nas moléculas doadoras como $C_x H_y O_z$.

D. A quantidade de CO_2 entrado por todas as células e exalado através dos alvéolos (a liberação de dióxido de carbono durante <u>a expiração)</u> no 9º estágio do ciclo completo de 9 etapas de condutância de prótons dentro do corpo humano existe em correlação com C_x existia nas moléculas doadoras como $C_x H_y O_z$.

E. A quantidade de prótons difundidos da matriz mitocondrial de todas as células e água metabólica introduzida na membrana plasmática dos glóbulos vermelhos com a participação dos canais de proteína aquaporina existe em estreita dependência da quantidade de H_y contida nas moléculas doadoras como $C_x H_y \acute{O}_z$.

F. A quantidade de prótons difundidos da matriz mitocondrial de todas as células e água metabólica introduzida na membrana plasmática dos glóbulos vermelhos com a participação dos canais de proteína aquaporina existe em estreita dependência da quantidade de H_y contida nas moléculas doadoras como $C_x H_y \acute{O}_z$.

G. A quantidade de prótons combinados com a hemoglobina (geração de HbH) que promove a liberação de oxigênio da hemoglobina, a difusão de oxigênio para todas as células condicionando a liberação de prótons, elétrons de substratos alimentares no 9º estágio do ciclo completo de 9 etapas do próton a condutância dentro do corpo humano existe em estreita dependência da quantidade de Hy contida nas moléculas doadoras como $C_x H_y O_z$.

H. A quantidade de oxigênio que entra no pulmão, formou a HbO $_2$ no 9º estágio do ciclo completo de 9 etapas de condutância de prótons dentro do corpo humano, existe em estreita dependência com a quantidade de C $_x$ H $_y$, em dependência inversa com a quantidade Oz contido nas moléculas doadoras como C $_x$ H $_y$ O $_z$.

I. A quantidade de prótons translocados para o espaço intermembranar das mitocôndrias sem o elétron acompanhante no 5º estágio do ciclo completo de 9 etapas de condutância de prótons dentro do corpo humano existe em estreita correlação com a quantidade de Hy contido nas moléculas doadoras como C $_x$ H $_e$ O $_z$.

J. A quantidade de prótons participou da criação do gradiente de prótons no espaço intermembrana das mitocôndrias e após a transferência do próton para a matriz através da ATP sintase no 6º estágio do ciclo completo de 9 etapas da condutância do próton dentro do corpo humano existe em estreita correlação com a quantidade de Hy contida nas moléculas doadoras como C $_x$ H $_y$ O $_z$.

K.A quantidade de prótons participou na criação do gradiente de prótons no espaço intermembrana das mitocôndrias e após a transferência de prótons para a matriz através da geração de ATP e formação de energia térmica no 6º estágio do ciclo completo de 9 etapas de condutância de prótons dentro do corpo humano existe em estreita dependência com a quantidade de Hy contido em as moléculas doadoras como C $_x$ H $_y$ O $_z$.

9. O PAPEL DAS ESTRUTURAS DE MEMBRANA NOS PROCESSOS BIOENERGÉTICOS REALIZADOS NA MEMBRANA - POTENCIAL REDOX, UM SISTEMA DE LINHA DE TRÊS ESTADOS DEPENDENTE - CICLO COMPLETO DE 9 PASSOS DE CONDUCTÂNCIA DE PRÓTONS

Pelas nossas conclusões , a criação de um gradiente de prótons no espaço intermembranar das mitocôndrias e após a transferência de prótons para a matriz através da ATP sintase no 6º estágio do ciclo completo de 9 etapas da condutância de prótons dentro do corpo humano seria um início evolutivo conectado a estes fatos que, de acordo com Nick Lane e William F.Martin - Os lipídios de Archaeal são normalmente compostos de cadeias isoprenóides ligadas por ligações de éter a uma estrutura sn-glicerol-1-fosfato (G1P), os lipídios bacterianos são normalmente compostos de ácidos graxos em ligação éster a um esqueleto sn-glicerol-3-fosfato (G3P).

A adição de um grupo de cabeça glicerol-fosfato reduz substancialmente a permeabilidade do próton, uma vez que o grupo de cabeça polar não pode cruzar o interior hidrofóbico da membrana, os fosfolipídios de archaea e bactérias incorporam diferentes estereoisômeros de fosfato de glicerol (Nick Lane e William F.Martin 2012), todos essas mudanças em nossas opiniões serviram ao papel crucial na criação de um sistema bioenergético tão poderoso como a membrana - potencial redox, um sistema de linha de três estados dependente - ciclo completo de 9 etapas de condutância de prótons dentro do corpo humano (Ambaga e Tumen- Ulzii , 2015).

Todos os processos ocorridos no 6º estágio do ciclo completo de 9 etapas da condutância de prótons dentro do corpo humano existem em estreita relação com esses eventos, já que toda a energia que os sistemas biológicos usam é, em última análise, aproveitada através do acoplamento quimiosmótico através das membranas (Nick Lane e William F.Martin , 2012).

A bioenergética da membrana é universal, mas as membranas fosfolipídicas de archaea e bactérias - os ramos mais profundos da árvore da vida - são fundamentalmente diferentes (Nick Lane e William F.Martin , 2012), de acordo com nossas opiniões, o continuum evolutivo dessas estruturas de membrana é a membrana - potencial redox, um sistema de linha de três estados dependente - ciclo completo de 9 etapas de condutância de prótons dentro do corpo humano (Ambaga e Tumen- Ulzii , 2015).

Uma membrana de bicamada lipídica é, sem dúvida, necessária para o funcionamento de proteínas de membrana, como ATPase e Ech (Nick Lane e William F.Martin 2012) e para a necessidade bioenergética dos três domínios da vida, como arqueas, bactérias e eucariotos intimamente conectados com o potencial redox-membrana, um sistema de linha de três estados, pertencente a alguns estágios correspondentes do ciclo completo de 9 etapas de condutância de prótons (Ambaga e Tumen- Ulzii , 2015). Estudos filogenéticos recentes mostram que os eucariotos são derivados secundariamente, são quimeras genômicas, decorrentes de uma endossimbiose entre uma bactéria e uma célula hospedeira de arquea (Victor Sojo, Andrew Pomiankowski , Nick Lane, 2015), deve-se dizer que os eucariotos precisam basicamente de energia bioenergética consumida pela membrana - potencial redox, um sistema de linha de três estados dependente - ciclo completo de 9 etapas de condutância de prótons dentro do corpo humano (Ambaga e Tumen- Ulzii , 2015).

As cadeias laterais de fosfolipídios são tipicamente isoprenóides em archaea e ácidos graxos em bactérias. Os lipídios de iearchaeal têm um grupo de cabeça sn-glicerol-1-fosfato (glicerol-1-fosfato-desidrogenase), enquanto as bactérias usam a estrutura espelhada sn-glicerol-3-fosfato (glicerol -3-

fosfato-desidrogenase) (Nick Lane e William F.Martin 2012), mas cujo continuum evolutivo permaneceu repetido na membrana - potencial redox, um sistema de linha de três estados, pertencente a alguns estágios correspondentes do total 9 ciclo escalonado de condutância de prótons dentro do corpo humano (Ambaga e Tumen- Ulzii , 2015).

Mas até agora não há nenhuma descoberta na literatura relativa ao significado das estruturas de membrana nos processos bioenergéticos, que ocorreram no ciclo completo de 9 etapas de condutância de prótons dentro do corpo humano.

Na literatura mundial podemos ver mais sobre transporte de elétrons, condutância, mas e quanto à circulação de prótons, todas as informações limitadas pela termina como translocação de prótons entre a matriz mitocondrial e o espaço intermembrana, mas depois de nossa nova sugestão como membrana - potencial redox, um sistema de linha de três estados dependente - ciclo completo de 9 etapas de condutância de prótons dentro do corpo humano (Ambaga e Tumen- Ulzii , 2015) foi iniciado o uso da terminologia como condutância de prótons.

Todos esses processos conectados à condutância de prótons são conduzidos com a participação de <u>estruturas de membrana pertencentes à</u> membrana - potencial redox, um sistema de linha de três estados dependente - ciclo completo de 9 etapas de condutância de prótons dentro do corpo humano.

De acordo com o ciclo completo de 9 etapas de condutância de prótons dentro do corpo humano proposto por Ambaga e Tumen- Ulzii (2015), o 6º estágio do ciclo completo de 9 etapas de condutância de prótons dentro do corpo humano é distinguido pela criação de gradiente de prótons na camada intermembrana. espaço das mitocôndrias e após a transferência de prótons para a matriz através da ATP sintase.

A ATP sintase foi um produto de longa seleção durante as primeiras fases da evolução, mas, como outras proteínas, é tão universal quanto o ribossomo e apresenta a mesma divisão filogenética profunda entre archaea e bactérias (Nick Lane e William F.Martin , 2012) e aproveitar a energia como gradientes de íons através das membranas é tão universal quanto o código genético (Nick Lane e William F.Martin , 2012) devido à participação de estruturas de membrana pertencentes à membrana - potencial redox, um sistema de linha de três estados dependente - ciclo completo de 9 etapas de condutância de prótons dentro do corpo humano (Ambaga e Tumen- Ulzii , 2015).

Pelas nossas conclusões , a criação de um gradiente de prótons no espaço intermembranar das mitocôndrias e após a transferência de prótons para a matriz através da ATP sintase no 6° estágio do ciclo completo de 9 etapas da condutância de prótons dentro do corpo humano seria um início evolutivo conectado a estes fatos que, de acordo com Nick Lane e William F.Martin - os lipídios de Archaeal são tipicamente compostos de cadeias isoprenóides ligadas por ligações éter a uma estrutura sn - glicerol-1-fosfato (G1P), os lipídios bacterianos são normalmente compostos de ácidos graxos em ligação éster a um esqueleto sn-glicerol-3-fosfato (G3P).

A adição de um grupo de cabeça glicerol-fosfato reduz substancialmente a permeabilidade do próton, uma vez que o grupo de cabeça polar não pode cruzar o interior hidrofóbico da membrana, os fosfolipídios de archaea e bactérias incorporam diferentes estereoisômeros de fosfato de glicerol (Nick Lane e William F.Martin 2012), todos essas mudanças em nossas opiniões serviram ao papel crucial na criação de um sistema bioenergético tão poderoso como a membrana - potencial redox, um sistema de linha de três estados dependente - ciclo completo de 9 etapas de condutância de prótons dentro do corpo humano (Ambaga e Tumen- Ulzii , 2015).

Todos os processos ocorridos no 6° estágio do ciclo completo de 9 etapas da condutância de prótons dentro do corpo humano existem em estreita relação com esses eventos, já que toda a energia que os sistemas biológicos usam é, em última análise, aproveitada através do acoplamento quimiosmótico através das membranas (Nick Lane e William F.Martin , 2012).

Até recentemente, por um lado, ninguém questionava qual lado das células e do corpo se movia a matriz nH^+ não participando da formação de água metabólica e, por outro lado, ninguém questionou como os íons de hidrogênio entraram, que combinados com a hemoglobina , que promove a liberação de oxigênio da hematoglobina , os íons de hidrogênio são liberados da hemaglobina , que promove a captação de oxigênio pela hemoglobina para os eritrócitos.

Elucidamos todos esses processos propondo a ideia sobre a existência da membrana - potencial redox, dependente de um sistema de linha de três estados - ciclo completo de 9 etapas de condutância de prótons dentro do corpo humano (Ambaga e Tumen- Ulzii , 2015). entrada de oxigênio do pulmão, formação de HbO_2 , combinação de prótons com hemoglobina (geração de HbH) que promove a liberação de oxigênio da hemoglobina , difusão de oxigênio para todas as células condicionando a liberação de prótons, elétrons dos substratos alimentares.

Todos os processos ocorreram nesta fase do ciclo completo de 9 etapas de condutância de prótons dentro do corpo humano, conduzido de acordo com processos legais como o transporte de oxigênio do órgão respiratório -

pulmão para tecidos periféricos - células, transporte de dióxido de carbono e prótons das células dos tecidos periféricos para o órgão respiratório-pulmão para posterior excreção.

9º estágio da membrana - potencial redox, um sistema de linha de três estados dependente - ciclo completo de 9 etapas de condutância de prótons dentro do corpo humano (Ambaga e Tumen- Ulzii , 2015) é distinguido por estes fatos, que após a hemoglobina se ligar ao oxigênio em nos pulmões devido às altas concentrações de oxigênio, facilita sua liberação nos tecidos, principalmente nos tecidos que mais necessitam de oxigênio.

No 9º estágio do ciclo completo de 9 etapas de condutância de prótons dentro do corpo humano (Ambaga e Tumen- Ulzii , 2015), os <u>íons de hidrogênio se combinam com a hemoglobina , o que promove a liberação de oxigênio da hemaglobina , também</u> os íons <u>de hidrogênio são liberados da hemaglobina , que promove a captação de oxigênio pela hemaglobina</u> .

10. A CAPACIDADE DE TAMPÃO DO ENTORNO DA MEMBRANA ERITRÓCITA EM RELAÇÃO A PRÓTONS LIVRES, FORMADA NA CONDUCTÂNCIA DE PRÓTONS E ELÉTRÔNICOS É O PROCESSO IMPLEMENTADO DENTRO DO CICLO COMPLETO DE 9 ETAPAS DE CONDUCTÂNCIA DE PRÓTONS DENTRO DO CORPO HUMANO

Por nossa sugestão, a capacidade tampão do entorno da membrana eritrocitária em relação aos prótons livres, formados na condutância de prótons e elétrons é o processo implementado dentro do ciclo completo de 9 etapas de condutância de prótons dentro do corpo humano proposto por Ambaga e Tumen -Ulzii (2015 , 2016) levando à reutilização de prótons difundidos da matriz mitocondrial de todas as células para a membrana plasmática das hemácias com geração de HbH que promove a liberação de oxigênio da hemoglobina , difusão de oxigênio para todas as células condicionando a liberação de prótons, mas participação de eritrócitos ambiente de membrana na regulação de prótons livres e oxigênio, dióxido de carbono, moléculas de água formadas durante o funcionamento do ciclo completo de 9 etapas de condutância de elétrons e prótons dentro do corpo humano, menos elucidado na iteratura científica . Nesse sentido, estamos propondo a nova sugestão sobre as regulamentações existentes , denominada capacidade tampão do entorno da membrana eritrocitária em relação aos prótons livres, formados no Ciclo Completo de Condutância de Prótons e Elétrons no interior do Corpo Humano.

A capacidade tampão do entorno da membrana eritrocitária em relação aos prótons livres, formada no ciclo completo de condutância de prótons e elétrons dentro do corpo humano, apareceria nos estágios 8-9 do ciclo completo como a difusão do próton da matriz mitocondrial de todas as células e água metabólica através da membrana plasmática dos glóbulos vermelhos também entrada de CO_2 de todas as células e entrada de oxigênio do pulmão, formação de HbO_2, combinação de prótons com hemoglobina (geração de HbH) que promove a liberação de oxigênio de hemaglobina, difusão de oxigênio para todas as células condicionando a liberação de próton, elétron de substratos alimentares no estágio 1 também próton liberado da hemaglobina promove a captação de oxigênio pela hemaglobina.

A quantidade de átomo de hidrogênio (próton, elétron juntos) que existia no doador (substratos alimentares) no primeiro estágio deste ciclo teria influência notável na capacidade tampão do entorno da membrana eritrocitária em relação aos prótons livres, formados no ciclo completo. da condutância de prótons e elétrons e à intensidade da reação, porque mais átomos de hidrogênio, mais gradientes de prótons, ATP no sexto estágio do ciclo e mais prótons livres dentro do entorno da membrana eritrocitária.

A quantidade de prótons livres dentro do ambiente da membrana eritrocitária no 9º estágio do ciclo teria uma influência notável na capacidade tampão do ambiente da membrana eritrocitária em relação aos prótons livres, formados no ciclo completo de condutância de prótons e elétrons e na velocidade de difusão do oxigênio para 14 trilhões de células, ou seja, mais prótons livres dentro da membrana eritrocitária, envolvem mais oxigênio nas células do corpo.

A quantidade de prótons livres dentro do ambiente da membrana eritrocitária teria uma influência notável na capacidade tampão do ambiente da membrana eritrocitária e, dessa forma, na velocidade de exalação do dióxido de carbono do corpo, ou seja, mais prótons livres dentro do ambiente da membrana eritrocitária e mais carbono dióxido do corpo humano.

A intensidade da difusão do oxigênio para 14 trilhões de células teria uma influência notável na capacidade tampão do entorno da membrana eritrocitária em relação aos prótons livres, formados no ciclo completo de condutância de prótons e elétrons dentro do corpo humano, ou seja, mais oxigênio, mais liberação de hidrogênio. de doadores (substratos alimentares) mais a protonsina livre entorno da membrana eritrocitária

O aumento da intensidade do processo nas últimas 9 etapas deste ciclo, na forma de aumento da captação de oxigênio pelo corpo humano, é acompanhado por notável mudança na capacidade tampão do entorno da membrana eritrocitária em relação aos prótons livres e, dessa forma, pode aumentar da intensidade de liberação de prótons e elétrons dos doadores na primeira etapa deste ciclo e mais os prótons livres no entorno da membrana eritrocitária

A prevalência do estado alfa fluido com altos potenciais de oxidação no sistema de linha de três estados de membrana - potenciais redox leva à alteração da capacidade tampão do entorno da membrana eritrocitária em relação aos prótons livres e, dessa forma, à intensificação da difusão de oxigênio para 14 trilhões de células e ao aumento da intensidade de liberação de prótons e elétrons dos doadores na primeira etapa deste ciclo e mais conversão de gradientes de prótons em energia térmica no 6º estágio deste ciclo e mais prótons livres nos arredores da membrana eritrocitária

A prevalência do estado betta sólido com altos potenciais redutores no sistema de linha de três estados de membrana - potenciais redox leva à alteração da capacidade tampão do entorno da membrana eritrocitária em relação aos prótons livres e, dessa forma, à diminuição da difusão de oxigênio para 14 trilhões de células e à redução da intensidade de liberação de prótons e elétrons dos doadores na primeira etapa deste ciclo e mais conversão de gradientes de prótons em ATP na 6ª etapa deste ciclo e à mudança dos prótons livres nos arredores da membrana eritrocitária

A prevalência do estado gama com baixos potenciais redox no sistema de linha de três estados dos potenciais redox da membrana leva à mudança da capacidade tampão do entorno da membrana eritrocitária em relação aos prótons livres e, dessa forma, aos doadores menos protonizados no primeiro estágio de neste ciclo e à redução da difusão de oxigênio para 14 trilhões de células e à intensidade da liberação de prótons e elétrons dos doadores na primeira etapa deste ciclo e menor conversão de gradientes de prótons em ATP e energia térmica no 6º estágio deste ciclo e menos os prótons livres nos arredores da membrana eritrocitária .

CAPÍTULO 2

11. A COINCIDÊNCIA ENTRE A TEORIA ABSTRATA DE RLUNG, MKHRIS, BADGAN E MEMBRANA - POTENCIAL REDOX, UM SISTEMA DE LINHA DE TRÊS ESTADOS DEPENDENTE - CICLO COMPLETO DE 9 PASSOS DE CONDUCTÂNCIA DE PRÓTONS DENTRO DO CORPO HUMANO

O estado alfa fluido da MS, composto por ácidos graxos insaturados com altos níveis de potenciais oxi ajustados para conduzir o aumento do fluxo de prótons e elétrons, formado durante eventos chamados de big bang, há 15 bilhões de anos, está associado à teoria abstrata de Mkhris da medicina tradicional. (TM), que se distingue pelo óleo quente e quente, características externas agudas.

O estado betta sólido do MS, consistindo principalmente de ácidos graxos saturados, condicionando altos níveis de potenciais vermelhos ajustados para conduzir a diminuição do fluxo de prótons e elétrons, formados durante eventos chamados de big bang, há 15 bilhões de anos, estão associados à teoria abstrata de Badgan de TM, que se distingue pelo óleo fresco e frio, características externas estúpidas.

c Estado gama do MS, consistindo na diminuição do conteúdo de ácidos graxos saturados - insaturados, condicionando a diminuição dos níveis de potenciais redoxi ajustados para conduzir o fluxo lento de prótons e elétrons, formados durante eventos chamados de big bang, há 15 bilhões de anos, estão associados a teoria abstrata do pulmão ofTM , que se distingue por características externas leves, móveis, não oleosas e frias.

Esta nova teoria acima mencionada sobre a existência de um sistema de três estados de regulação do potencial redoxi de membrana entre doadores e aceitadores dentro de células vivas abrirá um amplo caminho na ciência médica e biológica moderna, tanto em termos de inovação teórica quanto de aplicação no ensino. e práticas educativas.

Estamos desenvolvendo principalmente uma nova tendência teórica, que se baseia em novos conhecimentos que nos permitem explicar a essência dos processos biológicos mais importantes que ocorrem nas células vivas em conexão com a reação metabólica, em paralelo com três variantes de intensidade de prótons e elétrons, formou-se durante um evento denominado big bang, há 15 bilhões de anos.

12. RELAÇÃO ENTRE ALGUNS PARÂMETROS DA MEMBRANA - POTENCIAL REDOX, UM SISTEMA DE

LINHA DE TRÊS ESTADOS DEPENDENTE - CICLO COMPLETO DE 9 PASSOS DE CONDUÇÃO DE PRÓTONS DENTRO DO CORPO HUMANO COM TIPOS CONSTITUCIONAIS HUMANO DE MEDICINA TRADICIONAL

Os sujeitos do nosso estudo foram 800 indivíduos com idades entre 20 e 25 anos. O questionário da medicina tradicional das funções fisiológicas, psicológicas e mentais para a identificação do código simbólico (SC) Rlung, Mkhis e Badgan . de indivíduos saudáveis são mostrados na Tabela 1.

Tabela 1. Algumas características do questionário de medicina tradicional para identificação de três SC

Característica	Badgan SC	Mkhris SC	Rlung SC
Tamanho do corpo	Grande	Meio	Pequeno
Porcentagem de gordura corporal	Gordinho	Moderadamente-gordo	Magro
Pele	Suave, esbranquiçado	Macio, oleoso e amarelado	Seco, áspero e azulado
Sede	Normal	Propenso à sede	Às vezes sente sede
Apetite	Pobre	Bom	Normal
Movimentos e atividade física	Menos e lento	Moderado	Excessivo e rápido
Dormir	Profundo	Moderado	Insuficiente

Os resultados do questionário de medicina tradicional e dos exames médicos (exames de pulso e urina) para a identificação dos tipos Rlung, Mkhris e Badgan mostraram que 292 pessoas (36,5%) pertencem a Rlung, 204 pessoas (25,5%) a Mkhris e 304 pessoas (38%) para Badgan . As características demográficas dos 800 sujeitos são apresentadas na Tabela 2. Eram 216 (27%) homens e 584 (73%) mulheres.

O questionário para atribuição do grupo SC foi baseado na avaliação constitucional dos sujeitos. O grupo de pessoas Rlung SC tem características de uma estrutura corporal estreita; constituição corporal pouco desenvolvida; apetite, hábitos alimentares e intestinais irregulares; dificuldade em ganhar peso; são rápidos nas atividades físicas; tem pele e cabelos secos; e menor tolerância ao frio. O grupo de pessoas Mkhris SC tem características de uma constituição corporal moderadamente desenvolvida; alta frequência de apetite e sede; bom poder digestivo; alta tendência à transpiração; tolerância ao frio;

mobilidade moderada; e força física moderada. As pessoas Badgan SC têm características de uma estrutura corporal ampla; constituição corporal bem desenvolvida; tendência a ganhar peso; baixo apetite e digestão; menos mobilidade; menos esquecimento; bom poder de cura; e temperamento legal.

Tabela 2. Divisão dos sujeitos por tipos constitucionais Rlung, Mkhris e Badgan e sexo

| Variáveis | Grupos constitucionais | | | - Total |
	Badgan $	Mkhris $	Pulmão $	
Número (%)	304 (38%)	204 (25,5%)	292 (36,5%)	800
Sexo Masculino	82	56	78	216
Fêmea	222	148	214	584

Conforme mostrado na Tabela 3, a porcentagem de ácidos graxos saturados na gordura visceral do grupo Badgan SC (8,3±0,98%) aumentou 39% e 58,6% (p<0,001) em comparação ao grupo Mkhris SC (5,06±0,73). %) e grupo Rlung SC (3,43±0,74%), respectivamente (Tabela 3). A porcentagem de ácidos graxos insaturados na gordura subcutânea do grupo Mkhris SC (27,4±0,54%) aumentou 6,2% e 14,9% em comparação ao grupo Badgan SC (25,7±0,28%) e ao grupo Rlung SC (23,32±1,92%), respectivamente.

Tabela 3. A comparação entre os parâmetros do terceiro compartimento do sistema de linha de três estados de potenciais redox de membrana pelos grupos Rlung, Mkhris e Badgan

| Variáveis | Grupos constitucionais | | | |
	Badgan $	Mkhris $	Pulmão $	p- vaiue
Número (%)	304 (38%)	204 (25,5%)	292 (36,5%)	800
Ácido graxo saturado na gordura visceral (%) [a]	8,3±0,98	5,06±0,73 [b]	3,43±0,74c [,d]	<0,001
Ácido graxo insaturado na gordura subcutânea (%) [a]	25,7±0,28	27,4±0,54 [b]	23,32±1,92c [,d]	<0,001
IMC (kg/m^2) [a]	25,74±2,21	23,12±2,48 [b]	22,73±0,34	<0,05

[a] Os dados mostrados são a média ± DP [b O grupo] Badgan SC e o grupo Mkhris SC diferem significativamente [c O grupo] Badgan SC e o grupo Rlung SC diferem significativamente [d O grupo] Mkhris SC e o grupo Rlung SC diferem significativamente

O IMC do grupo Badgan SC (25,74±2,21 kg/m^2) aumentou 1,11 e 1,12 vezes (p<0,05) em comparação ao grupo Mkhris SC (23,12±2,48 kg/m ^{2}) e ao grupo Rlung SC (22,73±2,48 kg/m 2) e Rlung SC (22,73± 2,48 kg/m 2). 0,34 kg/m ^{2}), respectivamente (Tabela 3). De acordo com a teoria da medicina tradicional, os indivíduos de Badgan SC têm o maior corpo gorduroso e as pessoas que pertencem ao grupo Rlung SC têm o corpo menor ou magro entre todos os grupos.

Como pode ser explicada a relação entre a teoria de Rlung, Mkhris , Badgan e

parâmetros bioquímicos como CH (colesterol), TG (triglicerídeos), LDL (lipoproteínas de baixa densidade), HDL (lipoproteínas de alta densidade) e IMC (Índice de massa corporal

) pode ser explicada no nível do "

sistema de linha de três estados de potenciais redox-membrana", está conectado com a questão "os corpos humanos realmente consistem em Rlung, Mkhris , Badgan ou Vata, Pitta, Kapha ou yin, yang?". Foi demonstrado que a concentração de CH em indivíduos do grupo Badgan SC (4,02±0,52mmol/L) foi aumentada em 9,45% e 15,1% (p<0,001) em comparação ao grupo Mkhris SC (3,64±0,5mmol/L) e grupo Rlung SC (3,41±0,42mmol/L), respectivamente; a concentração de TG no grupo Badgan SC (0,94±0,28mmol/L) aumentou 21,2% e 29,8% (p<0,001) em comparação ao grupo Mkhris SC (0,74±0,28mmol/L) e grupo Rlung SC (0,66 ±0,01mmol/L), respectivamente; e a concentração de LDL no grupo Badgan SC (2,99±0,54mmol/L) aumentou 22,7% e 24,4% (p<0,001) em comparação ao grupo Mkhris SC (2,26±0,47mmol/L) e grupo Rlung SC (2,31±0,51mmol/L), respectivamente. De acordo com a teoria da medicina tradicional, os indivíduos do Badgan SC têm o maior corpo gorduroso e as pessoas que pertencem ao grupo Rlung SC têm o corpo menor ou magro entre todos os grupos. Nossos resultados podem apoiar que a predominância do estado beta das estruturas da membrana e a prevalência da alta capacidade de redução das cadeias redox em pessoas dominadas por Badgan são acompanhadas pela indução da atividade da enzima do gene Stearoyl-CoA dessaturase (SCD) e causando um aumento notável nos lipídios plasmáticos e na produção de lipoproteínas de densidade muito baixa .

Os dados coletados mostraram que a quantidade média de HDL no grupo Mkhris SC (1,71±0,24mmol/L) aumentou 8,18% e 19,8% (p<0,001) em comparação ao grupo Badgan SC (1,37±0,33mmol/L) e grupo Rlung SC (1,57±0,24mmol/L), respectivamente (Tabela 4) e a porcentagem de ácidos graxos insaturados na gordura subcutânea do grupo Mkhris SC aumentou com significância estatística, em comparação com os outros dois grupos SC.

Tabela 4. Comparação entre os parâmetros de lipídios séricos (segundo compartimento) pelos grupos Rlung, Mkhris e Badgan como média±DP

Lipídios séricos	Grupos constitucionais			valor p
	Badgan \$	Mkhris \$	Pulmão \$	
CH (mmol/L)	4,02±0,52	3,64±0,5 [a]	3,41± [0,42b] , [c]	<0,001
TG (mmol/L)	0,94±0,28	0,74± [0,28a]	0,66±0,01 [b] , [c]	<0,001
LDL (mmol/L)	2,99±0,54	2,26± [0,47a]	2,31±0,51 [b] , [c]	<0,001
HDL (mmol/L)	1,37±0,33	1,71±0,24 [a]	1,57±0,24 [b] , [c]	<0,001

[a] O grupo Badgan SC e o grupo Mkhris SC diferem significativamente [b] O grupo Badgan SC e o grupo Rlung SC diferem significativamente [c] O grupo Mkhris SC e o grupo Rlung SC diferem significativamente

O MRC do grupo Badgan SC aumentou 18% e 39,5% em comparação com o grupo Mkhris SC e o grupo Rlung SC, respectivamente; O MDA da membrana eritrocitária do grupo Badgan SC diminuiu 47% e 66,3% em comparação ao grupo Mkhris SC e ao grupo Rlung SC, respectivamente.

1). Três estados de estruturas de membrana e potenciais redox refletem a atividade da oxidase e da redutase; a velocidade da reação enzimática conduzida nas células; o consumo de oxigênio; a produção de ATP e NADPH; a termorregulação; o peso corporal e o perfil lipídico sérico do corpo humano; e até mesmo estruturas de membrana.

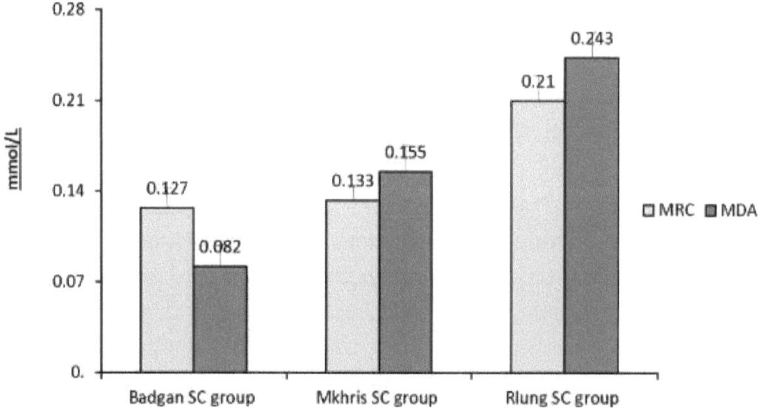

Figura 2. As taxas de MRC, MDA em Rlung, Mkhris e Badgan Grupos SC

O grupo Badgan SC foi caracterizado pela baixa concentração de produtos da peroxidação lipídica, como o malondialdeído, na membrana eritrocitária (MDA). Além disso, apresentaram correlação positiva e forte entre o IMC e a capacidade de resistência da membrana eritrocitária (MRC) e entre o IMC e a relação CH:LDL (r=+0,9, Tabela 3,4). Para o grupo codificado dominado por Mkhris , os resultados de nossa investigação mostraram que essas pessoas se distinguiam pela alta atividade de oxidação (HDL: 1,71±0,24mmol/L; porcentagem de ácidos graxos insaturados na gordura subcutânea: 27,4±0,54%) em todo o organismo. estruturas de membrana .

Além disso, nosso estudo expôs que as pessoas do grupo Rlung SC eram caracterizadas pela maior concentração de produtos de peroxidação lipídica (MDA: 0,243±0,062mmol/L), a menor taxa de capacidade de resistência da membrana dos eritrócitos (MRC) (0,21±0,013mmol/ L) em comparação com pessoas dos outros dois grupos de SC (Figura 1). Além disso, os dados obtidos por nossa pesquisa revelaram que as quantidades de CH (3,41±0,42mmol/L) e TG (0,66±0,01mmol/L) estavam

diminuídas, o IMC (22,73±0,34 kg/m ^{2}) estava diminuído e o percentual o ácido graxo saturado na gordura visceral (3,43±0,74%) e o percentual de ácido graxo insaturado na gordura subcutânea (23,32±1,92%) foram reduzidos em comparação aos outros dois grupos SC. Esses resultados demonstram que a resistência da membrana e o IMC estavam diminuídos no grupo Rlung SC, paralelamente à baixa capacidade antioxidante e menor acúmulo de colesterol e lipídios séricos.

13. A POSSIBILIDADE DE CONDUZIR A MEMBRANA - POTENCIAL REDOX, UM SISTEMA DE LINHA DE TRÊS ESTADOS DEPENDENTE - CICLO COMPLETO DE 9 PASSOS DE CONDUÇÃO DE PRÓTONS DENTRO DO CORPO HUMANO PARA UMA DIREÇÃO FAVORÁVEL DURANTE SITUAÇÕES PATOLÓGICAS

Até agora não podemos conduzir e regular a intensidade da reação do metabolismo durante o diabetes mellitus e a hipercolesterinemia para usar mais a direção necessária porque não sabemos em que local as células existem, ponto de condução das regulamentações sujeitas à ação de tais tipos de manipulação e medicamentos .

Revelado por nós, o sistema de linha de três estados dos potenciais redox de membrana é um dos membros mais importantes proposto por nós, o ciclo completo de 9 etapas de condutância de prótons dentro do corpo humano e um desses locais de células, que são facilmente submetidos à ação de manipulação e medicamentos como ponto condutor para conduzir o uso de direção totalmente favorável das reações do metabolismo durante diabetes mellitus e hipercolesterinemia.

Corrigindo a equação $C_6H_{12}O_6 + 6O_2 =$ energia $+ 6H_2O + 6CO_2$ para a forma correta como "Doadores + potenciais redox de membrana sistema de linha de três estados + O_2 + ADP + Pi + H + nH $_{espaço\ da\ membrana}$ = (ATP + energia térmica) + H_2O + nH $_{matriz}$ + meio de reação CO_2 ", existente no ciclo completo de 9 etapas de condutância de prótons dentro do corpo humano (proposto por M. Ambaga), pode estar nos dando a possibilidade de conduzir a reação na direção desejada, necessária para permanecer saudável e curar pacientes .

Nesse caso, o sistema de linha de três estados do potencial redox de membrana desempenha o papel de impulsionador principal.

O significado clínico teórico e prático do sistema de linha de três estados de membrana - potenciais redox do ciclo completo de 9 etapas de condutância de prótons dentro do corpo humano reside na possibilidade de conduzir a reação do metabolismo, alterando o sistema de linha de três estados do potencial redoxi da membrana para mais utilizam variantes completas e adequadas, de acordo com a necessidade de adaptação saudável e situações patológicas.

Podemos criar todas as variantes de formas de metabolismo de base de reação úteis, alterando o sistema de linha de três estados dos potenciais redox de membrana do ciclo completo de 9 etapas de condutância de prótons dentro do corpo humano.

O mecanismo baseado em membrana para produzir ATP foi formado muito cedo na história da vida (Park MA) e suas características essenciais foram mantidas na longa jornada evolutiva desde a época dos primeiros procariontes até as células modernas durante os últimos 4,4 bilhões de anos convertidas em membrana - sistema de linha de três estados de potencial redox (estado alfa com alto potencial de oxidação, estado beta com alto potencial de redução, estado gama com baixo potencial redox) como membro muito importante da reação "Doadores + potenciais redox de membrana sistema de linha de três estados + O_2 + ADP + Pi + H^+ + nH^+ $_{espaço\text{-}membro}$ = (ATP + energia térmica) + H_2O + nH^+ $_{matriz}$ + CO_2 "existia em 14 trilhões de células do corpo humano (Ambaga e Tumen- Ulzii , 2015).

O processo histórico de transição da vida do mecanismo simples baseado em membrana para produzir ATP se converteu em um potencial redox de membrana mais complexo, um sistema de linha de três estados para produzir ATP durante os últimos 4,4 bilhões de anos. O sistema de linha de três estados membrana-potencial redox existia entre doadores de prótons e elétrons como substratos alimentares e aceitadores de prótons e elétrons como ar e oxigênio em todas as células. e todas as células da matriz mitocondrial.

Deve-se dizer que a equação usada globalmente para a reação metabólica das células vivas não refletiu esses eventos , que apareceram com a participação de prótons e elétrons, que ocorreram no ciclo completo de 9 etapas de condutância de prótons dentro do corpo humano proposto por Ambaga e Tumen- Ulzii. (2015).

Revelado por nós, o sistema de linha de três estados de potenciais redox de membrana é um dos membros mais importantes proposto por nós, o ciclo completo de 9 etapas de condutância de prótons dentro do corpo humano e um desses locais de células facilmente sujeitos à ação de manipulação como condução apontar para conduzir o uso de direção totalmente favorável das reações do metabolismo durante diabetes mellitus e hipercolesterinemia

O significado clínico teórico e prático do sistema de linha de três estados dos potenciais redox de membrana do ciclo completo de 9 etapas de condutância de prótons dentro do corpo humano reside na possibilidade de conduzir a reação do metabolismo, alterando o sistema de linha de três estados do potencial redoxi de membrana para mais utilizam variantes completas e adequadas, de acordo com a necessidade de adaptação saudável e situações patológicas.

Corrigindo a equação $C_6H_{12}O_6 + 6 O_2 =$ energia $+ 6H_2O + 6CO_2$ para a forma correta como "Doadores + potenciais redox de membrana três - sistema de linha de estado $+ O_2 + ADP + Pi + H^+ + nH^+_{membrana.espaço} = (ATP$ + energia térmica$) + H_2O + nH^+$

$_{matriz}{}^+ O$ meio de reação CO_2 ", existente no ciclo completo de 9 etapas de condutância de prótons dentro do corpo humano (proposto por M. Ambaga), pode estar nos dando a possibilidade de conduzir a reação na direção desejada, necessária para permanecer saudável e curar pacientes. Nesse caso, o sistema de linha de três estados do potencial redox de membrana desempenha o papel de impulsionador principal.

Podemos criar todas as variantes de formas de reação de base úteis do metabolismo, alterando o sistema de linha de três estados de membrana - potenciais redox do ciclo completo de 9 etapas de condutância de prótons dentro do corpo humano da seguinte forma:

1. Se necessário, para diminuir o conteúdo das moléculas de glicose, colesterol e triglicerídeos no lado esquerdo de "Doadores + membrana - potenciais redox três - sistema de linha de estado $+ O_2 + ADP + Pi + H^+ + nH^+_{espaço\ memb\ i\ ane} = (ATP$ + energia térmica$) + H_2O + nH^+_{matriz} + CO_2$ "meio de reação durante diabetes mellitus, hipercolesterolemia e obesidade, o estado alfa com altos potenciais oxidantes deve ser aumentado na membrana - sistema de linha de três estados do potencial redox do ciclo completo de 9

etapas de condutância de prótons dentro do corpo humano.

2. Se for necessário aumentar o conteúdo das moléculas de glicose, colesterol e triglicerídeos no lado esquerdo da reação durante a hipotrofia, o estado alfa com altos potenciais oxidantes deve ser aumentado no sistema de linha de três estados do potencial redox de membrana do ciclo completo de 9 etapas de condutância de prótons. dentro do corpo humano.

3. Quando há necessidade de aumentar a taxa de divisão celular durante alguma patologia, o estado betta com altos potenciais redutores deve ser aumentado no sistema de linha de três estados do potencial redox da membrana do ciclo completo de 9 etapas de condutância de prótons dentro do corpo humano.

4. Pelo contrário, para diminuir a taxa de divisão celular durante a patologia do câncer, o estado alfa com altos potenciais oxi deve ser mantido no sistema de linha de três estados do potencial redox de membrana do ciclo completo de 9 etapas de condutância de prótons dentro do corpo humano.

5. A quantidade de átomo de hidrogênio (próton e elétron juntos) contido nos doadores do primeiro estágio no sistema de linha de três estados do potencial redox de membrana do ciclo completo de 9 etapas de condutância de prótons dentro do corpo humano teria uma influência notável na intensidade da reação; como há mais átomos de hidrogênio, mais gradientes de prótons e ATPs são produzidos no sexto estágio do ciclo, permitindo mais prótons livres no entorno da membrana eritrocitária, tal situação favorável pode ser usada para aumentar o peso corporal durante a hipotrofia e prevenir o envelhecimento precoce.

6. A quantidade de prótons livres dentro dos arredores da membrana eritrocitária no 9º estágio do sistema de linha de três estados do potencial redox de membrana do ciclo completo de 9 etapas de condutância de prótons dentro do corpo humano também teria uma influência notável na difusão de oxigênio para 14 trilhões de células; quanto mais prótons livres dentro da membrana eritrocitária, maior será o fornecimento de oxigênio às células. Deste ponto de vista, a diminuição desses parâmetros poderia ser um fator-chave para ajudar na perda de peso corporal durante o diabetes mellitus, a hipercolesterolemia e a obesidade.

7. Além disso, a quantidade de prótons livres dentro dos arredores da membrana eritrocitária também desempenha um papel importante na exalação de dióxido de carbono do corpo, considerando que o número abundante de prótons livres dentro dos eritrócitos torna muito mais fácil a exalação de dióxido de carbono do corpo humano. Esta situação favorável poderia ser aproveitada para tratar diabetes mellitus, hipercolesterolemia e

obesidade.

8. A intensidade da difusão de oxigênio para 14 trilhões de células do corpo humano tem um enorme impacto na liberação de átomos de hidrogênio (próton e elétron juntos) de doadores existentes no primeiro estágio da membrana - o sistema de linha de três estados do potencial redox depende do ciclo completo de 9 etapas da condutância de prótons dentro do corpo humano, esta situação favorável pode ser usada para tratar diabetes mellitus, hipercolesterolemia e obesidade.

9. Se a intensidade do processo na 9ª etapa do ciclo aumentar na forma de aumento da captação de oxigênio pelo corpo humano, isso também será acompanhado por um aumento intensificado da liberação de prótons e elétrons dos doadores na primeira etapa do ciclo, e isso situação favorável poderia ser usada para tratar o excesso de peso e aumentar a eficácia da terapia imunoestimulante.

10. A prevalência do estado alfa fluido com altos potenciais oxidantes no sistema de linha de três estados do potencial redox de membrana leva à intensificação da difusão de oxigênio para 14 trilhões de células e ao aumento da intensidade da liberação de prótons e elétrons dos doadores na primeira etapa do ciclo e mais a conversão de gradientes de prótons em energia térmica no 6° estágio do sistema de linha de três estados do potencial redox de membrana depende do ciclo completo de 9 etapas de condutância de prótons dentro do corpo humano, que pode ser usado para tratar excesso de peso, diabetes mellitus e hipercolesterolemia.

11. A prevalência do estado betta sólido com altos potenciais redutores na membrana - o sistema de linha de três estados do potencial redox leva à redução da difusão de oxigênio para 14 trilhões de células e à intensidade da liberação de prótons e elétrons dos doadores na primeira etapa da membrana- redox o sistema de linha de três estados do potencial depende do ciclo completo de 9 etapas de condutância de prótons dentro do corpo humano, o que pode ajudar a aumentar o peso corporal durante a hipotrofia e aumentar a eficácia da terapia antiinflamatória.

12. A prevalência do estado gama com baixos potenciais redox no sistema de linha de três estados do potencial redox da membrana do ciclo completo de 9 etapas de condutância de prótons dentro do corpo humano leva a menos doadores altamente protonados no primeiro estágio, reduzindo a difusão de oxigênio para 14 trilhões células, diminuindo a intensidade da liberação de prótons e elétrons dos doadores na primeira etapa e menor conversão de gradientes de prótons em ATP e energia térmica no 6° estágio dessa situação favorável, ocorrido neste ciclo pode ser usado para aumentar a perda de peso

corporal durante a obesidade.

13. Proporção elevada de HADH reduzido: CoQ oxidado andreduzido CoQ : o citocromo C oxidado no 3º e 4º estágios deste ciclo levaria à diminuição da velocidade de condução de prótons e elétrons ao longo do ciclo, o que nos dá uma dica para ajudar a aumentar o peso corporal durante a hipotrofia e a eficácia da terapia antiviral.

14. Proporção elevada de CoQ oxidado : HADH reduzido e citocromo C oxidado: CoQ reduzido no 3º e 4º estágios da membrana - sistema de linha de três estados do potencial redox do ciclo completo de 9 etapas de condutância de prótons dentro do corpo humano, tal situação favorável pode ser usado no tratamento do excesso de peso, diabetes mellitus e hipercolesterolemia.

15. Citocromo C menos oxidado, menos consumo de oxigênio, menos intensidade de condutância de prótons, menos HADH reduzido, ATP, CoQ menos oxidado, CoQ menos reduzido e citocromo C menos oxidado, menos geração de gradiente de prótons no 6º estágio dos três potenciais redox de membrana -sistema de linha de estado do ciclo completo de 9 etapas de condutância de prótons dentro do corpo humano, com todos esses atributos mantidos na membrana - o sistema de linha de três estados do potencial redox ajudará a tratar o excesso de peso, diabetes mellitus e hipercolesterolemia.

14. A RELAÇÃO ENTRE ALGUNS PARÂMETROS DO CICLO COMPLETO DE 9 PASSOS DE CONDUCTÂNCIA DE PRÓTONS E QUOCIENTE RESPIRATÓRIO, RLUNG, MKHRIS, CODIFICAÇÃO BADGAN

A quantidade de O_2 participou do 7º estágio do ciclo completo de 9 etapas de condutância de prótons dentro do corpo humano, utilizado para a formação de água metabólica na matriz mitocondriana como oxidação do próton por oxigênios moleculares , ou seja , protonatizado pelo próton da matriz é existia em estreita dependência com a quantidade de $C_x H_y$ em dependência inversa com a quantidade Oz contida nas moléculas doadoras como $C_x H_y O_z$.

A quantidade de O_2 participou do 7º estágio do ciclo completo de 9 etapas de condutância de prótons dentro do corpo humano, utilizado para a formação de água metabólica na matriz mitocondriana como oxidação do próton por oxigênios moleculares , ou seja , protonatizado pelo próton da matriz é existia em estreita dependência com a quantidade de $C_x H_y$ em dependência inversa com a quantidade Oz contida nas moléculas doadoras como $C_x H_y O_z$.

estaria mais aumentada no caso de oxidação de moléculas de ácidos graxos como $C_{16} H_{32} O_2$ em comparação à oxidação de moléculas de glicose como $C_6 H_{12} O_6$ elevação deste parâmetro observada no caso de predominância da codificação mkhris da Medicina Tradicional Tibetana e existe uma relação mais próxima entre Hy e O_2 participando do 7º estágio do ciclo completo de 9 etapas de condutância de prótons dentro do corpo humano.

A proporção entre a quantidade de CO $_2$ liberado no 2º estágio do ciclo completo de 9 etapas de condutância de prótons e a quantidade de O_2 participado no 7º estágio do ciclo completo de 9 etapas de condutância de prótons dentro do corpo humano diminuiu no caso de oxidação de moléculas de ácidos graxos como $C_{16} H_{32} O_2$ em comparação com a oxidação de moléculas de glicose como $C_6 H_{12} O_6$, o que mostra que o H_{32} contido nas moléculas de $C_{16} H_{32} O_2$ serve a razão de elevação do VO_2 e diminuição do CO_2 dentro da fórmula VCO_2 / VO_2, situação observada no caso de predominância da codificação mkhris da Medicina Tradicional Tibetana.

Na literatura mundial, podemos ver mais sobre o quociente respiratório, mas e a relação entre o ciclo completo de 9 etapas da condutância de prótons dentro do corpo humano e o quociente respiratório, tão poucos materiais de literatura na literatura mundial.

De acordo com o ciclo completo de 9 etapas de condutância de prótons dentro do corpo humano proposto por Ambaga e Tumen- Ulzii (2015), todos os estágios do ciclo completo de 9 etapas de condutância de prótons dentro do corpo humano estão conectados ao quociente respiratório.

Mas até agora não existem dados de literatura relativos à relação entre o quociente respiratório e o conteúdo de átomos de hidrogénio em moléculas doadoras no âmbito do ciclo completo de 9 etapas de condutância de prótons dentro do corpo humano. A. A quantidade de CO $_2$ liberado no 2º estágio do ciclo completo de 9 etapas de condutância de prótons dentro do corpo humano seria mais aumentada em caso de oxidação de moléculas de ácidos graxos como $C_{16} H_{32} O_2$ em comparação com a oxidação de moléculas de glicose como $C_6 H_{12} O_6$, elevação deste parâmetro observada no caso de predominância da codificação mkhris da Medicina Tradicional Tibetana.

B. A quantidade de O_2 participou do 7º estágio do ciclo completo de 9 etapas de condutância de prótons dentro do corpo humano utilizado para a formação de água metabólica na matriz mitocondriana à medida que a oxidação do próton por oxigênios moleculares , ou seja , existe protonatização pelo próton da matriz em estreita dependência com a quantidade de $C_x H_y$ em dependência inversa com a quantidade Oz contida nas moléculas doadoras como $C_x H_y O_z$.

C. A quantidade de O_2 participou do 7º estágio do ciclo completo de 9 etapas de condutância de prótons dentro do corpo humano, utilizado para a formação de água metabólica na matriz mitocondriana como oxidação do próton por oxigênios moleculares , ou seja , protonatizado pelo próton da matriz é existia em estreita dependência com a quantidade de $C_x H_y$ em dependência inversa com a quantidade Oz contida nas moléculas doadoras como $C_x H_y O_z$. estaria mais aumentado no caso de oxidação de moléculas de ácidos graxos como $C_{16} H_{32} O_2$ em comparação à oxidação de moléculas de glicose como $C_6 H_{12} O_6$, elevação deste parâmetro observada em caso de predominância da codificação mkhris da Medicina Tradicional Tibetana e existe uma relação mais próxima entre H_y e O_2 participando do 7º estágio do ciclo completo de 9 etapas de condutância de prótons dentro do corpo humano.

D. A proporção entre a quantidade de CO_2 liberado no 2º estágio do ciclo completo de 9 etapas de condutância de prótons e a quantidade de O_2 participado no 7º estágio do ciclo completo de 9 etapas de condutância de prótons dentro do corpo humano diminuiu no caso de oxidação de moléculas de ácidos graxos como $C_{16} H_{32} O_2$ em comparação com a oxidação de moléculas de glicose como $C_6 H_{12} O_6$, o que mostra que o H_{32} contido nas moléculas de $C_{16} H_{32} O_2$ serve a razão de elevação do VO_2 e diminuição do CO_2 dentro da fórmula VCO_2 / VO_2, situação observada no caso de predominância da codificação mkhris da Medicina Tradicional Tibetana.

E. A quantidade de CO_2 liberado no 2º estágio do ciclo completo de 9 etapas de condutância de prótons dentro do corpo humano é igual a C_x existia nas moléculas doadoras como $C_x H_y O_z$.

A quantidade de CO_2 liberado no 2º estágio do ciclo completo de 9 etapas de condutância de prótons dentro do corpo humano é aumentada no caso de prevalência da codificação mkhris da Medicina Tradicional Tibetana.

F. A quantidade de O_2 participou do 7º estágio do ciclo completo de 9 etapas de condutância de prótons dentro do corpo humano utilizado para a formação de água metabólica na matriz mitocondriana à medida que a oxidação do próton por oxigênios moleculares , ou seja , existe protonatização pelo próton da matriz em estreita dependência com a quantidade de $C_x H_y$ em dependência inversa com a quantidade Oz contida nas moléculas doadoras como $C_x H_y O_z$.

A quantidade de O_2 participado no 7º estágio do ciclo completo de 9 etapas de condutância de prótons dentro do corpo humano é aumentada no caso de prevalência da codificação mkhris da Medicina Tradicional Tibetana.

G. $_2 o$ metabólico formada pela oxidação do próton pelos oxigênios moleculares e pela protonação do oxigênio molecular pelo próton da matriz no 7º estágio do ciclo completo de 9 etapas da condutância do próton dentro do ser humano existe em estreita dependência da quantidade de H_y contido nas moléculas doadoras como $C_xH_yO_z$.

A quantidade de H_2O metabólico formada pela oxidação do próton pelos oxigênios moleculares e pela protonação do oxigênio molecular pelo próton da matriz no 7º estágio do ciclo completo de 9 etapas da condutância do próton dentro do ser humano é aumentada em caso de prevalência de Codificação Badgan da Medicina Tradicional Tibetana.

H. A quantidade de CO_2 que entra em todas as células e é expelido através dos alvéolos (a liberação de dióxido de carbono durante a expiração) no 9º estágio do ciclo completo de 9 etapas de condutância de prótons dentro do corpo humano é igual a C_x existia nas moléculas doadoras como $C_xH_yO_z$.

I. A quantidade de prótons difundidos da matriz mitocondrial de todas as células e da água metabólica que entra na membrana plasmática dos glóbulos vermelhos com a participação dos canais de proteína aquaporina existe em estreita dependência da quantidade de Hy contido nas moléculas doadoras como $C_xH_yO_z$.

J. A quantidade de prótons difundidos da matriz mitocondrial de todas as células e da água metabólica que entra na membrana plasmática dos glóbulos vermelhos com a participação dos canais de proteína aquaporina existe em estreita dependência da quantidade de Hy contido nas moléculas doadoras como $C_xH_yO_z$.

K. A quantidade de prótons combinados com a hemoglobina (geração de HbH) que promove a liberação de oxigênio da hemoglobina , a difusão de oxigênio para todas as células condicionando a liberação de prótons, elétrons de substratos alimentares no 9º estágio do ciclo completo de 9 etapas do próton a condutância dentro do corpo humano existe em estreita dependência da quantidade de Hy contida nas moléculas doadoras como $C_xH_yO_z$.

L. A quantidade de oxigênio que entra no pulmão, formou a HbO_2 no 9º estágio do ciclo completo de 9 etapas de condutância de prótons dentro do corpo humano, existe em estreita dependência da quantidade de C_xH_y em dependência reversa com a quantidade Oz contida nas moléculas doadoras como $C_xH_yO_z$.

M. A quantidade de prótons translocados para o espaço intermembranar das mitocôndrias sem o elétron acompanhante no 5º estágio do ciclo completo de 9 etapas de condutância de prótons dentro do corpo humano existe em estreita proximidade.

dependência com a quantidade de Hy contido nas moléculas doadoras como $C_xH_eO_z$.

A quantidade de prótons participou da criação do gradiente de prótons no espaço intermembranar das mitocôndrias e após a transferência do próton para a matriz através da ATP sintase no 6º estágio do ciclo completo de 9 etapas da condutância do próton dentro do corpo humano existe em estreita proximidade. dependência com a quantidade de H $_y$ contida nas moléculas doadoras como $C_x H_y O_z$.

N. A quantidade de prótons participou da criação do gradiente de prótons no espaço intermembrana das mitocôndrias e após a transferência de prótons para a matriz através da geração de ATP e formação de energia térmica no 6º estágio do ciclo completo de 9 etapas de condutância de prótons dentro do corpo humano existe em estreita dependência com a quantidade de Hy contido em as moléculas doadoras como $C_x H_y O_z$.

15. A DEPENDÊNCIA DO CICLO COMPLETO DE CONDUÇÃO DE PRÓTONS E ELÉTRÔNICOS DENTRO DO CORPO HUMANO, CONSTITUINDO POR 9 ESTÁGIOS LIGADOS DA PRESENÇA DE OXIGÊNIO

O planeta Terra tem aproximadamente 4,5 bilhões de anos, o que representa aproximadamente um terço da idade do universo , durante a qual, depois que os organismos produtores de oxigênio evoluíram, outros organismos que usam oxigênio se seguiram (Canfield DE), e então prosperaram, multiplicaram-se e evoluíram para ainda outras formas de vida que utilizam oxigênio (Park MA).

Eles ganham energia promovendo a reação entre substâncias inorgânicas nas chamadas reações de oxidação-redução, onde os elétrons são transferidos durante a reação.

Uma necessidade básica para a vida é a energia, que é fornecida pela luz ou por uma miríade de diferentes reações de oxidação-redução (Canfield DE).

Deve-se dizer que o mecanismo de geração de ATP relacionado à membrana foi formado no início do processo de vida e existia em forte dependência da presença de oxigênio, o que exigia o mecanismo de evolução de formação da membrana - potencial redox três estados (estado alfa com alta oxidação potencial, estado beta com alto potencial de redução, estado gama com baixo potencial redox) sistema de linha como membro muito importante da reação "Doadores + potenciais redox de membrana três - sistema de linha de estado + O_2 + ADP + Pi + H$^+$ + nH + memb .espaço = (ATP + energia térmica) + H$_2$O + nH + matriz + CO_2 "existia em 14 trilhões de células do corpo humano (Ambaga e Tumen- Ulzii , 2015).

O sistema de linha de três estados membrana-potencial redox existia entre doadores de prótons e elétrons como substratos alimentares e aceitadores de prótons e elétrons como oxigênio em todas as células.

O significado evolutivo e biológico do ciclo completo de 9 etapas da condutância de prótons dentro do corpo humano é explicado pelos seguintes fatos:

1) Todos esses processos conduzidos no dependente de oxigênio - ciclo completo de 9 etapas de condutância de prótons dentro do corpo humano é regulado pela membrana - sistema de linha de três estados de potenciais redox de "Doadores + membrana - potenciais redox de três - sistema de linha de estado + O_2 + ADP + Pi + H^+ + nH^+ espaço da membrana = (ATP + energia térmica) + H_2O + nH^+ matriz + CO_2"meio de reação localizado em 14 trilhões de células do corpo humano.

2) Todos esses processos conduzidos no dependente de oxigênio - ciclo completo de 9 etapas de condutância de prótons dentro do corpo humano sob regulação da membrana - potenciais redox três - sistema de linha de estado de "Doadores + potenciais redox de membrana sistema de linha de três estados + O_2 + ADP + Pi + H + + nH + espaço da membrana = (ATP + energia térmica) + H_2O + nH + matriz + CO_2"meios de reação estão localizados em 14 trilhões de células do corpo humano.

3) Prótons livres e ATP, NADPH, oxigênio, dióxido de carbono, moléculas de água e energia térmica formadas durante o funcionamento deste dependente de oxigênio - o ciclo completo de 9 etapas de condutância de prótons dentro do corpo humano serviu o papel de manutenção normal de todos os tipos de processos vitais de cada célula.

Sem estes regulamentos é absolutamente impossível manter qualquer forma de processo vital.

A participação do oxigênio no funcionamento do sistema de linha de três estados do potencial redoxi -membrana existia entre doadores e aceitadores dentro das células vivas.

O papel principal dos prótons e elétrons no funcionamento normal das células vivas está conectado com o sistema de linha de três estados dependente de oxigênio - membrana - potencial redoxi entre doadores e aceitadores de elétrons, prótons dentro das células vivas.

Nós revelamos a fórmula de reação metabólica recentemente comum usada em células vivas como $C_6H_{12}O_6$ + 6 O_2 = energia + 6 H_2O + 6 CO_2 foram descritos com a falta de um membro inseparável e principalmente importante desta reação, em paralelo com três variantes de intensidade de fluxo de prótons e elétrons.

Deve-se dizer que a variante correta da fórmula da equação do equilíbrio químico de três membros para o metabolismo é criado colocando os sistemas de linha de estado de 3 estados de doadores e aceitadores dependentes de oxigênio - potenciais redoxi de membrana entre a molécula $C_6H_{12}O_6$ e a molécula $6O_2$ no lado esquerdo da reação como "Doadores + membrana - sistema de linha de três estados de potenciais redox + O_2 + ADP + Pi + H^+ + $nH^+_{memb.espaço}$ = (ATP + energia térmica) + H_2O + nH^+_{matriz} + CO_2 ".

O novo sistema de três estados descoberto dessa forma foi denominado por nós como "sistema de linha de estado 3 dependente de oxigênio do potencial redoxi- membrana ".

Quando o recém-descoberto sistema nomeado "dependente de oxigênio - sistema de linha de 3 estados de membrana - potencial redoxi " é posicionado no meio de dois membros, chamados "carboidratos, aminoácidos , ácidos graxos + O_2 ", no lado esquerdo da equação, está formando três membros completos.

Neste caso, esta equação se torna a forma anteriormente inexistente de "carboidratos, aminoácidos , ácidos graxos + sistema de linha de 3 estados da membrana - redoxi potencial como local muito importante de condução de prótons, elétrons, a partir de cianobactérias formadas nos últimos 3,8 bilhões de anos + O_2 = energia (ATP + calor) + H_2O + CO_2 "

redoxi dependentes de oxigênio - membrana - três sistemas de linha de estado de doadores e aceitadores, que inicialmente descrevemos por nós:

1. Consistia em doadores de H,e como alimentos e aceitadores de H,e como oxigênio, em paralelo com três variantes de intensidade de fluxo de prótons e elétrons.

2. Garantiu o fluxo normal de prótons e elétrons dos doadores para os aceitadores com geração de fosfato de alta energia - ATP e energia térmica paralela ao fluxo de prótons e elétrons.

3. Funcionava com a utilização de reação de glicólise, ciclo de Krebs, desaminação oxidativa de aminoácidos e oxidação betta de ácidos graxos, processo de oxidação -fosforilação para garantir a demanda energética do organismo, em paralelo com três variantes de intensidade de fluxo de prótons e elétrons.

4. manutenção normal dos processos vivos, em paralelo com três variantes de intensidade de fluxo de prótons e elétrons.

5. Existia em três estados interconversíveis como segue:

- Estado alfa fluido das estruturas de membrana (MS), constituído principalmente por ácidos graxos insaturados, condicionando altos níveis de potenciais oxi e com alta intensidade de prótons, condutância de elétrons e altos níveis de liberação de energia térmica, grau médio de fosfato de alta energia - ATP com aumento da proporção de aceitadores para doadores, em paralelo com três variantes de intensidade de fluxo de prótons e elétrons.

- Estado betta sólido do MS, constituído principalmente por ácidos graxos saturados, condicionando altos níveis de potenciais vermelhos e com lenta intensidade de prótons, condutância de elétrons e baixos níveis de liberação de energia térmica, alto grau de fosfato de alta energia - ATP com aumento da proporção de doadores aos aceitadores, em paralelo com três variantes de intensidade de fluxo de prótons e elétrons.

- Estado gama do MS, consistindo na diminuição do conteúdo de ácidos graxos saturados e insaturados, condicionando uma diminuição dos níveis de potenciais redoxi com lenta intensidade de prótons, condutância de elétrons, também com baixos níveis de liberação de energia térmica e acúmulo de energia e baixo grau de fosfato de alta energia

- ATP com diminuição do conteúdo de doadores e aceitadores , aumento da perda-vazamento de prótons, elétrons antes da geração de gradientes de prótons, em paralelo com três variantes de intensidade de fluxo de prótons e elétrons.

Participação do oxigênio no funcionamento da capacidade tampão do entorno da membrana eritrocitária em relação aos prótons livres, formados no Ciclo Completo de Condutância de Prótons e Elétrons no interior do Corpo Humano.

Por nossa sugestão, a capacidade de tamponamento do entorno da membrana eritrocitária em relação aos prótons livres, formada em dependência de oxigênio - a condutância de prótons e elétrons é o processo implementado dentro do ciclo completo de 9 etapas de condutância de prótons dentro do corpo humano proposto por Ambaga e Tumen- Ulzii (2015, 2016) levando à reutilização de prótons difundidos da matriz mitocondrial de todas as células para a membrana plasmática dos glóbulos vermelhos com geração de HbH que promove a liberação de oxigênio da hemoglobina , difusão de oxigênio para todas as células condicionando a liberação de próton, elétron dos substratos alimentares.

Mas a participação dos arredores da membrana eritrocitária na regulação de prótons livres e oxigênio, dióxido de carbono, moléculas de água formadas durante o funcionamento do ciclo completo de 9 etapas de condutância de elétrons e prótons dentro do corpo humano é menos elucidada na literatura científica.

Nesse sentido, estamos propondo a nova sugestão sobre as regulações dependentes de oxigênio existentes, denominadas como a capacidade tampão do entorno da membrana eritrocitária em relação aos prótons livres, formados no Ciclo Completo de Condutância de Prótons e Elétrons dentro do Corpo Humano.

A capacidade tampão do entorno da membrana eritrocitária em relação aos prótons livres, formada no dependente de oxigênio - o ciclo completo de condutância de prótons e elétrons dentro do corpo humano apareceria nos estágios 8-9 do ciclo completo como a difusão do próton de matriz mitocondrial de todas as células e água metabólica através da membrana plasmática dos glóbulos vermelhos também entrada de CO_2 de todas as células e entrada de oxigênio do pulmão, formação de HbO_2, combinação de prótons com hemoglobina (geração de HbH) que promove a liberação de oxigênio da hemoglobina , difusão de oxigênio para todas as células condicionando a liberação de próton, elétron de substratos alimentares no estágio 1 também próton liberado da hemoglobina promove a captação de oxigênio pela hemoglobina .

16. A MEMBRANA - POTENCIAIS REDOX TRÊS - DEPENDENTE DO SISTEMA DE LINHA DE ESTADO - CICLO COMPLETO DE 9 PASSOS DE CONDUÇÃO DE PRÓTONS DENTRO DO CORPO HUMANO E RLUNG, MKHRIS, BADGAN CÓDIGO ABSTRATO DE MEDICINA TRADICIONAL TIBETiana (TTM)

O aumento da intensidade do processo de transferência de prótons na última 9ª etapa deste ciclo na forma de aumento da absorção de oxigênio pelo corpo humano é acompanhado pelo aumento da intensidade de liberação de prótons e elétrons dos alimentos na primeira etapa deste ciclo, este processo na medicina tradicional codificado pelo elemento fogo e Mkhris abstrato termino .

A diminuição da intensidade do processo na última 9ª etapa deste ciclo na forma de declínio na absorção de oxigênio pelo corpo humano é acompanhada pelo declínio da intensidade de liberação de prótons e elétrons dos alimentos na primeira 1ª etapa deste ciclo, este processo em Medicina tradicional codificada por água, elemento terra e termo Badgan abstrato .

Todos esses processos estão conectados com a predominância do estado betta sólido com altos potenciais redutores nos potenciais redox de membrana sistema de linha de três estados de "Doadores + membrana - potenciais redox sistema de linha de três estados $+ O_2 + ADP + Pi + H_{++} nH_{+memb.espaço} =$ (ATP + energia térmica) $+ H_2O + nH_{+mate} + CO_2$ "meio de reação do corpo humano.

A diminuição da absorção de oxigênio pelo corpo humano na última 9ª etapa deste ciclo e também o declínio da quantidade de alimentos na primeira etapa deste ciclo são acompanhados pelo declínio da intensidade da formação do gradiente de prótons com a subsequente diminuição da formação de ATP e geração de energia térmica na sexta etapa deste ciclo, este processo na medicina tradicional é codificado pelo elemento Rlung e pelo termo abstrato Rlung.

A relação entre alguns membros básicos influentes do ciclo completo de 9 etapas de condutância de prótons dentro do corpo humano e os códigos Rlung, Mkhris e Badgan da medicina tradicional tibetana é a seguinte:

1. A quantidade de átomo de hidrogênio (próton, elétron juntos) que existia no doador no primeiro estágio deste ciclo completo de 9 etapas de condutância de prótons dentro do corpo humano teria uma influência notável na intensidade da reação, porque mais átomos de hidrogênio, mais gradientes de prótons, ATP no sexto estágio do ciclo e mais prótons livres dentro do entorno da membrana eritrocitária, de forma que a diminuição desses parâmetros é codificada pelo código abstrato rlung no TTM, enquanto o aumento desses parâmetros é codificado pelo código abstrato badgan no TTM, mas o nível intermediário desses parâmetros é codificado pelo código abstrato Mkhris no TTM.

2. A quantidade de prótons livres dentro dos arredores da membrana eritrocitária no 9º estágio do ciclo teria uma influência notável na difusão de oxigênio para 14 trilhões de células, ou seja, mais prótons livres dentro da membrana eritrocitária circundando mais fornecimento de oxigênio às células do corpo, neste conexão, a diminuição desses parâmetros é codificada pelo código abstrato rlung no TTM, enquanto o nível intermediário desses parâmetros é codificado pelo código abstrato badgan no TTM, mas o aumento desses parâmetros é codificado pelo código abstrato Mkhris no TTM.

3. A quantidade de prótons livres dentro do ambiente da membrana eritrocitária teria uma influência notável na exalação de dióxido de carbono do corpo, mais prótons livres dentro do ambiente da membrana eritrocitária e mais dióxido de carbono do corpo humano, de tal forma o aumento destes parâmetros são codificados pelo código Mkhris abstrato em TTM.

4. A intensidade da difusão do oxigênio para 14 trilhões de células faria com que a influência notável para a liberação do átomo de hidrogênio (próton e elétron juntos) dos doadores existisse no primeiro estágio deste ciclo, pois mais oxigênio, mais liberação de hidrogênio dos doadores, neste contexto, o a diminuição desses parâmetros é codificada pelo código abstrato rlung no TTM, enquanto o aumento desses parâmetros é codificado pelo código abstrato Mkhris no TTM.

5. O aumento da intensidade do processo na última 9ª etapa deste ciclo na

forma de aumento da captação de oxigênio pelo corpo humano é acompanhado pelo aumento da intensidade de liberação de prótons e elétrons dos doadores na primeira etapa deste ciclo, em desta forma o aumento destes parâmetros é codificado pelo termo abstrato Mkhris no TTM.

6. A prevalência do estado alfa fluido com altos potenciais de oxidação no sistema de linha de três estados dos potenciais redox de membrana leva à intensificação da difusão de oxigênio para 14 trilhões de células e ao aumento da intensidade de liberação de prótons e elétrons dos doadores na primeira etapa deste ciclo e mais conversão de gradientes de prótons em energia térmica no 6º estágio deste ciclo, que é codificado pelo código Mkhris abstrato em TTM.

7. A prevalência do estado betta sólido com altos potenciais redutores no sistema de linha de três estados dos potenciais redox de membrana leva à redução da difusão de oxigênio para 14 trilhões de células e à redução da intensidade de liberação de prótons e elétrons dos doadores na primeira etapa deste ciclo e mais conversão de gradientes de prótons em ATP no 6º estágio deste ciclo que é codificado pelo código abstrato de Badgan em TTM.

8. A prevalência do estado gama com baixos potenciais redox no sistema de linha de três estados dos potenciais redox da membrana leva a doadores menos protonizados no primeiro estágio deste ciclo e à redução da difusão de oxigênio para 14 trilhões de células e à intensidade da liberação de prótons e elétrons de doadores na primeira etapa deste ciclo e menos conversão de gradientes de prótons em ATP e energia térmica no 6º estágio deste ciclo, que é codificado pelo código Rlung em TTM.

9. A proporção elevada de HADH reduzido: CoQ oxidado , também a proporção elevada de CoQ reduzido : citocromo C oxidado no terceiro e quarto estágios deste ciclo levaria à diminuição da velocidade do próton e dos elétrons neste ciclo, que é codificado pelo código Badgan em TTM.

10. A proporção elevada de CoQ oxidado : HADH reduzido, também a proporção elevada de citocromo C oxidado: CoQ reduzido no terceiro e quarto estágios deste ciclo levaria ao aumento da velocidade do próton e dos elétrons neste ciclo, que é codificado pelo código Mkhris em TTM .

11. CoQ menos oxidado , CoQ menos reduzido e citocromo C menos oxidado, menos geração de gradientes de prótons no sexto estágio deste ciclo, que é codificado pelo código Rlung em TTM.

17. A MEMBRANA - POTENCIAIS REDOX DEPENDENTE DO SISTEMA DE LINHA DE TRÊS ESTADOS - CICLO COMPLETO DE 9 PASSOS DE CONDUCTÂNCIA DE

PRÓTONS COMO A FÓRMULA METABÓLICA UNIVERSAL E O DESENVOLVIMENTO DE TODO O PENSAMENTO MÉDICO DURANTE OS ÚLTIMOS 3.000 ANOS

O significado evolutivo das regulações dependentes de três estados da membrana apareceu nos três domínios da vida como Archaea, Bacteria, Eukarya e gradualmente se especializou, virando para a primeira variante da membrana - potencial redox, um sistema de linha de três estados dependente - ciclo completo de 9 etapas de condutância de prótons.

A vida tornou-se fortemente dependente da presença de prótons e elétrons, que foram formados durante eventos chamados de Big Bang, há 15 bilhões de anos, que foram conduzidos no nível do potencial redox de membrana, um sistema de linha de três estados dependente-completo 9 ciclo escalonado de prótons, condutância de elétrons . Ou seja, os prótons e elétrons, que foram formados durante eventos chamados de Big Bang através do processo denominado singularidade há 15 bilhões de anos, preparam o cenário para a formação de vida no universo.

Neste contexto, os potenciais redox de membrana dependentes do sistema de linha de três estados - ciclo completo de 9 etapas de condutância de prótons dentro do corpo humano serviram o papel de base material objetiva de todo o pensamento médico formado durante os últimos 3.000 anos, durante os quais se formaram todos os conhecimentos médicos , incluindo no início: Medicina Tradicional, em segundo lugar: Medicina Moderna, em terceiro: medicina NCM.

Os 4 compartimentos do corpo humano e os 10 sistemas funcionais do corpo humano foram formados durante 4,4 bilhões de anos - estágios básicos do desenvolvimento evolutivo para garantir as funções normais dos potenciais redox de membrana dependentes do sistema de linha de três estados - completo 9 ciclo escalonado de condutância de prótons desde então, quando prepara o cenário para a formação da vida no universo. Esta é a razão pela qual os potenciais redox de membrana dependentes do sistema de linha de três estados - o ciclo completo de 9 etapas de condutância de prótons dentro do corpo humano se tornou a equação metabólica universal para as quatro atividades básicas de todos os sistemas médicos, como o que é segredo da existência normal de corpo humano, como qual é a razão da perturbação da existência normal do corpo humano, como revelar a perturbação da existência normal do corpo humano, como tratar a perturbação da existência normal do corpo humano sem quaisquer consequências no âmbito de todas as atividades de todos os sistemas médicos, incluindo Medicina Tradicional, Medicina Moderna, medicina NCM.

Os pesquisadores de todos os tempos durante os últimos 3.000 anos, todos os sistemas médicos , incluindo a Medicina Tradicional, a Medicina Moderna e a medicina NCM, tentaram encontrar a resposta certa para principalmente quatro perguntas: qual é o segredo da existência normal do corpo humano, qual é a razão da perturbação do normal existência do corpo humano, como revelar a perturbação da existência normal do corpo humano, como tratar a perturbação da existência normal do corpo humano sem quaisquer consequências.

Além disso, os pesquisadores de todos os tempos durante os últimos 3.000 anos, todos os sistemas médicos, incluindo a Medicina Tradicional, a Medicina Moderna e a medicina NCM, tentaram encontrar a equação metabólica universal que pode ser usada para elucidar as quatro questões acima mencionadas principalmente como o que é o segredo do normal. existência do corpo humano, como qual é a razão da perturbação da existência normal do corpo humano, como revelar a perturbação da existência normal do corpo humano, como tratar a perturbação da existência normal do corpo humano sem quaisquer consequências.

Uma é uma variante daquela equação metabólica universal que pode ser usada para elucidar as quatro questões acima mencionadas principalmente: o que é o segredo da existência normal do corpo humano, qual é a razão da perturbação da existência normal do corpo humano, como revelar a perturbação da existência normal do corpo humano são os potenciais redox de membrana dependentes do sistema de linha de três estados - ciclo completo de 9 etapas de condutância de prótons dentro do corpo humano porque aqui existe ATP sintase que é universal como ribossomo, onde criou o gradiente de prótons que é universal como código genético, onde ocorreu destinos metabólicos finais dos átomos de C, H, O contidos nas moléculas dos alimentos, onde ocorreu a utilização completa das moléculas de oxigênio, onde ocorreu a formação final de dióxido de carbono e energia térmica.

Deve-se dizer que as principais atividades de todos os sistemas médicos, incluindo a Medicina Tradicional, a Medicina Moderna e a medicina NCM, concentraram-se nos quatro problemas principais, em primeiro lugar: o estudo da essência da existência normal do corpo humano, em segundo lugar: o estudo da essência de provocação de patologia

processos perturbando a existência normal do corpo humano, em terceiro lugar: o diagnóstico de processos patológicos perturbados, em quarto lugar: como tratar os processos patológicos diagnosticados.

Os médicos que trabalham no campo da Medicina Tradicional, que se dedicaram às quatro atividades acima mencionadas durante os últimos 3.000 anos, utilizaram a teoria do pulmão vivo , Mkhris , Badgan para decidir os quatro problemas principais mencionados acima.

Mas por trás de todas essas imaginações em torno de rLung vivo , Mkhris , Badgan existem todos os regulamentos devido à membrana - potenciais redox dependentes do sistema de linha de três estados - ciclo completo de 9 etapas de condutância de prótons dentro do corpo humano.

Os médicos que trabalham no campo da Medicina Moderna, que também se dedicaram às quatro atividades acima mencionadas durante os últimos 500 anos desde a descoberta das células vivas por Robert Hooke (ano 1665), usaram a teoria das células vivas para decidir os quatro problemas principais acima mencionados.

Mas por trás de todas essas funções baseadas em células vivas existem todos os regulamentos, devido aos potenciais redox de membrana dependentes do sistema de linha de três estados - ciclo completo de 9 etapas de condutância de prótons dentro do corpo humano.

Os médicos que trabalham no campo da medicina NCM também se envolveram nas quatro atividades acima mencionadas durante os últimos 30 anos desde a descoberta dos potenciais redox de membrana dependentes do sistema de linha de três estados - ciclo completo de 9 etapas de condutância de prótons dentro do corpo humano são conduzidos o dia a dia funciona usando nossa teoria como um ciclo completo de 9 etapas de condutância de prótons dentro do corpo humano e, além disso, a teoria do rLung vivo , Mkhris , Badgan da Medicina Tradicional e também usando a teoria das células vivas da Medicina Moderna.

A medicina NCM postulou que:

À luz da medicina NCM, a essência da existência normal do corpo humano é estabelecida pela verificação dos parâmetros normais de todos os membros do sistema de linha de três estados dos potenciais redox de membrana dependentes - ciclo completo de 9 etapas de condutância de prótons dentro do corpo humano como o universal fórmula metabólica e 4 compartimentos, 10 sistemas funcionais do corpo humano e, além disso, usando a teoria da vida rLung , Mkhris , Badgan da Medicina Tradicional Tibetana e também usando todos os parâmetros da teoria das células vivas da medicina moderna.

À luz da medicina tradicional tibetana , a essência da existência normal do corpo humano é o equilíbrio normal entre a vida rLung , Mkhris , Badgan , mas a base científica desta imaginação da medicina tradicional está intimamente ligada aos parâmetros normais de todos os membros dos potenciais redox de membrana três - dependente do sistema de linha de estado - ciclo completo de 9 etapas de condutância de prótons dentro do corpo humano como a fórmula metabólica universal e 4 compartimentos, 10 sistemas funcionais do corpo humano.

À luz da medicina moderna , a essência da existência normal do corpo humano é devida à criação de parâmetros normais de todas as regulações das células vivas, mas a base científica desta explicação está intimamente ligada aos parâmetros normais de todos os membros dos potenciais redox de membrana três. -dependente do sistema de linha de estado - ciclo completo de 9 etapas de condutância de prótons dentro do corpo humano e 4 compartimentos, 10 sistemas funcionais do corpo humano.

À luz da medicina NCM, o estabelecimento da perturbação da existência normal do corpo humano é realizado revelando a mudança patológica dos parâmetros normais de todos os membros do sistema de linha de três estados dos potenciais redox de membrana dependentes - ciclo completo de 9 etapas de condutância de prótons dentro corpo humano como a fórmula metabólica universal e 4 compartimentos, 10 sistemas funcionais do corpo humano e, além disso, usando a teoria do pulmão vivo , Mkhris , Badgan da medicina tradicional tibetana e também usando todos os parâmetros da teoria das células vivas da medicina moderna.

À luz da medicina tradicional tibetana, a essência da perturbação da existência normal do corpo humano é a mudança patológica do equilíbrio normal entre o pulmão vivo , Mkhris , Badgan , mas a base científica desta imaginação tradicional está intimamente ligada aos parâmetros perturbados de todos os membros do Potenciais redox de membrana dependentes do sistema de linha de três estados - ciclo completo de 9 etapas de condutância de prótons dentro do corpo humano como a fórmula metabólica universal e 4 compartimentos , 10 sistemas funcionais do corpo humano.

À luz da medicina moderna, a essência da perturbação da existência normal do corpo humano é a alteração patológica dos parâmetros normais de todas as regulações das células vivas, mas a base científica da alteração patológica dos parâmetros normais das células vivas está intimamente ligada aos parâmetros perturbados. de todos os membros dos potenciais redox de membrana dependentes do sistema de linha de três estados - ciclo completo de 9 etapas de condutância de prótons dentro do corpo humano como a fórmula metabólica universal e 4 compartimentos , 10 sistemas funcionais do corpo humano.

1. À luz da medicina NCM, a essência do diagnóstico da perturbação da existência normal do corpo humano é o estabelecimento da alteração

patológica dos parâmetros normais de todos os membros dos potenciais redox de membrana, sistema de linha de três estados dependente - completo 9 passos ciclo de condutância de prótons dentro do corpo humano e 4 compartimentos, 10 sistemas funcionais do corpo humano e, além disso, usando a teoria do rLung vivo , Mkhris , Badgan da Medicina Tradicional Tibetana e também usando todos os parâmetros da teoria das células vivas da medicina moderna.

À luz da medicina tradicional tibetana, a essência do diagnóstico da perturbação da existência normal do corpo humano é o estabelecimento da mudança patológica do equilíbrio normal entre rLung vivo , Mkhris , Badgan , mas a base científica desta imaginação tradicional está intimamente ligada ao diagnóstico dos parâmetros perturbados de todos os membros da membrana - potenciais redox dependentes do sistema de linha de três estados - ciclo completo de 9 etapas de condutância de prótons dentro do corpo humano e 4 compartimentos, 10 sistemas funcionais do corpo humano.

À luz da medicina moderna, a essência do diagnóstico da perturbação da existência normal do corpo humano é o estabelecimento da alteração patológica dos parâmetros normais de todas as regulações das células vivas, mas a base científica do diagnóstico é a alteração patológica dos parâmetros normais das células vivas. intimamente conectado com o diagnóstico de parâmetros perturbados de todos os membros do sistema de linha de três estados de potenciais redox de membrana, ciclo completo de 9 etapas de condutância de prótons dentro do corpo humano e 4 compartimentos, 10 sistemas funcionais do corpo humano.

À luz da medicina NCM, a essência do tratamento da perturbação da existência normal do corpo humano é a correção da alteração patológica dos parâmetros normais de todos os membros do sistema de linha de três estados dos potenciais redox de membrana dependente - ciclo completo de 9 etapas de condutância de prótons dentro do corpo humano e 4 compartimentos, 10 sistemas funcionais do corpo humano e, além disso, usando a teoria da vida rLung , Mkhris , Badgan da Medicina Tradicional Tibetana e também usando todos os parâmetros da teoria das células vivas da medicina moderna.

3. À luz da medicina tradicional tibetana, a essência do tratamento da perturbação da existência normal do corpo humano é a correção da alteração patológica do equilíbrio normal entre rLung vivo , Mkhris , Badgan , mas a base científica desta imaginação tradicional está intimamente ligada com a correção dos parâmetros perturbados de todos os membros dos potenciais redox de membrana três - dependentes do sistema de linha de estado - ciclo completo de 9 etapas de condutância de prótons dentro do corpo humano e 4

compartimentos, 10 sistemas funcionais do corpo humano.

4. À luz da medicina moderna, a essência do tratamento da perturbação da existência normal do corpo humano é a correção da alteração patológica dos parâmetros normais de todas as regulações das células vivas, mas a base científica da correção da alteração patológica dos parâmetros normais das células vivas é intimamente relacionado com a correção de parâmetros perturbados de todos os membros dos potenciais redox de membrana dependentes do sistema de linha de três estados - ciclo completo de 9 etapas de condutância de prótons dentro do corpo humano e 4 compartimentos, 10 sistemas funcionais do corpo humano.

18. O USO DO POTENCIAL DE MEMBRANA-REDOX SISTEMA DE LINHA DE TRÊS ESTADOS DEPENDENTE-COMPLETO CICLO DE 9 PASSOS DE CONDUCTÂNCIA DE PRÓTONS - REGULAMENTOS RELACIONADOS NO TRATAMENTO ANTICÂNCER

Até agora não podemos conduzir e regular a intensidade da reação do metabolismo durante o câncer para usar mais a direção necessária porque não sabemos em que local as células existem, ponto de condução das regulamentações sujeitas à ação de tais tipos de manipulação e medicamentos.

Revelado por nós, o sistema de linha de três estados dos potenciais redox de membrana é um dos membros mais importantes proposto por nós, o ciclo completo de 9 etapas de condutância de prótons dentro do corpo humano e um desses locais de células, que são facilmente submetidos à ação de manipulação e medicamentos como ponto condutor para conduzir o uso de direção totalmente favorável das reações do metabolismo durante o câncer, diabetes mellitus e hipercolesterinemia.

Nesse caso, o sistema de linha de três estados do potencial redox de membrana desempenha o papel de impulsionador principal.

Podemos criar todas as variantes de formas de metabolismo de base de reação úteis, alterando o sistema de linha de três estados de membrana - potenciais redox do ciclo completo de 9 etapas de condutância de prótons dentro do corpo humano.

Se necessário, para diminuir as taxas de divisão celular durante o câncer, deve-se aumentar o estado alfa com altos potenciais oxidantes no meio de reação de "Doadores + membrana - potenciais redox três - sistema de linha de estado + O_2 + ADP + Pi + H + nH $_{espaço\ da\ membrana}$ = (ATP + energia térmica) + H_2O + nH $_{matriz}$ + CO_2"Propomos as características bioquímicas das células cancerígenas mais semelhantes às de Archea (procarióticas), como se as células cancerígenas adquirissem alguma característica de Archea , como se as células normais dessem os passos evolutivos para trás na direção das células de evolução inicial (como se as células Eukarya se transformassem em Archaea (células procarióticas) com as quais poderiam ser encontradas há 4,4 bilhões de anos, de acordo com a classificação de Woese .

As Archaea adaptaram-se para existir em ambientes extremos, nichos desprovidos de oxigénio e cujas temperaturas podem estar próximas ou acima do ponto de ebulição normal da água.

Archaea são células procarióticas que são tipicamente caracterizadas por lipídios de membrana sólida com cadeias ramificadas de hidrocarbonetos ligadas ao glicerol por ligações éter. A presença destas ligações éteres em Archaea aumenta a sua capacidade de suportar temperaturas extremas e condições altamente ácidas .

Podemos ver a característica acima mencionada de Archea , possuindo o estado betta sólido das estruturas de membrana e sua capacidade de suportar temperaturas extremas e condições altamente ácidas , por exemplo, de células cancerígenas, por trás dessas regulamentações pode existir tal lei processos como células tumorais de crescimento rápido normalmente têm taxas glicolíticas até 200 vezes maiores do que as de seus tecidos normais de origem, isso ocorre mesmo se o oxigênio for abundante.

O efeito Warburg é a observação mais as células cancerígenas produzem predominantemente energia por meio de uma alta taxa de glicólise .

Otto Warburg postulou esta mudança no metabolismo como a glicólise, é a causa fundamental do câncer.

Foram desenvolvidas muitas substâncias que inibem a glicólise e tais inibidores são actualmente objecto de intensa investigação como agentes anticancerígenos.

Neste contexto, surgiram as questões de que, se a maioria das células cancerígenas produzem energia por meio de uma alta taxa de glicólise no citosol, que tipos de uso positivo, mudanças completas deveriam ser induzidas nos potenciais redox de membrana, dependentes do sistema de linha de três estados - ciclo completo de 9 etapas de condutância de prótons porque glicólise seguida de oxidação de doadores neste ciclo.

Também levantou a questão de usar esse uso positivo de mudanças completas no tratamento anticâncer, causando o uso de mudança completa nos potenciais redox de membrana do sistema de linha de três estados dependente - ciclo completo de 9 etapas de condutância de prótons, como a partir do estado betta sólido de membranas constituídas principalmente por ácidos graxos saturados condicionando altos níveis de potenciais vermelhos ao estado alfa fluido das membranas, consistindo de ácidos graxos insaturados com altos níveis de potenciais oxi, também do estado gama de membranas consistindo de teores diminuídos de ácidos graxos saturados - insaturados , condicionando níveis diminuídos de potenciais redoxi ao estado alfa fluido de membranas com altos níveis de potenciais oxi.

9º estágio dos potenciais redox de membrana dependente do sistema de linha de três estados - o ciclo completo de 9 etapas de condutância de prótons é diferenciado pela entrada de oxigênio do pulmão, formação de HbO_2 , combinação de prótons com hemoglobina (geração de HbH) que promove o liberação de oxigênio da hemoglobina , difusão de oxigênio para todas as células condicionando a liberação de próton, elétron dos substratos alimentares.

A explicação acima mencionada mostra que, a promoção da liberação de oxigênio da hemoglobina , a difusão de oxigênio para todas as células condiciona a liberação de próton, elétron de substratos alimentares no 9º estágio do sistema de linha de três estados dos potenciais redox de membrana dependente - ciclo completo de 9 etapas de condutância de prótons, aumentando o estado alfa fluido das membranas, consistindo de ácidos graxos insaturados com altos níveis de potenciais oxi em células cancerígenas, pode ser usado no tratamento anticâncer.

Propusemos que:

A essência da nossa nova ideia em relação a como diminuir a intensidade do crescimento das células cancerígenas, alterando e estabelecendo o equilíbrio certo entre o processo de glicólise e o processo de próton, eletrocondutância nos potenciais redox de membrana, dependente do sistema de linha de três estados - 9 passos completos O ciclo , que funcionou com uso de oxigênio é o seguinte:

a. Manutenção da intensidade normal do processo de glicólise por estimulação do próton, condutância de elétrons no 2º estágio do ciclo completo de 9 etapas de condutância de prótons dentro do corpo humano no nível de isocitrato desidrogenase, alfa cetoglutarato desidrogenase e succinato desidrogenase.

b. Manutenção da intensidade normal do processo de glicólise pela estimulação da formação de oxaloacetato a partir do malato sob a ação da malato desidrogenase no 2º estágio do ciclo completo de 9 etapas de condutância de prótons dentro do corpo humano no nível de isocitrato desidrogenase, alfa cetoglutarato desidrogenase e succinato desidrogenase.

O primeiro estágio do ciclo completo de 9 etapas de condutância de prótons dentro do corpo humano é distinguido pela liberação de prótons e elétrons de substratos alimentares (carboidratos, aminoácidos, ácidos graxos), sob a ação indireta de oxigênio liberado dos arredores da membrana dos eritrócitos em o 9º estágio , a partir deste estágio iniciou a condutância do próton dentro do ciclo.

A manutenção de estados alfa fluidos aumentados, consistindo de ácidos graxos insaturados com altos níveis de potenciais oxi conduzindo o fluxo de prótons e elétrons neste estágio das células cancerígenas, é mais útil para diminuir o crescimento das células cancerígenas.

O 2º estágio do ciclo completo de 9 etapas de condutância de prótons dentro do corpo humano é distinguido pela transferência de próton, elétron para NADH, FADH $_2$ como átomo de hidrogênio, acompanhando a liberação de CO $_2$, estágio pelo qual continua a condutância de prótons dentro do ciclo.

A manutenção de estados alfa fluidos aumentados, consistindo de ácidos graxos insaturados com altos níveis de potenciais oxi conduzindo o fluxo de prótons e elétrons neste 2º estágio das células cancerígenas , é mais útil para diminuir o crescimento das células cancerígenas.

O 4º estágio do ciclo completo de 9 etapas da condutância do próton dentro do corpo humano é distinguido pela transferência de elétron para o citocromo C sem o próton acompanhante, que é um estágio de continuidade da condutância do próton dentro do ciclo e o aumento do estado alfa do fluido, consistindo em ácidos graxos insaturados com altos níveis de potenciais oxi conduzindo o fluxo de prótons e elétrons.

A manutenção de estados alfa fluidos aumentados, consistindo de ácidos graxos insaturados com altos níveis de potenciais oxi conduzindo o fluxo de prótons e elétrons neste 4º estágio das células cancerígenas, é mais útil para diminuir o crescimento das células cancerígenas.

De acordo com o ciclo completo de 9 etapas de condutância de prótons dentro do corpo humano proposto por Ambaga e Tumen- Ulzii (2015), o 6º estágio do ciclo completo de 9 etapas de condutância de prótons dentro do corpo humano é distinguido pela criação de gradiente de prótons na camada intermembrana. espaço das mitocôndrias e após a transferência de prótons para a matriz através da síntese de ATP, que desempenha um papel importante na continuidade da condutância do próton dentro do ciclo.

A manutenção de estados alfa fluidos aumentados, consistindo de ácidos graxos insaturados com altos níveis de potenciais oxi conduzindo o fluxo de prótons e elétrons neste 6º estágio das células cancerígenas, é mais útil para diminuir o crescimento das células cancerígenas.

Também o 7º estágio do ciclo completo de 9 etapas de condutância de prótons dentro do corpo humano é distinguido pela formação de água metabólica na matriz mitocondriana pela oxidação do próton por oxigênios moleculares , ou seja , pela protonação do oxigênio molecular pelo próton da matriz, que é um dos estágios anteriores de continuidade do ciclo de condutância de prótons e, neste contexto, o aumento do estado alfa fluido, consistindo de ácidos graxos insaturados com altos níveis de potenciais oxi conduzindo o fluxo de prótons e elétrons neste 7º estágio das células cancerígenas dá possibilidade de diminuir o crescimento de células cancerígenas.

O 9º estágio é diferenciado pela entrada de oxigênio do pulmão, formação de HbO_2 , combinação de prótons com hemaglobina (geração de HbH) que promove a liberação de oxigênio da hemaglobina , difusão de oxigênio para todas as células condicionando a liberação de prótons, elétrons dos alimentos substratos e o aumento do estado alfa fluido, constituído por ácidos graxos insaturados com altos níveis de potenciais oxi conduzindo o fluxo de prótons e elétrons.

A manutenção de estados alfa fluidos aumentados, consistindo de ácidos graxos insaturados com altos níveis de potenciais oxi conduzindo o fluxo de prótons e elétrons neste 9º estágio das células cancerígenas, é mais útil para diminuir o crescimento das células cancerígenas.

19. OS DESTINOS METABÓLICOS DOS ÁTOMOS DE C, H, O CONTIDOS NAS MOLÉCULAS DE ALIMENTOS NO CICLO COMPLETO DE 9 PASSOS DE CONDUÇÃO DE ELÉTRONS E PRÓTONS DENTRO DO CORPO HUMANO

Duas maneiras de conservar energia na forma de ATP (Nick Lane e William F.Martin , 2012) como acoplamento quimiosmótico via membrana

- síntese integral de ATP e as fosforilações em nível de substrato de todas as formas de sistemas vivos devem estar intimamente ligadas à quantidade de átomos de hidrogênio, carbono e oxigênio nas moléculas doadoras e na membrana - potencial redox, um sistema de linha de três estados dependente

- ciclo completo de 9 etapas de condutância de prótons dentro do corpo humano (M.Ambaga , 2015).

Na literatura mundial podemos (átomo de carbono), Hy (átomo de hidrogênio)contido nas moléculas doadoras como ver mais informações sobre a oxidação de $C_x H_y O_z$.

A quantidade de $CO_{2\ liberado}$ no 2º estágio e também a quantidade de prótons e elétrons livres nos 3º e 4º estágios do ciclo completo de 9 etapas de condutância de prótons dentro do corpo humano existe em estreita correlação com C $_x$

carboidratos, ácidos graxos, aminoácidos , mas e quanto aos destinos metabólicos dos átomos de C, H, O contidos nas moléculas dos alimentos, ocorreram no ciclo completo de 9 etapas de condutância de elétrons e prótons dentro do corpo humano, tão poucos materiais de literatura.

Por nós estabelecemos que a conversão final, destinos metabólicos de três átomos separados como C, H, O contidos em quaisquer formas de doadores de alimentos como carboidratos, ácidos graxos, aminoácidos ocorreu no ciclo completo de 9 etapas de condutância de elétrons e prótons dentro do corpo humano da seguinte forma:

1. Destinos metabólicos dos átomos de H - primeira variante no caso de prótons livres no ciclo completo de 9 etapas de condutância de elétrons e prótons dentro do corpo humano.

a. Átomos de H contidos nas moléculas de alimentos através do 1º estágio do ciclo completo de 9 etapas de condutância de elétrons e prótons como liberação de prótons, elétrons juntos de substratos alimentares sob a ação indireta de oxigênio liberado dos arredores da membrana dos eritrócitos convertidos em NADH, FADH $_2$.

b. Após esses estágios de conversão dos átomos de H contidos nas moléculas dos alimentos em NADH, FADH $_2$, foram iniciados os próximos estágios de condutância de prótons livres, incluindo o 5º estágio do ciclo completo de 9 etapas de condutância de elétrons e prótons como translocação de prótons. para o espaço intermembranar da mitocôndria sem o elétron acompanhante, o 6º estágio como criação de gradiente de prótons no espaço intermembranar da mitocôndria e após a transferência do próton para a matriz através da síntese de ATP, o 7º estágio como formação de água metabólica na matriz mitocondriana por protonação de oxigênio ativado após a obtenção de elétrons pelo próton da matriz, o 8º estágio como difusão do próton da matriz mitocondrial de todas as células e água metabólica formada durante a protonação do oxigênio molecular pelo próton da matriz entrou através da membrana plasmática dos glóbulos vermelhos com participação dos canais de proteína aquaporina, também no 9º estágio, quando a água metabólica que entra nas células vermelhas do sangue reage com o CO $_2$ formado no 2º estágio pela formação de H $_2$ CO $_3$, que é seguida pela reação como H $_2$ CO $_3$ = H + O HCO $_3$ e o próton livre liberado durante esta etapa promovem a liberação de oxigênio da hemoglobina , ou seja, ocorreu o encontro do CO $_2$ formado na 2ª etapa com a água metabólica formada na 7ª etapa do ciclo completo de 9 etapas de condutância de elétrons e prótons dentro dos glóbulos vermelhos.

2. Destinos metabólicos da segunda variante dos átomos de H no caso de elétrons livres no ciclo completo de 9 etapas de condutância de elétrons e prótons dentro do corpo humano.

Destinos metabólicos dos átomos de H - segunda variante no caso de elétrons livres no ciclo completo de 9 etapas de condutância de elétrons e prótons dentro do corpo humano, distinguido por isso que o 4º estágio do ciclo completo de 9 etapas de condutância de elétrons e prótons dentro do corpo humano como transferência de elétrons para o citocromo C e para o oxigênio molecular sem acompanhar o próton, formação de oxigênio ativado e o 7º estágio como formação de água metabólica na matriz mitocondriana na forma de oxidação do próton por oxigênios ativados após a obtenção de elétrons de citocromo Cieprotonação de oxigênio ativado por próton da matriz.

No caso de predominância do estado alfa do fluido na membrana, três regulamentações dependentes do estado e o ciclo completo de 9 etapas de condutância de prótons ocorreram os seguintes processos como:

1. Intensifica-se o processo de transferência e conversão dos átomos de C, O contidos nas moléculas dos alimentos em CO_2.

2. É diminuída a proporção de NADH: NAD, $FADH_2$: FAD durante a conversão dos átomos de H contidos nas moléculas dos alimentos em NADH, $FADH_2$.

3. É aumentado o processo de geração de energia térmica no 7º estágio do ciclo completo de 9 etapas de condutância de elétrons e prótons.

4. É aumentado o processo de formação de prótons livres pela reação como $H_2CO_3 = H + HCO_3$ no interior dos eritrócitos, o que promove a liberação de oxigênio da hemoglobina no 8º estágio.

Todos esses processos são codificados na Medicina Tradicional Tibetana por padrões externos quentes e agudos e pelo elemento fogo e pela noção abstrata de Mkhris.

No caso de prevalência do estado betta na membrana, três regulamentações dependentes do estado e o ciclo completo de 9 etapas de condutância de prótons foram observados os seguintes processos como:

1. É diminuída a intensidade do processo de transferência e conversão dos átomos de C,O contidos nas moléculas dos alimentos em CO_2.

2. É aumentada a proporção de NADH: NAD, $FADH_2$: FAD durante a conversão dos átomos de H contidos nas moléculas dos alimentos em NADH, $FADH_2$.

3. É diminuída a intensidade de geração de energia térmica no 7º estágio do ciclo completo de 9 etapas de condutância de elétrons e prótons.

4. É aumentada a intensidade de geração de ATP no 7º estágio do ciclo completo de 9 etapas de condutância de elétrons e prótons.

5. É diminuída a intensidade de formação de prótons livres pela reação como $H_2CO_3 = H + HCO_3$ dentro dos eritrócitos, o que promove a liberação de oxigênio da hemoglobina no 9º estágio do ciclo completo de 9 etapas de condutância de elétrons e prótons.

Todos esses processos são codificados na Medicina Tradicional Tibetana por padrões externos agudos, frios e pesados e água, elementos terra e noção abstrata de Badgan .

No caso de predominância do estado Gama na membrana, três regulamentações dependentes do estado e o ciclo completo de 9 etapas de condutância de prótons foram observados os seguintes processos como:

1. A quantidade de moléculas doadoras e aceitadoras torna-se baixa e, nesse sentido, diminui a intensidade do processo de transferência e conversão dos átomos de C, O contidos nas moléculas dos alimentos em CO_2 .

2. A quantidade de moléculas doadoras e aceitadoras torna-se baixa e, neste contexto, diminui a quantidade de NADH, NAD, $FADH_2$, FAD durante a conversão dos átomos de H contidos nas moléculas dos alimentos em NADH, $FADH_2$.

3. A quantidade de moléculas doadoras e aceitadoras torna-se baixa, neste contexto diminui a intensidade de geração de energia térmica no 7º estágio do ciclo completo de 9 etapas de condutância de elétrons e prótons.

4. A quantidade de moléculas doadoras e aceitadoras torna-se baixa, neste contexto diminui a intensidade de geração de ATP no 7º estágio do ciclo completo de 9 etapas de condutância de elétrons e prótons.

5. A quantidade de moléculas doadoras e aceitadoras torna-se baixa neste contexto, diminui a intensidade da formação de prótons livres por reação como $H_2CO_3 = H + HCO_3$ dentro dos eritrócitos, o que promove a liberação de oxigênio da hemoglobina no 8º estágio de o ciclo completo de 9 etapas de condutância de elétrons e prótons.

Todos esses processos são codificados na Medicina Tradicional Tibetana pela luz, padrões externos agudos e elementos rLung e noção abstrata de rLung .

20. A MEMBRANA - POTENCIAIS REDOX TRÊS - DEPENDENTE DO SISTEMA DE LINHA DE ESTADO - CICLO COMPLETO DE 9 PASSOS DE CONDUCTÂNCIA DE PRÓTONS É BASE CIENTÍFICA PARA EVITAR A BARREIRA DE ESTUDO COMO FALTA DE MASSA OCORRIDA NO TREINAMENTO MÉDICO TRADICIONAL

Ao explicar a base científica da teoria tripla rlung , mkhris , badgan da medicina tradicional tibetana, entre muitos pesquisadores, prevaleceram as opiniões como se rlung , mkhris , badgan fossem coisas vivas, a coisa real, que realmente existia dentro do corpo humano, poderíamos olhando para ele e tocando-o.

Pelo princípio de L.Ron Hubbard, a primeira barreira ao estudo é não ter a coisa real sobre a qual você está estudando, as coisas reais ou os objetos sobre os quais você estuda são chamados de massa.

De acordo com o princípio de L.Ron Hubbard, se você estivesse estudando sobre carros, você poderia obter a massa indo até um carro real, olhando para ele e tocando-o.

Desta forma, resiste categoricamente, recusa as opiniões, relativas à coexistência da espécie humana "Homo sapiens mais vata , kapha, pitta" (espécie humana, contendo um pulmão vivo , mkhris , badgan não havia sido registrado na taxonomia de Lineu) junto com " Homo sapiens" espécie humana.

Nosso estudo demonstrou que dentro de um corpo humano não existe realmente um pulmão vivo , mkhris , badgan , que desempenha o papel das chamadas coisas reais em massa de acordo com o princípio de L.Ron Hubbard.

Se aceitarmos as opiniões de alguns pesquisadores sobre a existência do pulmão vivo , mkhris , badgan dentro do corpo humano como a coisa real como massa, que poderia olhar e tocar, isso significa que deveríamos reconhecer a ideia sobre a existência da espécie humana Homo sapiens, cujo corpo, ao lado das células vivas, continha um rlung vivo realmente existente , mkhris , badgan como coisas reais em massa e que pode ser descrito como "Homo sapiens, contendo rlung , mkhris , badgan " espécie humana. Desta forma, resiste categoricamente, recusa as opiniões, relativas à coexistência da espécie humana "Homo sapiens mais vata , kapha, pitta" (espécie humana, contendo um pulmão vivo , mkhris , badgan não havia sido registrado na taxonomia de Lineu) junto com " Homo sapiens" espécie humana.

A noção de que os seres vivos existiam dentro do corpo humano mudou de tempos em tempos durante os últimos 3.000 anos.

A princípio apareceu a imaginação na medicina tradicional há 3.000 anos, como se dentro do corpo humano existisse um pulmão com funções vivas , mkhris , badgan , mas tal pensamento médico era aceitável até este período, quando em 1665, ano Robert Hooke descobriu células vivas.

Após a descoberta de células vivas por Robert Hooke, a velha imaginação relativa a um pulmão funcional vivo , mkhris , badgan existente dentro do corpo humano perdeu completamente seus próprios significados teóricos e práticos.

Neste contexto, levanta-se a questão principal de que coisas realmente existiam dentro do corpo humano, condicionando o aparecimento do pulmão triplo , mkhris , teoria badgan da Medicina Tradicional Tibetana e desempenhavam o papel de coisas reais em massa ou dos objetos que estudamos, poderíamos olhar para ele e tocá-lo.

Nosso estudo estabeleceu que a membrana - potenciais redox dependentes do sistema de linha de três estados - ciclo completo de 9 etapas de regulações relacionadas à condutância de prótons como a fórmula metabólica universal e os 4 compartimentos do corpo humano e nos 10 sistemas funcionais do corpo humano formados durante 4,4 bilhões de anos - estágios básicos de desenvolvimento evolutivo para garantir as funções normais dos potenciais redox de membrana dependentes do sistema de linha de três estados - ciclo completo de 9 etapas de condutância de prótons desde, quando prepara o cenário para a formação de vida no universo , serviu o papel de massa viva - coisa real em relação à teoria de Rlung, Mkhris , Badgan , que realmente existia dentro do corpo humano, poderíamos olhar para ele e tocá-lo.

Neste contexto, deve-se dizer que todos os processos de diagnóstico e tratamento das práticas da medicina tradicional e moderna devem basear-se nas unidades morfofuncionais, que realmente existem dentro de um corpo humano, que podemos ver e medir, ou seja, existe mais estreita relação entre os potenciais redox da membrana , produção de ATP dependente do sistema de linha de três estados, que funciona com a participação do ciclo completo de 9 etapas de condutância de prótons dentro do corpo humano e condicionou o aparecimento do triplo Rlung, Mkhris , teoria Badgan da Medicina Tradicional Tibetana .

O mecanismo baseado em membrana para produzir ATP foi formado muito cedo na história da vida (Park MA) e suas características essenciais foram mantidas na longa jornada evolutiva desde a época dos primeiros procariontes até as células modernas durante os últimos 4,4 bilhões de anos convertidas em membrana - potencial redox de três estados (estado alfa com alto potencial de oxidação, estado beta com alto potencial de redução, estado gama com baixo potencial redox) sistema de linha como membro muito importante da reação "Doadores + potenciais redox de membrana sistema de linha de três estados + O_2 + ADP + Pi + H^+ + $nH^+_{espaço-membro}$ = (ATP + energia térmica) + H_2O + nH^+_{matriz} + CO_2"existia em 14 trilhões de células do corpo humano (Ambaga e Tumen- Ulzii , 2015).

Desta forma, um dos realmente existentes, servindo o papel de massa viva -

coisas reais em relação à teoria de Rlung, Mkhris , Badgan , de acordo com o princípio de L.Ron Hubbard são os potenciais redox de membrana dependentes do sistema de linha de três estados - completos 9 passos ciclo de condutância de prótons e 4 compartimentos do corpo humano, 10 sistemas funcionais do corpo humano, compreendendo todos os 14 trilhões de células.

1. Estado alfa fluido dos potenciais redox de membrana dependente do sistema de linha de três estados - ciclo completo de 9 etapas de condutância de prótons dentro do corpo humano consistindo de ácidos graxos insaturados com altos níveis de potenciais oxi conduzindo o fluxo de prótons e elétrons estão associados à teoria abstrata de Mkhris da Medicina Tradicional Tibetana , que se distingue pelo óleo quente e quente, características externas agudas.

2. Estado betta sólido dos potenciais redox de membrana dependente do sistema de linha de três estados - ciclo completo de 9 etapas de condutância de prótons dentro do corpo humano, consistindo principalmente de ácidos graxos saturados, condicionando altos níveis de potenciais vermelhos conduzindo o fluxo de prótons e elétrons estão associados à teoria abstrata de Badgan da Medicina Tradicional Tibetana , que se distingue pelo óleo fresco e frio, características externas estúpidas .

3. Estado gama dos potenciais redox de membrana sistema de linha de três estados dependente - ciclo completo de 9 etapas de condutância de prótons dentro do corpo humano, consistindo em conteúdo diminuído de ácidos graxos saturados - insaturados, condicionando níveis diminuídos de potenciais redoxi conduzindo o fluxo de prótons e elétrons estão associados com a teoria abstrata do Rlung da Medicina Tradicional Tibetana , que se distingue por características externas leves, móveis, não oleosas e frias.

CAPÍTULO 3

21.OS POTENCIAIS DE MEMBRANA-REDOX DEPENDENTE DO SISTEMA DE LINHA DE TRÊS ESTADOS - CICLO COMPLETO DE 9 PASSOS DE CONDUCTÂNCIA DE PRÓTONS É PODER DE EVOLUÇÃO PARA A NOVA ROTA DE VIDA MULTICELULAR

A célula eucariótica surgiu de procariontes apenas uma vez em quatro bilhões de anos. Mas os procariontes não mostram tendência a evoluir com maior complexidade por esta razão que os potenciais bioenergéticos para o genoma das células procarióticas não foram suficientes para resolver estes problemas (Nick Lane, William Martin, 2010).

Esta explicação demonstrou que os procariontes não tinham potenciais bioenergéticos tão poderosos quanto os potenciais redox de membrana dependentes do sistema de linha de três estados - ciclo completo de 9 etapas de condutância de prótons.

De "Doadores + potenciais redox de membrana sistema de linha de três estados + O_2 + ADP + Pi + H^+ + $nH^+_{memb.space}$ = (ATP + energia térmica) + H_2O + nH^+_{matriz} + CO_2 "(Ambaga e Tumen- Ulzii , 2015) membros da equação, os procariontes tinham apenas os sistemas lentos desenvolvidos como ADP + Pi + H^+ + $nH^+_{memb.space}$, mas não tinham o sistema de linha de três estados dos potenciais redox de membrana, regulamentos dependentes do aceitador O_2.

Essa dificuldade baseada na evolução foi decidida pelo fato de que a endossimbiose que deu origem às mitocôndrias reestruturou a distribuição do DNA em relação às membranas bioenergéticas, que foram alimentadas por sistemas poderosos como "Doadores + potenciais redox de membrana sistema de linha de três estados + O_2 + ADP + Pi + H^+ + $nH^+_{espaço-membro}$ = (ATP + energia térmica) + H_2O + nH^+_{matriz} + CO_2 " (Ambaga e Tumen- Ulzii , 2015).

A célula eucariótica surgiu de procariontes apenas uma vez em quatro bilhões de anos. Mas os procariontes não mostram tendência a evoluir com maior complexidade por esta razão que os potenciais bioenergéticos para o genoma das células procarióticas não foram suficientes para resolver estes problemas (Nick Lane, William Martin, 2010).

Esta explicação demonstrou que os procariontes não tinham potenciais bioenergéticos tão poderosos quanto os potenciais redox de membrana dependentes do sistema de linha de três estados - ciclo completo de 9 etapas de condutância de prótons.

Dos membros básicos, pertencem a sistemas como "Doadores + potenciais redox de membrana sistema de linha de três estados + O_2 + ADP + Pi + H^+ + nH^+ memb.space = (ATP + energia térmica) + H_2O + nH + matriz + CO_2 " (Ambaga e Tumen- Ulzii , 2015), os procariontes desta época tinham apenas os sistemas desenvolvidos lentamente como ADP + Pi + H^+ + nH^+ memb.space , mas não tinham o sistema de linha de três estados de potenciais redox de membrana, regulações dependentes do aceitador O_2.

Sem os poderosos sistemas de distribuição de energia, como os potenciais redox de membrana, o sistema de linha de três estados dependente do ciclo completo de 9 etapas de condutância de prótons era impossível a síntese de DNA, porque a biossíntese de bases purinas e pirimidinas é realizada com a participação de quantidade suficiente de ATP. moléculas que se formaram no 6º estágio deste ciclo.

As purinas são sintetizadas biologicamente como <u>nucleotídeos</u> e, em particular, como ribotídeos . Uma etapa regulatória chave é a produção de 5-fosfo-aD-ribosil 1-pirofosfato <u>(PRPP)</u> pela ribose fosfato pirofosfoquinase. A primeira etapa comprometida é a reação de PRPP, <u>glutamina</u> e água em <u>5'-fosforribosilamina</u> (PRA), <u>glutamato</u> e <u>pirofosfato</u> - catalisada pela <u>amidofosforibosiltransferase ,</u> que é ativada por PRPPPRA + Glicina + ATP > GAR + ADP + PiGAR + <u>fTHF</u> ^ <u>fGAR</u> + THFfGAR + L-Glutamina + ATP ^ <u>fGAM</u> + L -Glutamato + ADP + PifGAM + ATP > <u>AR</u> + ADP + Pi + H_2OCAIR + <u>L-Aspartato</u> + ATP > <u>SAICAR</u> + ADP + Pi.

Estamos desenvolvendo a ideia de que a dificuldade baseada na evolução é a limitação da expansão no número de genes devido ao desenvolvimento lento dos sistemas de ADP + Pi + H^+ + nH^+ memb.space e à insuficiência dos potenciais redox de membrana.

sistema de linha de três estados, a falta de sistemas de utilização de aceitadores de O_2 no caso de procariontes foi decidida pelo aparecimento de poderosos sistemas de fornecimento de energia como "Doadores + potenciais redox de membrana sistema de linha de três estados + O_2 + ADP + Pi + H^{++} nH^+ memb.espaço = (ATP + energia térmica) + H_2O + nH^+ matriz + CO_2 " (Ambaga e Tumen- Ulzii , 2015).

O processo de endossimbiose foi uma das pré-condições favoráveis para o desenvolvimento de poderosos sistemas de distribuição de energia como "Doadores + potenciais redox de membrana sistema de linha de três estados + O_2 + ADP + Pi + H^+ + nH^+ memb.space = (ATP + energia térmica) + H_2O + nH^+ matriz + CO_2 "(Ambaga e Tumen- Ulzii , 2015) e as membranas bioenergéticas altamente organizadas, seguidas pela distribuição de DNA baseada em mitocôndrias .

Pode-se dizer que durante o desenvolvimento evolutivo das células vivas, a mudança de uma célula para multicélulas foi acompanhada pela melhoria do sistema metabólico, já que os primeiros sistemas desenvolvidos lentamente, como $ADP + Pi + H^+ + nH^+$ memb.space, foram convertidos em energia poderosa. entregando sistemas como "Doadores + potenciais redox de membrana sistema de linha de três estados $+ O_2 + ADP + Pi$ $^{+H+nH}$ memb.espaço $^-$ (ATP + energia térmica) $+ H_2O + nH^+$ matriz $+ CO_2$ " (Ambaga e Tumen-Ulzii , 2015).

O aparecimento de sistemas de energia mitocondriais como "Doadores + potenciais redox de membrana sistema de linha de três estados $+ O_2 + ADP + Pi + H^+ + nH^+$ memb.space $= (ATP + $ energia térmica$) + H_2O + nH^+$ matriz $+ CO_2$ "(Ambaga e Tumen- Ulzii , 2015) dão a possibilidade de expansão no número de genes e a nova rota para a vida multicelular.

22. OS POTENCIAIS DE MEMBRANA-REDOX DEPENDENTE DO SISTEMA DE LINHA DE TRÊS ESTADOS - CICLO COMPLETO DE 9 PASSOS DE CONDUÇÃO DE PRÓTONS E O MECANISMO BIOLÓGICO DE OBESIDADE BASEADO NA EVOLUÇÃO

Por nós postulamos que o mecanismo biológico da obesidade baseado na evolução

tem sido conectado a esses processos como a mudança das regulações de acumulação de bioenergia lentamente desenvolvidas do tempo de evolução inicial na forma de $ADP + Pi + H^+ + nH^+$ memb.space , e a escassez de redox de membrana potenciais sistema de linha de três estados, falta de aceitador de O_2 para sistemas acumuladores de energia mais poderosos como "Doadores + potenciais redox de membrana sistema de linha de três estados $+ O_2 + ADP + Pi + H + nH$ memb.space $= (ATP + $ energia térmica$) + H_2O + nH^+$ matriz $+ CO_2$ " e formação de 4 compartimentos do corpo (Ambaga e Tumen- Ulzii , 2015).

A mudança baseada na evolução de uma célula para multicélulas foi acompanhada pela conversão das primeiras regulações bioenergéticas lentamente desenvolvidas, como $ADP + Pi + H +^+ nH +$ $^{memb.space}$, em poderosos sistemas de conservação de energia como "Doadores + potenciais redox de membrana sistema de linha de três estados $+ O_2 + ADP + Pi + H^+ + nH^+$ espaço memb. $= (ATP + $ energia térmica$) + H_2O + nH^+$ matriz $+ CO_2$ "(Ambaga e Tumen- Ulzii , 2015), que deu aos organismos a possibilidade de acúmulo excessivo de ácidos graxos saturados dentro do corpo no 3º compartimento de 4 compartimentos do corpo, mas esses processos correram o risco de provocação da obesidade.

O primeiro estágio do ciclo completo de 9 etapas de condutância de prótons dentro do corpo humano é diferenciado pela liberação de prótons e elétrons de substratos alimentares (carboidratos, aminoácidos, ácidos graxos), sob a ação indireta de oxigênio, que foram liberados da membrana arredores do eritrócito no 9º estágio do ciclo completo, a partir deste estágio iniciou a condutância do próton dentro do ciclo.

A manutenção de estados betta sólidos aumentados, consistindo de ácidos graxos saturados com altos níveis de potenciais vermelhos conduzindo o fluxo lento de prótons e elétrons neste estágio do ciclo completo de 9 etapas de condutância de prótons, localizados em 14 trilhões de células somáticas serviu o papel de razões para causar um mecanismo biológico de obesidade baseado na evolução.

O 2º estágio do ciclo completo de 9 etapas de condutância de prótons dentro do corpo humano é distinguido pela transferência de próton, elétron para NADH, FADH $_2$ como átomo de hidrogênio, acompanhando a liberação de CO $_2$, estágio pelo qual continua a condutância de prótons dentro do ciclo.

A manutenção de estados betta sólidos aumentados, consistindo de ácidos graxos saturados com altos níveis de potenciais vermelhos conduzindo o fluxo lento de prótons e elétrons neste estágio do ciclo completo de 9 etapas de condutância de prótons, localizados em 14 trilhões de células somáticas serviu o papel de razões para causar um mecanismo biológico de obesidade baseado na evolução.

O 4º estágio do ciclo completo de 9 etapas de condutância de prótons dentro do corpo humano é distinguido pela transferência de elétrons para o citocromo C sem o próton acompanhante, que é um estágio de continuidade da condutância de prótons dentro do ciclo. A manutenção de estados betta sólidos aumentados, consistindo de ácidos graxos saturados com altos níveis de potenciais vermelhos conduzindo o fluxo lento de prótons e elétrons neste estágio do ciclo completo de 9 etapas de condutância de prótons, localizados em 14 trilhões de células somáticas serviu o papel de razões para causar um mecanismo biológico de obesidade baseado na evolução.

De acordo com o ciclo completo de 9 etapas de condutância de prótons dentro do corpo humano proposto por Ambaga e Tumen- Ulzii (2015), o 6º estágio do ciclo completo de 9 etapas de condutância de prótons dentro do corpo humano é distinguido pela criação de gradiente de prótons na camada intermembrana. espaço das mitocôndrias e após a transferência de prótons para a matriz através da síntese de ATP, que desempenha um papel importante na continuidade da condutância do próton dentro do ciclo.

A manutenção de estados betta sólidos aumentados, consistindo de ácidos graxos saturados com altos níveis de potenciais vermelhos conduzindo o fluxo lento de prótons e elétrons neste estágio do ciclo completo de 9 etapas de condutância de prótons, localizados em 14 trilhões de células somáticas serviu o papel de razões para causar um mecanismo biológico de obesidade baseado na evolução.

Também o 7º estágio do ciclo completo de 9 etapas de condutância de prótons dentro do corpo humano é distinguido pela formação de água metabólica na matriz mitocondriana pela oxidação do próton por oxigênios ativados , ou seja , pela protonação do oxigênio ativado pelo próton da matriz, que é um dos estágios anteriores de continuidade da condutância de prótons do ciclo completo e, neste contexto, o aumento dos estados alfa fluidos, consistindo de ácidos graxos insaturados com altos níveis de potenciais oxi, conduzindo o fluxo intensivo de prótons e elétrons neste 7º estágio da condutância de prótons dentro de 14 trilhões de células somáticas levaria à diminuição do acúmulo excessivo de ácidos graxos saturados dentro do corpo humano no 3º compartimento de 4 compartimentos do corpo.

O 9º estágio é diferenciado pela entrada de oxigênio do pulmão, formação de HbO_2 , combinação de prótons com hemaglobina (geração de HbH) que promove a liberação de oxigênio da hemaglobina , difusão de oxigênio para todas as células condicionando a liberação de prótons, elétrons dos alimentos substratos.

A manutenção de estados betta sólidos aumentados, consistindo de ácidos graxos saturados com altos níveis de potenciais vermelhos conduzindo o fluxo lento de prótons e elétrons neste estágio do ciclo completo de 9 etapas de condutância de prótons, localizados em 14 trilhões de células somáticas serviu o papel de razões para causar um mecanismo biológico de obesidade baseado na evolução.

O aparecimento de sistemas de energia mitocondriais na forma de "Doadores + potenciais redox de membrana sistema de linha de três estados + O_2 + ADP + Pi + H $^+$ + nH $^+$ $_{memb.space}$ = (ATP + energia térmica) + H_2O + nH $^+$ $_{matriz}$ + CO_2 "(Ambaga e Tumen- Ulzii , 2015) deu aos organismos a possibilidade de acumular o excesso de ácidos graxos saturados dentro do corpo no 3º compartimento de 4 compartimentos do corpo como regulações normais e mas esse mecanismo às vezes se transformava em razões principais para causar a obesidade.

Esta última situação biológica é mais semelhante a tais eventos biológicos codificados pelo termo badgan na medicina tradicional tibetana.

23. OS POTENCIAIS DE MEMBRANA-REDOX DEPENDENTE DO SISTEMA DE LINHA DE TRÊS ESTADOS - CICLO COMPLETO DE 9 PASSOS DE CONDUCTÂNCIA DE PRÓTONS E O MECANISMO BIOLÓGICO BASEADO NA EVOLUÇÃO DO ENVELHECIMENTO PRECOCE

Por nós postulamos que o mecanismo biológico do envelhecimento precoce baseado na evolução está conectado com esses processos, durante os quais como se tivesse ocorrido a mudança de sistemas acumuladores de energia mais poderosos como "Doadores + potenciais redox de membrana sistema de linha de três estados + O_2 + ADP + Pi + H^+ + nH + memb.space = (ATP + energia térmica) + H_2O + nH + matriz + CO_2 "para a bioenergia ativada lentamente acumulando regulações dos primeiros tempos de evolução na forma de ADP + Pi + H^+ + nH + memb.space , acompanhado da deficiência do sistema de linha de três estados dos potenciais redox da membrana e da ativação lenta do aceitador de O_2 utilizando regulamentos (Ambaga e Tumen- Ulzii , 2015).

O primeiro estágio do ciclo completo de 9 etapas de condutância de prótons dentro do corpo humano é diferenciado pela liberação de prótons e elétrons de substratos alimentares (carboidratos, aminoácidos, ácidos graxos), sob a ação indireta de oxigênio, que foi liberado da membrana arredores do eritrócito no 9º estágio do ciclo completo, a partir deste estágio iniciou a condutância do próton dentro do ciclo. A manutenção de estados gama aumentados das membranas bioenergéticas, consistindo em diminuição da quantidade de ácidos graxos saturados e diminuição da quantidade de ácidos graxos insaturados com baixos níveis de potenciais redoxi conduzindo o fluxo lento de prótons e elétrons e também com baixa quantidade de ATP, energia térmica em esta fase do ciclo completo de 9 etapas de condutância de prótons, localizada em 14 trilhões de células somáticas, serviu como principal razão para causar o mecanismo biológico baseado na evolução do envelhecimento precoce.

O 2º estágio do ciclo completo de 9 etapas de condutância de prótons dentro do corpo humano é distinguido pela transferência de próton, elétron para NADH, $FADH_2$ como átomo de hidrogênio, acompanhando a liberação de CO_2, estágio em que continua a condutância de prótons dentro do ciclo.

A manutenção de estados gama aumentados das membranas bioenergéticas, consistindo em diminuição da quantidade de ácidos graxos saturados e diminuição da quantidade de ácidos graxos insaturados com baixos níveis de redoxipotenciais conduzindo o fluxo lento de prótons e elétrons e também com baixa quantidade de ATP, energia térmica neste O estágio do ciclo completo de 9 etapas de condutância de prótons, localizado em 14 trilhões de células somáticas, serviu como principal razão para causar o mecanismo biológico baseado na evolução do envelhecimento precoce.

O 4º estágio do ciclo completo de 9 etapas de condutância de prótons dentro do corpo humano é distinguido pela transferência de elétrons para o citocromo C sem o próton acompanhante, que é um estágio de continuidade da condutância de prótons dentro do ciclo. A manutenção de estados gama aumentados das membranas bioenergéticas, consistindo em diminuição da quantidade de ácidos graxos saturados e diminuição da quantidade de ácidos graxos insaturados com baixos níveis de redoxipotenciais conduzindo o fluxo lento de prótons e elétrons e também com baixa quantidade de ATP, energia térmica neste O estágio do ciclo completo de 9 etapas de condutância de prótons, localizado em 14 trilhões de células somáticas, serviu como principal razão para causar o mecanismo biológico baseado na evolução do envelhecimento precoce.

De acordo com o ciclo completo de 9 etapas de condutância de prótons dentro do corpo humano proposto por Ambaga e Tumen- Ulzii (2015), o 6º estágio do ciclo completo de 9 etapas de condutância de prótons dentro do corpo humano é distinguido pela criação de gradiente de prótons na camada intermembrana. espaço das mitocôndrias e após a transferência de prótons para a matriz através da síntese de ATP, que desempenha um papel importante na continuidade da condutância do próton dentro do ciclo.

A manutenção de estados gama aumentados das membranas bioenergéticas, consistindo em diminuição da quantidade de ácidos graxos saturados e diminuição da quantidade de ácidos graxos insaturados com baixos níveis de redoxipotenciais conduzindo o fluxo lento de prótons e elétrons e também com baixa quantidade de ATP, energia térmica neste O estágio do ciclo completo de 9 etapas de condutância de prótons, localizado em 14 trilhões de células somáticas, serviu como principal razão para causar o mecanismo biológico baseado na evolução do envelhecimento precoce.

A manutenção de estados betta sólidos aumentados, consistindo de ácidos graxos saturados com altos níveis de potenciais vermelhos conduzindo o fluxo lento de prótons e elétrons neste estágio do ciclo completo de 9 etapas de condutância de prótons, localizados em 14 trilhões de células somáticas serviu o papel de razões para causar um mecanismo biológico de obesidade baseado na evolução.

Também o 7º estágio do ciclo completo de 9 etapas de condutância de prótons dentro do corpo humano é distinguido pela formação de água metabólica na matriz mitocondriana pela oxidação do próton por oxigênios ativados , ou seja , pela protonação do oxigênio ativado pelo próton da matriz, que é um dos estágios anteriores de continuidade da condutância de prótons do ciclo completo.

A manutenção de estados Gama aumentados das membranas bioenergéticas, consistindo em diminuição da quantidade de ácidos graxos saturados e diminuição da quantidade de ácidos graxos insaturados com baixos níveis de redoxipotenciais conduzindo o fluxo lento de prótons e elétrons e também com baixa quantidade de ATP, energia térmica neste O estágio do ciclo completo de 9 etapas de condutância de prótons, localizado em 14 trilhões de células somáticas, serviu como principal razão para causar o mecanismo biológico baseado na evolução do envelhecimento precoce.

O 9º estágio é diferenciado pela entrada de oxigênio do pulmão, formação de HbO_2 , combinação de prótons com hemaglobina (geração de HbH) que promove a liberação de oxigênio da hemaglobina , difusão de oxigênio para todas as células condicionando a liberação de prótons, elétrons dos alimentos substratos.

A manutenção de estados Gama aumentados das membranas bioenergéticas, consistindo em diminuição da quantidade de ácidos graxos saturados e diminuição da quantidade de ácidos graxos insaturados com baixos níveis de potenciais redoxi conduzindo o fluxo lento de prótons e elétrons e também com baixa quantidade de ATP, energia térmica em esta fase do ciclo completo de 9 etapas de condutância de prótons, localizada em 14 trilhões de células somáticas, serviu como principal razão para causar o mecanismo biológico baseado na evolução do envelhecimento precoce.

Esta situação biológica é mais semelhante a tais eventos biológicos codificados pelo termo rLung na medicina tradicional tibetana

24.OS POTENCIAIS DE MEMBRANA-REDOX DEPENDENTE DO SISTEMA DE LINHA DE TRÊS ESTADOS - CICLO COMPLETO DE 9 PASSOS DE CONDUCTÂNCIA DE PRÓTONS E O MECANISMO BIOLÓGICO DE UTILIZAÇÃO DE OXIGÊNIO BASEADO NA EVOLUÇÃO - SISTEMAS DE BIOENERGIA DE FABRICAÇÃO DE ATP

Por dois bilhões de anos, os organismos bacterianos foram as únicas formas de vida no mundo arqueano com os sistemas de acumulação de bioenergia lentamente desenvolvidos dos primeiros tempos de evolução na forma de "doadores como moléculas de água + ADP + Pi + H $^+$ + nH $^+$ memb.space = Formação de ATP + nH + O $_2$ e escassez de potenciais redox de membrana, sistema de linha de três estados, falta de regulamentos de utilização do aceitador de O $_2$".

Esses processos seriam mais intensos no caso de predominância do estado betta de estruturas de membrana com altos potenciais vermelhos, que foram codificados na medicina tradicional tibetana pelo termo abstrato badgan .

Eles viveram, eles se reproduziram, mas não mostraram nenhuma inclinação particular para passar para outro nível de existência mais desafiador (Bill Bryson, Uma Breve História de Quase Tudo) por causa do lento desenvolvimento dos sistemas de acumulação de bioenergia dos primeiros tempos de evolução em a forma como "Doadores como moléculas de água + ADP + Pi + H $^+$ + nH $^+$ memb.space = formação de ATP + nH + O $_2$ e a escassez de potenciais redox de membrana sistema de linha de três estados, falta de regulamentos de utilização do aceitador de O $_2$" .

Além disso , uma das razões pelas quais a vida demorou tanto para se tornar complexa foi que o mundo teve de esperar até que os organismos mais simples tivessem oxigenado suficientemente a atmosfera.

Foram necessários cerca de dois mil milhões de anos, cerca de 40% da história da Terra, para que os níveis de oxigénio atingissem níveis de concentração mais ou menos modernos na atmosfera (Bill Bryson, A Short History of Quase Everything).

Deve-se dizer que o mecanismo biológico baseado na evolução dos sistemas de bioenergia de produção de oxigênio-ATP foi conectado a esses processos como uma mudança das regulações de acumulação de bioenergia lentamente desenvolvidas dos primeiros tempos de evolução na forma de "doadores como moléculas de água + ADP + Pi + H $^+$ + nH $^+$ memb.space = ATP + nH + O $_2$ formação e escassez de potenciais redox de membrana sistema de linha de três estados, falta de regulamentos de utilização de aceitadores de O $_2$ "para sistemas acumuladores de energia mais poderosos como "Doadores (glicose, aminoácidos , ácidos graxos) + potenciais redox de membrana sistema de linha de três estados + aceitador como O $_2$ + ADP + Pi + H $^+$ + nH $^+$ memb.space = (ATP + energia térmica) + H $_2$ O + nH + matriz + CO $_2$".

À medida que as cianobactérias proliferaram, o mundo começou a se encher de O $_2$, para consternação desses organismos, que o consideraram venenoso, mas o aparecimento de sistemas acumuladores de energia mais poderosos como "Doadores (glicose, aminoácidos , ácidos graxos) + potenciais redox de membrana de três estados sistema de linha + aceitador como O $_2$ + ADP + Pi + H $^+$ + nH + memb.space = (ATP + energia térmica) + H $_2$ O + nH + matriz + CO

$_2$ "tinha servido o papel de uma forma mais eficiente de produzir energia utilizando o oxigênio e prevenindo os efeitos tóxicos do oxigênio.

Os sistemas acumuladores de energia como "Doadores (glicose, aminoácidos , ácidos graxos) + potenciais redox de membrana sistema de linha de três estados + aceitador como O_2 + ADP + Pi + H^+ + nH^+ $_{memb.space}$ = (ATP + energia térmica) + H_2O + nH + matriz + CO_2 "desempenhou o papel de converter o oxigênio tóxico em oxigênio muito útil para qualquer forma de organismo como membro muito importante do meio de reação acima mencionado e tornou-se impossível para manter quaisquer formas de processos vitais sem oxigênio.

Dessa forma, apareceu um tipo inteiramente novo de célula, conhecido como eucarioto, com sistemas contendo os "doadores (glicose, aminoácidos , ácidos graxos) + potenciais redox de membrana, sistema de linha de três estados + aceitador como O_2 + ADP + Pi + H^+ + nH^+ $_{espaço-membro}$ = (ATP + energia térmica) + H_2O + nH^+ $_{matriz}$ + CO_2 " energia bioenergética - sistemas de produção de ATP.

Antes do surgimento dos sistemas de bioenergia baseados em mitocôndrias como "doadores (glicose, aminoácidos , ácidos graxos) + potenciais redox de membrana sistema de linha de três estados + aceitador como O_2 + ADP + Pi + H^+ + nH^+ $_{memb.space}$ = (ATP + energia térmica) + H_2O + nH + matriz + CO_2 " (Ambaga e Tumen- Ulzii , 2015), as moléculas de oxigênio eram inimigas em relação aos sistemas biológicos, mas quando surgiu o mecanismo biológico baseado na evolução da utilização de oxigênio dentro do sistema de linha de três estados dos potenciais redox da membrana, o oxigênio tornou-se um membro inseparável dos sistemas de bioenergia de produção de ATP.

O aparecimento de sistemas de energia baseados em mitocôndrias na forma de "Doadores (glicose, aminoácidos , ácidos graxos) + potenciais redox de membrana sistema de linha de três estados + aceitador como O_2 + ADP + Pi + H^+ + nH^+ $_{memb.space}$ = (ATP + energia térmica) + H_2O + nH^+ $_{matriz}$ + CO_2 "(Ambaga e Tumen- Ulzii , 2015) deu aos organismos a possibilidade de evitar os efeitos tóxicos do oxigênio e desenvolver o mecanismo biológico baseado na evolução de utilização de oxigênio - sistemas de bioenergia de produção de ATP.

Desta forma, as mitocôndrias são um dos membros muito importantes de poderosos sistemas de acumulação de energia como "doadores (glicose, aminoácidos , ácidos graxos) + potenciais redox de membrana sistema de linha de três estados + aceitador como O_2 + ADP + Pi + H^+ + nH^+ $_{memb.espaço}$ = (ATP + energia térmica) + H_2O + nH + matriz + CO_2 "começou a manipular o oxigênio de uma forma que libera energia dos alimentos.

Sem isso, sistemas de acumulação de energia baseados em mitocôndrias como "doadores (glicose, aminoácidos , ácidos graxos) + potenciais redox de membrana sistema de linha de três estados + aceitador como O_2 + ADP + Pi + H^+ + nH^+ memb.space = (ATP + energia térmica) + H_2O + nH^+ matriz + CO_2 ", a vida na Terra hoje nada mais seria do que uma lama de simples micróbios.

O primeiro estágio do ciclo completo de 9 etapas de condutância de prótons dentro do corpo humano é diferenciado pela liberação de prótons e elétrons de substratos alimentares (carboidratos, aminoácidos, ácidos graxos), sob a ação indireta de oxigênio, que foi liberado da membrana arredores do eritrócito no 9º estágio do ciclo completo, a partir deste estágio iniciou a condutância do próton dentro do ciclo.

O 2º estágio do ciclo completo de 9 etapas de condutância de prótons dentro do corpo humano é distinguido pela transferência de próton, elétron para NADH, $FADH_2$ como átomo de hidrogênio, acompanhando a liberação de CO_2, estágio pelo qual continua a condutância de prótons dentro do ciclo.

O 4º estágio do ciclo completo de 9 etapas de condutância de prótons dentro do corpo humano é distinguido pela transferência de elétrons para o citocromo C sem o próton acompanhante e seguido pela transferência de elétrons para o oxigênio molecular.

Também o 7º estágio do ciclo completo de 9 etapas de condutância de prótons dentro do corpo humano é distinguido pela formação de água metabólica na matriz mitocondriana pela oxidação do próton por oxigênios ativados , ou seja , pela protonação do oxigênio ativado pelo próton da matriz.

9º estágio dos potenciais redox de membrana dependente do sistema de linha de três estados - o ciclo completo de 9 etapas de condutância de prótons dentro do corpo humano é diferenciado pela entrada de oxigênio do pulmão, formação de HbO_2 , combinação de prótons com hemoglobina (geração de HbH) que promove a liberação de oxigênio da hemoglobina , difusão de oxigênio para todas as células condicionando a liberação de próton, elétron dos substratos alimentares.

O aparecimento de sistemas de energia mitocondriais na forma de "Doadores (glicose, aminoácidos , ácidos graxos) + potenciais redox de membrana sistema de linha de três estados + aceitador como O_2 + ADP + Pi + H^+ + nH $^+$ memb.space = (ATP + energia térmica) + H_2O + nH + matriz + CO_2 "(Ambaga e Tumen- Ulzii , 2015) deu aos organismos a possibilidade de conduzir as funções biológicas baseadas na evolução da utilização de oxigênio - ATP fazendo regulações de bioenergia.

Esses processos seriam mais intensos no caso de predominância do estado alfa de estruturas de membrana com altos potenciais de oxi, que foram codificados na medicina tradicional tibetana pelo termo abstrato mkhris .

25. OS POTENCIAIS DE MEMBRANA-REDOX DEPENDENTE DO SISTEMA DE LINHA DE TRÊS ESTADOS - CICLO COMPLETO DE 9 PASSOS DE CONDUCTÂNCIA DE PRÓTONS E O MECANISMO BIOLÓGICO DE FORMAÇÃO DE ÓRGÃOS BASEADO NA EVOLUÇÃO

Por nós postulamos que o mecanismo biológico de formação de órgãos baseado na evolução estava conectado a esses processos como uma mudança nas regulações de acumulação de bioenergia lentamente desenvolvidas dos primeiros tempos de evolução na forma de "Doadores como moléculas de água + ADP + Pi + H^{+} + nH^{+} memb.space = formação de ATP + nH + O$_2$ e escassez de potenciais redox de membrana sistema de linha de três estados, falta de regulamentos de utilização do aceitador de O$_2$ "para sistemas acumuladores de energia mais poderosos como "doadores (glicose, aminoácidos , ácidos graxos) + potenciais redox de membrana sistema de linha de três estados + aceitador como O$_2$ + ADP + Pi $^{+H+nH}$ membro.espaço = (ATP + energia térmica) + H$_2$O + nH^{+} matriz + CO$_2$ " e formação de 4 compartimentos do corpo (Ambaga e Tumen- Ulzii , 2015).

O aparecimento de sistemas acumuladores de energia mais poderosos como "Doadores + potenciais redox de membrana sistema de linha de três estados + O$_2$ + ADP + Pi + H^{+} + nH^{+} memb.space = (ATP + energia térmica) + H$_2$O + nH^{+} matriz + CO$_2$ "e a formação de 4 compartimentos do corpo (Ambaga e Tumen- Ulzii , 2015) desempenharam um papel mais importante no desenvolvimento baseado na evolução de vários órgãos e 4 compartimentos do corpo e 10 sistemas funcionais.

A formação de órgãos foi o resultado final dos requisitos biológicos baseados na evolução para manter o funcionamento normal dos "Doadores + potenciais redox de membrana sistema de linha de três estados + O$_2$ + ADP + Pi + H^{+} + nH^{+} memb.space = (ATP + energia térmica) + H$_2$O + nH^{+} matriz + CO$_2$ "sistema durante o último 1 bilhão de anos em todo o organismo.

Seria mais interessante estabelecer a relação entre a manutenção do funcionamento normal dos "Doadores + potenciais redox de membrana sistema de linha de três estados + O$_2$ + ADP + Pi + H^{+} + nH^{+} memb.space = (ATP + energia térmica) + H$_2$O + nH^{+} matriz + Sistema CO$_2$ "e os requisitos biológicos baseados na evolução para a formação de órgãos em todo o organismo.

O aparecimento de sistemas acumuladores de energia mais poderosos como "Doadores + potenciais redox de membrana três - sistema de linha de estado + O_2 + ADP + Pi + H^+ + nH^+ memb.space = (ATP + energia térmica) + H_2O + nH^+ matriz + CO_2 "e a formação de 4 compartimentos do corpo (Ambaga e Tumen- Ulzii , 2015) desempenharam um papel mais importante no desenvolvimento baseado na evolução de vários órgãos e 4 compartimentos do corpo e 10 sistemas funcionais.

Por nós postulamos que o mecanismo biológico de formação de órgãos baseado na evolução em todo o nível do organismo tinha sido conectado com esses processos como uma mudança das regulações de acumulação de bioenergia lentamente desenvolvidas dos primeiros tempos de evolução na forma de ADP + Pi + H^+ + nH^+ memb. espaço , e a escassez de potenciais redox de membrana sistema de linha de três estados, falta de aceitador de O_2 para sistemas acumuladores de energia mais poderosos como "Doadores + potenciais redox de membrana sistema de linha de três estados + O_2 + ADP + Pi + H^+ + nH^+ memb.espaço = (ATP + energia térmica) + H_2O + nH^+ matriz + CO_2 " e formação de 4 compartimentos do corpo (Ambaga e Tumen- Ulzii , 2015).

A mudança baseada na evolução de uma célula para o organismo inteiro foi acompanhada pela conversão das primeiras regulações bioenergéticas lentamente desenvolvidas como "Doadores como moléculas de água + ADP + Pi + H^+ + nH^+ memb.space = Formação de ATP + nH + O_2 e escassez de potenciais redox de membrana sistema de linha de três estados, falta de regulamentações de utilização de aceitadores de O_2 "para sistemas acumuladores de energia mais poderosos como "Doadores (glicose, aminoácidos , ácidos graxos) + potenciais redox de membrana sistema de linha de três estados + aceitador como O_2 + ADP + Pi + H^+ + nH^+ memb.space = (ATP + energia térmica) + H_2O + nH^+ matriz + CO_2 " (Ambaga e Tumen- Ulzii , 2015), que deu às células vivas a possibilidade de funcionar em todo o organismo.

O funcionamento normal dos sistemas de conservação de energia tem sido necessário para a entrega constante de doadores - moléculas de alimentos e moléculas de oxigênio para "Doadores + potenciais redox de membrana sistema de linha de três estados + O_2 + ADP + Pi + H^+ + nH^+ memb.space = (ATP + energia térmica) + H_2O + nH^+ matriz + CO2 " (Ambaga e Tumen - Ulzii , 2015).

A formação do sistema de ingestão de alimentos como órgãos gastrointestinais foi condicionada por requisitos biológicos para entrega constante de moléculas de alimentos doadores ao meio de "Doadores +

potenciais redox de membrana sistema de linha de três estados + O_2 + ADP + Pi + H^+ + nH^+ membro.espaço = (ATP + energia térmica) + H_2O + nH^+ matriz +CO2 ".

Também entrega constante de moléculas de O_2 ao meio de "Doadores + potenciais redox de membrana sistema de linha de três estados + O_2 + ADP + Pi + H^+ + nH^+ memb.space = (ATP + energia térmica) + H_2O + nH^+ matriz +CO2 ". foi resultado da formação de sistemas de captação de oxigênio como órgãos respiratórios.

Além da entrega constante de moléculas de alimentos doadores e moléculas de O_2 para o meio de "Doadores + potenciais redox de membrana sistema de linha de três estados + O_2 + ADP + Pi + H^+ + nH^+ memb.space = (ATP + energia térmica) + H_2O + nH^+ matriz +CO2 ". Os sistemas existentes em 14 trilhões de células foram condicionados à base de doadores e do sistema de transporte de moléculas de O_2 como órgãos cardiovasculares.

Formação de prótons livres e produtos tóxicos de nitrogênio no sistema de linha de três estados de potenciais redox de membrana, incluído em "Doadores + sistema de linha de três estados de potenciais redox de membrana + O_2 + ADP + Pi + H^+ + nH^+ memb.space = (ATP + energia térmica) + H_2O + nH^+ matriz +CO2 ". sistemas existentes em 14 trilhões de células foram levados à formação de sistema de regulação ácido-base e compostos de nitrogênio tóxicos eliminando sistema renal - órgãos.

A formação do sistema endócrino, os órgãos foram condicionados por requisitos biológicos para a regulação da intensidade normal da condutância de prótons e elétrons dentro de "Doadores + potenciais redox de membrana sistema de linha de três estados + O_2 + ADP + Pi + H^+ + nH^+ membro.espaço = (ATP + energia térmica) + H_2O + nH + matriz + CO_2 "existiam sistemas em 14 trilhões de células.

A necessidade biológica de encontrar moléculas doadoras como alimentos do ambiente externo, seu transporte para "doadores + potenciais redox de membrana sistema de linha de três estados + O_2 + ADP + Pi + H^+ + nH^+ memb.space = (ATP + energia térmica) + H_2O + nH +matriz Os sistemas + CO_2 "existiam em 14 trilhões de células e foram condicionados à formação dos órgãos dos sentidos e do sistema músculo-esquelético.

26.O CICLO COMPLETO DE 9 ETAPAS DE CONDUÇÃO DE PRÓTONS E OS DOIS SISTEMA DE REAÇÃO METABÓLICA BÁSICA DE OBTENÇÃO DE ATP FORMADOS DURANTE OS ÚLTIMOS 4 BILHÕES DE ANOS

A coleta de energia da <u>energia das ligações químicas</u> em moléculas orgânicas para produzir ATP é um padrão universal de todas as células vivas.

Durante os últimos 4 bilhões de anos foram desenvolvidos dois sistemas básicos de reações metabólicas para obtenção de ATP.

O primeiro sistema de reação metabólica de obtenção de ATP são os sistemas fotossintéticos baseados em clorofila, no caso de funcionamento deste sistema em eucariotos os doadores de elétrons fotossintéticos são moléculas de água, o padrão de produção de oxigênio é oxigenado, os produtos primários de conversão de energia são ATP, NADPH.

Além disso, no caso de funcionamento deste sistema em cianobactérias, os doadores de elétrons fotossintéticos são moléculas de água, o padrão de produção de oxigênio é oxigenado, os produtos primários de conversão de energia são ATP, NADPH.

O segundo sistema de reação metabólica de obtenção de ATP é o sistema de linha de três estados dos potenciais redox de membrana dependente - ciclo completo de 9 etapas de condutância de prótons descrito pela primeira vez por nós (Ambaga e Tumen- Ulzii , 2015).

Deve-se dizer que, devido a este segundo sistema, apareceu e se desenvolveu o Reino Animal, incluindo <u>Mammalia</u> , <u>Aves</u> , <u>Amphibia</u> , <u>Pisces</u> , <u>Insecta</u> , <u>Vermes</u> de acordo com a taxonomia superior de Linnaeus.

Desta forma durante os últimos 4 bilhões de anos ocorreu a formação de dois sistemas reacionais básicos de obtenção de ATP.

O primeiro sistema de reação para obtenção de ATP foi o sistema de acumulação de bioenergia de desenvolvimento lento dos primeiros tempos de evolução (2 bilhões de anos) como "Doadores como moléculas de água + $ADP + Pi + H^+ + nH^+_{memb.space}$ = Formação de $ATP + nH + O_2$ e escassez de potenciais redox de membrana, sistema de linha de três estados, falta de regulamentos de utilização do aceitador de O_2".

O segundo sistema de reação de obtenção de ATP foi um sistema de acumulação de energia mais poderoso como "Doadores (glicose, aminoácidos , ácidos graxos) + potenciais redox de membrana sistema de linha de três estados + aceitador como $O_2 + ADP + Pi + H^+ + nH^+_{membro.espaço}$ = (ATP + energia térmica) + $H_2O + nH + matriz + CO_2$ " (Ambaga e Tumen- Ulzii , 2015).

O aparecimento de sistemas acumuladores de energia mais poderosos como "Doadores + potenciais redox de membrana sistema de linha de três estados + $O_2 + ADP + Pi + H^+ + nH^+_{memb.space}$ = (ATP + energia térmica) + $H_2O + nH^+_{matriz} + CO_2$ "como uma forma mais aprimorada de acumulação de bioenergia lentamente desenvolvida, regulações de tempos de evolução iniciais (2 bilhões de anos) na forma de "Doadores como moléculas de água + ADP + Pi + H $^+$ + nH $^+$ memb.space = ATP + nH + O $_2$ e a escassez de potenciais redox de membrana, sistema de linha de três estados, falta de regulamentos de utilização de aceitadores de O $_2$ "tiveram desempenhado um papel mais importante na formação do Reino Animal, incluindo Mammalia , Aves, Amphibia , Pisces , Insecta , Vermes de acordo com a taxonomia mais alta de Lineu.

O aparecimento de sistemas de energia mitocondriais dentro dos potenciais redox de membrana sistema de linha de três estados do segundo sistema de reação de obtenção de ATP- "Doadores (glicose, aminoácidos , ácidos graxos) + potenciais redox de membrana sistema de linha de três estados + aceitador como O $_2$ + ADP + Pi + H $^+$ + nH + espaço memb = (ATP + energia térmica) + H $_2$ O + nH $^+$ matriz + CO $_2$ " (Ambaga e Tumen- Ulzii , 2015) como variantes melhoradas do antigo sistema de coleta de energia como "Doadores como moléculas de água + ADP + Pi + H $^+$ + nH $^+$ memb.space = Formação de ATP + nH + O $_2$ e a escassez de potenciais redox de membrana sistema de linha de três estados, falta de regulamentos de utilização de aceitadores de O $_2$ " deram a possibilidade de desenvolver um Reino Animal, incluindo Mammalia , Aves , Amphibia , Pisces , Insecta , Vermes de acordo com a taxonomia superior de Linnaeus.

Sem a segunda reaçãosistema de obtenção de ATP como sistemas acumuladores de energia mais poderosos como "Doadores (glicose, aminoácidos , ácidos graxos) + potenciais redox de membrana sistema de linha de três estados + aceitador como O $_2$ + ADP + Pi + H $^+$ + nH $^+$ membro.espaço = (ATP + energia térmica) + H $_2$ O + nH $^+$ matriz + CO $_2$ " (Ambaga e Tumen- Ulzii , 2015) era impossível esperar o aparecimento do Animal Kingdom, incluindo Mamíferos , Aves, Anfíbios, Peixes, Insecta, Vermes de acordo com a taxonomia superior de Linnaeus. Uma delas é a forma de primeiro sistema de reação de obtenção de ATP, NADPH, são reações luminosas na fotossíntese oxigenada.

Propriedades dos sistemas fotossintéticos baseados em clorofila como segue: no caso de eucariotos - os doadores de elétrons fotossintéticos são moléculas de água, o padrão de produção de oxigênio é oxigenado, os produtos primários de conversão de energia são ATP, NADPH, no caso de cianobactérias - os doadores de elétrons fotossintéticos são moléculas de água, o padrão de produção de oxigênio é oxigenado, os produtos primários da conversão de energia são ATP, NADPH.

Mas no caso de bactérias verdes , bactérias roxas, heliobactérias, acidobactérias - doadores de elétrons fotossintéticos são H $_2$, H $_2$ S, S, matéria orgânica, o padrão de produção de oxigênio não é oxigênico , os produtos primários de conversão de energia são ATP. Eucariontes fotossintéticos e cianobactérias realizam fotossíntese oxigenada, assim chamada porque o oxigênio é gerado e liberado no ambiente quando a energia luminosa é convertida em energia química (JMWilley , LMSherwood , Ch.J.Woolverton , Prescotts Microbiology , oitava edição). A formação de "Doadores + potenciais redox de membrana sistema de linha de três estados + O_2 + ADP + Pi + H^+ + nH^+ memb.space = (ATP + energia térmica) + H_2O + nH^+ matriz O sistema + CO_2 "foi o resultado final dos requisitos biológicos baseados na evolução para manter o funcionamento normal das regulações multicelulares durante os últimos 1,5 bilhões de anos no Reino Animal, incluindo Mammalia, Aves , Amphibia , Pisces, Insecta , Vermes de acordo com a taxonomia superior de Linnaeus .

Seria mais interessante estabelecer a relação entre a manutenção das regulações de todo o organismo no nível do reino animal, incluindo Mammalia , Aves , Amphibia, Pisces, Insecta , Vermes de acordo com a taxonomia superior de Linnaeus e os requisitos biológicos baseados na evolução para o funcionamento normal de "Doadores + potenciais redox de membrana sistema de linha de três estados + O_2 + ADP + Pi + H^+ + nH^+ memb.space = (ATP + energia térmica) + H_2O + nH^+ matriz + Sistema CO2 " .

As células vivas requerem um fornecimento constante de energia para gerar e manter a ordem biológica que as mantém vivas.

moléculas orgânicas ; essa energia é derivada da energia da ligação química em moléculas orgânicas para produzir ATP.

Durante os últimos 4 bilhões de anos foram desenvolvidos dois sistemas básicos de reações metabólicas para obtenção de ATP.

A coleta de energia da energia das ligações químicas em moléculas orgânicas para produzir ATP é um padrão universal de todas as células vivas.

Durante os últimos 4 bilhões de anos foram desenvolvidos dois sistemas básicos de reações metabólicas para obtenção de ATP.

O primeiro sistema de reação metabólica de obtenção de ATP são os sistemas fotossintéticos baseados em clorofila, no caso de funcionamento deste sistema em eucariotos os doadores de elétrons fotossintéticos são moléculas de água, o padrão de produção de oxigênio é oxigenado, os produtos primários de conversão de energia são ATP, NADPH.

Além disso, no caso de funcionamento deste sistema em cianobactérias, os doadores de elétrons fotossintéticos são moléculas de água, o padrão de produção de oxigênio é oxigenado, os produtos primários de conversão de energia são ATP, NADPH.

O segundo sistema de reação metabólica de obtenção de ATP é o potencial redox de membrana, sistema de linha de três estados dependente - ciclo completo de 9 etapas de condutância de prótons descrito pela primeira vez por nós (Ambaga e Tumen- Ulzii , 2015).

Mas pode-se dizer que, devido a este segundo sistema, apareceu e se desenvolveu o Reino Animal, incluindo <u>Mammalia</u> , <u>Aves</u> , <u>Amphibia</u> , <u>Pisces</u> , <u>Insecta</u> , <u>Vermes</u> de acordo com a taxonomia superior de Linnaeus.

Desta forma durante os últimos 4 bilhões de anos ocorreu a formação de dois sistemas de reações básicas de obtenção de ATP.

O primeiro sistema de reação de obtenção de ATP foi o sistema de acumulação de bioenergia de desenvolvimento lento dos primeiros tempos de evolução (2 bilhões de anos) como "Doadores como moléculas de água + ADP + Pi + H $^+$ + nH $^+_{\text{memb.space}}$ = Formação de ATP + nH + O $_2$ e escassez de potenciais redox de membrana, sistema de linha de três estados, falta de regulamentos de utilização do aceitador de O $_2$ ".

O segundo sistema de reação de obtenção de ATP foi um sistema de acumulação de energia mais poderoso como "Doadores (glicose, aminoácidos , ácidos graxos) + potenciais redox de membrana sistema de linha de três estados + aceitador como O $_2$ + ADP + Pi + H $^+$ + nH $^+_{\text{membro.espaço}}$ = (ATP + energia térmica) + H $_2$ O + nH $^+_{\text{matriz}}$ + CO $_2$ " (Ambaga e Tumen- Ulzii , 2015).

Sem o segundo sistema de reação de obtenção de ATP como um sistema de acumulação de energia mais poderoso como "Doadores (glicose, aminoácidos , ácidos graxos) + potenciais redox de membrana sistema de linha de três estados + aceitador como O $_2$ + ADP + Pi + H $^+$ + nH $^+_{\text{memb.espaço}}$ = (ATP + energia térmica) + H $_2$ O + nH $^+_{\text{matriz}}$ +CO $_2$ " (Ambaga e Tumen- <u>Ulzii, 2015) era impossível esperar o aparecimento do Reino Animal, incluindo Mammalia, Aves, Amphibia</u> , Pisces <u>,</u> Insecta <u>,</u> Vermes <u>de acordo com a</u> taxonomia superior de Linnaeus.

O aparecimento de sistemas acumuladores de energia mais poderosos como "Doadores + potenciais redox de membrana sistema de linha de três estados + O $_2$ + ADP + Pi + H $^+$ + nH $^+_{\text{memb.space}}$ = (ATP + energia térmica) + H $_2$ O + nH $^+_{\text{matriz}}$ + CO $_2$ "como uma forma mais aprimorada de bioenergia de desenvolvimento lento, acumulando regulamentos dos primeiros tempos de evolução (2 bilhões de anos) na forma de "Doadores como moléculas de água + ADP + Pi + H $^+$ + nH $^+_{\text{memb.space}}$ = Formação de ATP + nH + O $_2$ e a escassez de potenciais redox de membrana sistema de linha de três estados, falta de regulamentos de utilização de aceitadores de O $_2$ "tiveram desempenhado um papel mais importante na formação do Reino Animal, incluindo <u>Mammalia</u>, <u>Aves</u>, <u>Amphibia</u>, <u>Pisces</u>, <u>Insecta</u>, <u>Vermes</u> segundo a taxonomia superior de Linnaeus.

O aparecimento de sistemas de energia mitocondriais dentro dos potenciais redox de membrana sistema de linha de três estados do segundo sistema de reação de obtenção de ATP- "Doadores (glicose, aminoácidos , ácidos graxos) + potenciais redox de membrana sistema de linha de três estados + aceitador como O_2 + ADP + Pi + H^+ + $nH^+_{espaço\text{-}membro}$ = (ATP + energia térmica) + H_2O + nH^+_{matriz} + CO_2 " (Ambaga e Tumen- Ulzii , 2015) como variantes melhoradas do antigo sistema de coleta de energia como "Doadores como moléculas de água + ADP + Pi + H^+ + $nH^+_{memb.space}$ = A formação de ATP + nH + O_2 e a escassez de potenciais redox de membrana, sistema de linha de três estados, falta de regulamentos de utilização de aceitadores de O_2 " deram a possibilidade de desenvolver um Reino Animal, incluindo <u>Mammalia</u>, <u>Aves</u>, <u>Amphibia</u>, <u>Pisces</u>, <u>Insecta</u>, <u>Vermes</u> de acordo com a taxonomia superior de Linnaeus.

À medida que as cianobactérias proliferaram com o uso de "doadores como moléculas de água + ADP + Pi + H^+ + $nH^+_{memb.space}$ = formação de ATP + nH + O_2 e a escassez de potenciais redox de membrana, sistema de linha de três estados, falta de regulamentos de utilização do aceitador de O_2 , primeiro o mundo começou a se encher de O_2 para consternação dos organismos que o consideravam venenoso, mas o aparecimento de sistemas acumuladores de energia mais poderosos como "Doadores (glicose, aminoácidos , ácidos graxos) + potenciais redox de membrana sistema de linha de três estados + aceitador como O_2 + ADP + Pi + H^+ + $nH^+_{memb.space}$ = (ATP + energia térmica) + H_2O + nH^+_{matriz} + CO_2 "" serviu como uma forma mais eficiente de produzir energia usando oxigênio e prevenindo os efeitos tóxicos do oxigênio.

Dessa forma, apareceu um tipo inteiramente novo de célula, conhecido como eucarioto, com sistemas de coleta de energia como "Doadores + potenciais redox de membrana, sistema de linha de três estados + O_2 + ADP + Pi + H^+ + $nH^+_{memb.space}$ = (ATP + energia térmica) + H_2O + nH^+_{matriz} + Sistemas de produção de ATP de energia bioenergética CO_2 ".

Antes do surgimento dos sistemas de bioenergia baseados em mitocôndrias, as moléculas de oxigênio eram inimigas em relação aos sistemas biológicos, mas quando apareceu o mecanismo biológico baseado na evolução da utilização de oxigênio dentro dos potenciais redox da membrana, sistemas de linha de três estados, pertencentes a "Doadores (glicose, aminoácidos , ácidos graxos) + potenciais redox de membrana sistema de linha de três estados + aceitador como O_2 + ADP + Pi + H^+ + $nH^+_{memb.space}$ = (ATP + energia térmica) + H_2O + $nH^+{}_{matriz}$ + CO_2 "(Ambaga e Tumen- Ulzii , 2015), o oxigênio tornou-se membro inseparável dos sistemas de bioenergia produtores de ATP.

Dessa forma, durante dois bilhões de anos, os organismos bacterianos foram as únicas formas de vida no mundo arqueano com os sistemas acumuladores de bioenergia lentamente desenvolvidos dos primeiros tempos de evolução na forma de "doadores como moléculas de água + ADP + Pi + H + ^+nH + ^{memb}. espaço = Formação de ATP + nH + O_2 e escassez de potenciais redox de membrana, sistema de linha de três estados, falta de regulamentos de utilização do aceitador de O_2 ".

Eles viveram, eles se reproduziram, mas não mostraram nenhuma inclinação particular para passar para outro nível de existência mais desafiador (Bill Bryson, Uma Breve História de Quase Tudo) por causa do lento desenvolvimento dos sistemas de acumulação de bioenergia dos primeiros tempos de evolução em o formulário como "Doadores como moléculas de água + ADP + Pi + H^+ + $nH^+{}_{memb.space}$ = formação de ATP + nH + O_2 e escassez de potenciais redox de membrana, sistema de linha de três estados, falta de regulamentos de utilização do aceitador de O_2 ".

Além disso , uma das razões pelas quais a vida demorou tanto para se tornar complexa foi o facto de o mundo ter tido de esperar até que os organismos mais simples tivessem oxigenado suficientemente a atmosfera.

Foram necessários cerca de dois mil milhões de anos, cerca de 40% da história da Terra, para que os níveis de oxigénio atingissem níveis de concentração mais ou menos modernos na atmosfera (Bill Bryson, A Short History of Quase Everything).

Deve-se dizer que o mecanismo biológico baseado na evolução dos sistemas de bioenergia de produção de oxigênio-ATP foi conectado a esses processos como uma mudança das regulações de acumulação de bioenergia lentamente desenvolvidas dos primeiros tempos de evolução na forma de "doadores como moléculas de água + ADP + Pi + H^+ + $nH^+{}_{membro.espaço}$ = Formação de ATP + nH + O_2 e escassez de potenciais redox de membrana sistema de linha de três estados, falta de regulamentações de utilização de aceitadores de O_2 "para sistemas acumuladores de energia mais poderosos como "Doadores (glicose, aminoácidos , ácidos graxos) + potenciais redox de membrana sistema de linha de três estados + aceitador como O_2 + ADP + Pi + H^+ + nH $^+{}_{memb.space}$ = (ATP + energia térmica) + H_2O + $nH^+{}_{matriz}$ +CO2 ".

Por fim, os sistemas acumuladores de energia como "Doadores (glicose, aminoácidos , ácidos graxos) + potenciais redox de membrana sistema de linha de três estados + aceitador como O_2 + ADP + Pi + H^+ + $nH^+{}_{memb.space}$ =

(ATP + energia térmica) + H_2O + nH^+_{matriz} + CO_2 "desempenhou o papel de converter o oxigênio tóxico em oxigênio muito útil para qualquer forma de organismo como um membro muito importante do meio de reação mencionado acima e tornou-se impossível manter quaisquer formas de processos vitais sem oxigênio.

As mitocôndrias como um dos membros muito importantes de poderosos sistemas de acumulação de energia como "doadores (glicose, aminoácidos , ácidos graxos) + potenciais redox de membrana sistema de linha de três estados + aceitador como O_2 + ADP + Pi + H^+ + $nH^+_{memb.espaço}$ = (ATP + energia térmica) + H_2O + nH^+_{matriz} + CO_2 " começou a manipular o oxigênio de uma forma que libera energia dos alimentos.

Sem isso, sistemas de acumulação de energia baseados em mitocôndrias como "doadores (glicose, aminoácidos , ácidos graxos) + potenciais redox de membrana sistema de linha de três estados + aceitador como O_2 + ADP + Pi + H^+ + $nH^+_{memb.space}$ = (ATP + energia térmica) + H_2O + nH^+_{matriz} + CO_2 ", a vida na Terra hoje nada mais seria do que um lodo de simples micróbios.

O aparecimento de sistemas acumuladores de energia mais poderosos como "Doadores + potenciais redox de membrana sistema de linha de três estados + O_2 + ADP + Pi + H^+ + $nH^+_{memb.space}$ = (ATP + energia térmica) + H_2O + nH^+_{matriz} + CO_2 "seguindo pelo antigo sistema de coleta de energia como" Doadores como moléculas de água + ADP + Pi + H + ^+nH + $^{memb.space}$ = ATP + nH + O_2 formação e a escassez de potenciais redox de membrana sistema de linha de três estados, a falta de regulamentos de utilização do aceitador de O_2 e a formação de 4 compartimentos do corpo (Ambaga e Tumen- Ulzii , 2015) tiveram um papel mais importante no desenvolvimento baseado na evolução do Reino Animal, incluindo <u>Mammalia</u> , <u>Aves</u> , <u>Amphibia, Pisces, Insecta , Vermes</u> de acordo com a taxonomia superior de Linnaeus.

Por nós postulamos que o mecanismo biológico de desenvolvimento do Reino Animal baseado na evolução estava conectado a esses processos como uma mudança das regulações de acumulação de bioenergia lentamente desenvolvidas dos primeiros tempos de evolução na forma de ADP + Pi + H^+ + $nH^+_{memb.space}$, e a escassez de sistemas de linha de três estados de potenciais redox de membrana, falta de aceitador de O_2 para sistemas acumuladores de energia mais poderosos como "Doadores + potenciais redox de membrana sistema de linha de três estados + O_2 + ADP + Pi + H^+ + $nH^+_{memb.\,espaço}$ = (ATP + energia térmica) + H_2O + nH^+_{matriz} + CO_2 " e formação de 4 compartimentos do corpo (Ambaga e Tumen- Ulzii , 2015).

A mudança baseada na evolução de uma célula para o organismo inteiro foi acompanhada pela conversão das primeiras regulações bioenergéticas lentamente desenvolvidas como "Doadores como moléculas de água + ADP + Pi + H$^+$ + nH$^+$ $_{memb.space}$ = Formação de ATP + nH + O$_2$ e escassez de potenciais redox de membrana sistema de linha de três estados, falta de regulamentações de utilização de aceitadores de O$_2$ "para sistemas acumuladores de energia mais poderosos como "Doadores (glicose, aminoácidos , ácidos graxos) + potenciais redox de membrana sistema de linha de três estados + aceitador como O$_2$ + ADP + Pi + H$^+$ + nH$^+$ $_{memb.space}$ = (ATP + energia térmica) + H$_2$O + nH$^+$ $_{matriz}$ + CO$_2$ "(Ambaga e Tumen-Ulzii , 2015), que deu às células vivas a possibilidade de desenvolver o Reino Animal, incluindo <u>Mammalia</u> , <u>Aves, Amphibia</u> , <u>Pisces</u> , <u>Insecta , Vermes</u> de acordo com a taxonomia superior de Linnaeus.

desenvolvimento normal dos eucariontes como animais-vertebrados tem sido necessário à entrega constante de moléculas de alimentos doadores e moléculas de oxigênio aos "doadores + potenciais redox de membrana sistema de linha de três estados + O$_2$ + ADP + Pi $^{+H+nH}$ $_{membro.espaço}$ = (ATP + energia térmica) + H$_2$O + nH$^+$ $_{matriz}$ + CO$_2$ " (Ambaga e Tumen- Ulzii , 2015).

A formação de sistemas de alimentação como órgãos gastrointestinais no Reino Animal, incluindo <u>Mammalia</u> , <u>Aves</u> , <u>Amphibia</u> , <u>Pisces</u> , <u>Insecta</u> , <u>Vermes</u> de acordo com a taxonomia superior de Linnaeus, foi condicionada por requisitos biológicos para entrega constante de doadores - moléculas de alimentos ao meio de "Doadores". + potenciais redox de membrana sistema de linha de três estados + O$_2$ + ADP + Pi + H$^+$ + nH$^+$ $_{memb.space}$ = (ATP + energia térmica) + H$_2$O + nH + matriz + CO$_2$ ".

Também entrega constante de moléculas de O$_2$ ao meio de "Doadores + potenciais redox de membrana sistema de linha de três estados + O$_2$ + ADP + Pi + H$^+$ + nH$^+$ $_{memb.space}$ = (ATP + energia térmica) + H$_2$O + nH + matriz + CO$_2$ "foi resultado da formação de sistemas de captação de oxigênio como órgãos respiratórios no desenvolvimento do Reino Animal, incluindo <u>Mammalia, Aves</u> , <u>Amphibia</u> , <u>Peixes, Insecta , Vermes</u> de acordo com a taxonomia superior de Linnaeus Além da entrega constante de moléculas de alimentos doadores e moléculas de O$_2$ ao meio de "Doadores + potenciais redox de membrana sistema de linha de três estados + O$_2$ + ADP + Pi + H$^+$ + nH$^+$ $_{memb.space}$ = (ATP + energia térmica) + H$_2$O + nH$^+$ $_{matriz \ Os \ sistemas}$ + CO$_2$ "existiam em 14 trilhões de células e foram condicionados à base dos doadores e do sistema de transporte de moléculas de O$_2$ como órgãos cardiovasculares no Reino Animal, incluindo <u>Mammalia, Aves</u> , <u>Amphibia, Pisces, Insecta , Vermes</u> de acordo com a taxonomia superior de Linnaeus.

Formação de prótons livres e produtos tóxicos de nitrogênio no sistema de

116

linha de três estados de potenciais redox de membrana, incluído em "Doadores + sistema de linha de três estados de potenciais redox de membrana + O_2 + ADP + Pi + H^+ + $nH^+_{memb.space}$ = (ATP + energia térmica) + H_2O + $nH^+_{matriz \, Os \, sistemas}$ + CO_2 "existiam em 14 trilhões de células foram levados à formação de um sistema de regulação ácido-base e compostos de nitrogênio tóxicos eliminando órgãos do sistema renal no Reino Animal, incluindo <u>Mammalia, Aves</u>, <u>Amphibia, Pisces, Insecta</u>, <u>Vermes</u> de acordo com taxonomia superior de Linnaeus.

A formação do sistema endócrino, órgãos do Reino Animal, incluindo <u>Mammalia, Aves</u>, <u>Amphibia</u>, <u>Peixes, Insecta</u>, <u>Vermes de acordo com a</u> taxonomia superior de Linnaeus. foi condicionado por requisitos biológicos para a regulação da intensidade normal da condutância de prótons e elétrons dentro de "Doadores + potenciais redox de membrana sistema de linha de três estados + O_2 + ADP + $Pi^{+H+nH}_{membro.espaço}$ = (ATP + energia térmica) + H_2O + nH sistemas de $_{matriz}$ + CO_2 "existiam em 14 trilhões de células.

A necessidade biológica de encontrar moléculas doadoras como alimentos do ambiente externo, seu transporte para "doadores + potenciais redox de membrana sistema de linha de três estados + O_2 + ADP + Pi + H^+ + nH^+ $_{memb.space}$ = (ATP + energia térmica) + H_2O + $nH_{+\,memb}$. Os sistemas $_{espaço}$ + CO_2 "existidos em 14 trilhões de células foram condicionados à formação dos órgãos dos sentidos e do sistema músculo-esquelético no Reino Animal, incluindo <u>Mammalia</u>, <u>Aves, Amphibia</u>, <u>Pisces</u>, <u>Insecta</u>, <u>Vermes</u> de acordo com a taxonomia superior de Linnaeus.

27. A ligação de bioevolução entre os dois elétrons básicos, sistema de reação metabólica dependente de prótons de obtenção de ATP

Devido à ligação de bioevolução existente entre os dois elétrons básicos, o sistema de reação metabólica dependente de prótons de obtenção de ATP durante os últimos 4 bilhões de anos foi formado e desenvolveu um processo vivo em nosso planeta.

No período inicial de 4 bilhões de anos de desenvolvimento da bioevolução foi formado o primeiro sistema de reação de obtenção de ATP na forma do sistema de acumulação de bioenergia desenvolvido lentamente (2 bilhões de anos atrás) "Moléculas doadoras como moléculas de água + ADP + Pi + H^+ + $nH^+_{espaço-membro}$ = Formação de ATP + nH + O_2 com escassez de potenciais redox de membrana no sistema de linha de três estados e com falta de regulamentações de utilização do aceitador de O_2".

No último período de 4 bilhões de anos de desenvolvimento da bioevolução foi formado o segundo sistema de reação de obtenção de ATP na forma de sistemas acumuladores de energia mais poderosos como "Moléculas doadoras (glicose, aminoácidos , ácidos graxos) + potenciais redox de membrana de três estados sistema de linha + aceitador como O_2 + ADP + Pi + H $^+$ + nH $^+_{memb.space}$ = (ATP + energia térmica) + H$_2$O + nH $^+_{matriz}$ + CO_2 " (Ambaga e Tumen- Ulzii , 2015).

Sem o primeiro elétron, sistema de reação dependente de prótons de obtenção de ATP como "Moléculas doadoras como moléculas de água + ADP + Pi + H $^+$ + nH $^+_{memb.space}$ = ATP + nH + O_2 formação com escassez de potenciais redox de membrana sistema de linha de três estados, falta de regulamentos de utilização de aceitadores de O_2 " era impossível esperar o aparecimento de segundos sistemas acumuladores de energia mais poderosos como "Doadores (glicose, aminoácidos , ácidos graxos) + potenciais redox de membrana sistema de linha de três estados + aceitador como O_2 + ADP + Pi + H $^+$ + nH $^+_{memb.space}$ = (ATP + energia térmica) + H$_2$O + nH $^+_{matriz}$ +CO2 " .

O sistema de reação metabólica dependente de elétrons e prótons para obtenção de ATP desempenhou o papel mais importante para garantir um fornecimento constante de energia para gerar e manter a ordem biológica que os mantém vivos.

Dependendo do tipo de elétron, sistema de reação metabólica dependente de prótons de obtenção de ATP, todas as células obtêm energia de várias moléculas orgânicas, essa energia é derivada da <u>energia da ligação química</u> em moléculas orgânicas para produzir ATP.

Uma das primeiras formas de obtenção de ATP, NADPH, são as reações luminosas na fotossíntese oxigenada.

No caso dos sistemas fotossintéticos baseados em clorofila como forma inicial de obtenção de ATP, NADPH o papel de prótons, doadores de elétrons foram servidos como moléculas de água .

Mas no caso de bactérias verdes , bactérias roxas, heliobactérias, acidobactérias - os doadores de elétrons fotossintéticos são H$_2$, H$_2$S, S, matéria orgânica.

Os eucariontes fotossintéticos e as cianobactérias realizam a fotossíntese oxigenada, assim chamada porque o oxigênio é gerado e liberado no ambiente quando a energia luminosa é convertida em energia química.

Seria mais interessante estabelecer a ligação de bioevolução entre os dois sistemas básicos de reação metabólica dependente de elétrons e prótons de obtenção de ATP, ou seja, primeira reação como "Moléculas doadoras como moléculas de água + ADP + Pi + H $^+$ + nH $^+_{memb.space}$ = Formação de ATP + nH +O$_2$ com escassez de potenciais redox de membrana, sistema de linha de três estados e falta de regulamentações de utilização de aceitadores de O_2 " e segunda reação como "Moléculas doadoras (glicose, aminoácidos, ácidos graxos) + potenciais redox de membrana de três estados sistema de linha + aceitador como O_2 + ADP + Pi $^{+H+nH}$ membro.espaço $^=$ (ATP + energia térmica) + H_2O + nH $^+$ espaço memb. + CO_2 " (Ambaga e Tumen- Ulzii , 2015).

Estamos propondo o aparecimento do primeiro sistema de reação metabólica dependente de elétrons e prótons de obtenção de ATP no estágio inicial de desenvolvimento evolutivo de células vivas como "moléculas doadoras como moléculas de água + ADP + Pi + H $^+$ + nH $^+$ memb.space = A formação de ATP + nH + O_2 e a escassez de potenciais redox de membrana no sistema de linha de três estados, a falta de regulamentações de utilização do aceitador de O_2 foram eventos mais significativos na formação irreversível de processos de vida em nosso planeta.

Além disso, o aparecimento de sistemas de acumulação de segunda energia mais poderosos como "Moléculas doadoras + potenciais redox de membrana sistema de linha de três estados + O_2 + ADP + Pi + H $^+$ + nH $^+$ memb.space = (ATP + energia térmica) + H_2O + nH + matriz + CO_2 " foi seguido pela presença de "Moléculas doadoras como moléculas de água + ADP + Pi + H $^+$ + nH $^+$ memb.space = Formação de ATP + nH + O_2 com escassez de potenciais redox de membrana, sistema de linha de três estados, falta de sistema de regulação de utilização do aceitador de O_2.

Neste contexto foram levantadas três questões mais interessantes:

A primeira questão é quais moléculas foram condicionadas à ligação entre duas reações metabólicas dependentes de elétrons e prótons.

A segunda questão é qual parte do primeiro elétron, sistema de reação metabólica dependente de prótons de obtenção de ATP, foi gerada por essas moléculas de ligação. A terceira questão é qual parte do segundo elétron, sistema de reação metabólica dependente de prótons de obtenção de ATP utilizou essas moléculas de ligação, qual é o significado da bioevolução desses processos.

O oxigênio molecular foi formado no meio de reação, localizado no sistema como "moléculas doadoras como moléculas de água + ADP + Pi + H $^+$ + nH $^+$ memb.space = Formação de ATP + nH + O_2 com escassez de potenciais redox de membrana no sistema de linha de três estados e com falta de regulamentações de utilização do aceitador de O_2.

Moléculas de oxigênio, geradas nesta parte do meio de reação, localizadas no sistema como "Moléculas doadoras como moléculas de água + ADP + Pi + H $^+$ + nH $^+$ memb.space = A formação de ATP + nH + O_2 com escassez de potenciais redox de membrana, sistema de linha de três estados e falta de regulamentações de utilização de aceitadores de O_2 têm desempenhado o papel de moléculas de ligação entre duas reações metabólicas dependentes de elétrons e prótons .

As moléculas de ligação como oxigênio molecular têm sido utilizadas no sistema de linha de três estados de potenciais redox de membrana, localizado no sistema de reação metabólica dependente de prótons do segundo elétron, de obtenção de ATP para formação de moléculas metabólicas de água, condicionando o fluxo contínuo de prótons e elétron através deste sistema.

molecular , gerado no meio de reação, localizado no sistema como "Moléculas doadoras como moléculas de água + ADP + Pi + H $^+$ + nH $^+$ $_{memb.space}$ = ATP

+ formação de nH + O $_2$ com escassez de potenciais redox de membrana sistema de linha de três estados e falta de regulamentos de utilização de aceitadores de O $_2$ foram transferidos para meio de reação metabólica localizado no sistema como "Moléculas doadoras (glicose, aminoácidos , ácidos graxos) + redox de membrana potenciais sistema de linha de três estados + aceitador como O $_2$ + ADP + Pi + H $^+$ + nH $^+$ $_{memb.space}$ = (ATP + energia térmica) + H $_2$ O + nH $^+$ $_{matriz}$ + CO $_2$ " (Ambaga e Tumen- Ulzii , 2015) durante a respiração. Após a transferência de oxigênio para o meio de reação metabólica como "moléculas doadoras (glicose, aminoácidos , ácidos graxos) + potenciais redox de membrana sistema de linha de três estados + aceitador como O $_2$ + ADP + Pi + H $^+$ + nH $^+$ $_{memb.space}$ = (ATP + energia térmica) + H $_2$ O + nH $^+$ $_{matriz}$ + CO $_2$ " ocorreram processos como protonação de oxigênio por prótons livres liberados de doadores - moléculas de alimentos, levando à formação de água metabólica , ou seja, oxidação de prótons livres liberados de doadores - moléculas de alimentos.

Os processos vivos em nosso planeta foram formados e desenvolvidos com base na ligação bioevolutiva formada entre os dois sistemas básicos de reação metabólica dependente de elétrons e prótons de obtenção de ATP durante os últimos 4 bilhões de anos de desenvolvimento evolutivo.

O primeiro sistema de reação para obtenção de ATP foi o sistema de acumulação de bioenergia lentamente desenvolvido dos primeiros tempos de evolução (2 bilhões de anos atrás) como "Moléculas doadoras como moléculas de água + ADP + Pi + H $^+$ + nH $^+$ $_{memb.space}$ = ATP + nH + O $_2$ com escassez de potenciais redox de membrana, sistema de linha de três estados e falta de regulamentos de utilização de aceitadores de O $_2$ " foi formada no período inicial de 4 bilhões de anos de desenvolvimento da bioevolução .

O segundo sistema de reação de obtenção de ATP foi um sistema de acumulação de energia mais poderoso como "moléculas doadoras (glicose, aminoácidos , ácidos graxos) + potenciais redox de membrana sistema de linha de três estados + aceitador como O_2 + ADP + Pi + H^+ + nH^+ memb.espaço = (ATP + energia térmica) + H_2O + nH + matriz + CO_2 "(Ambaga e Tumen- Ulzii , 2015) que se formou durante o último período de 4 bilhões de anos de desenvolvimento da bioevolução .

Sem o primeiro elétron , sistema de reação dependente de prótons de obtenção de ATP como "Moléculas doadoras como moléculas de água + ADP + Pi + H^+ + nH^+ memb.space = Formação de ATP + nH + O_2 com escassez de potenciais redox de membrana sistema de linha de três estados e falta de regulamentações de utilização de aceitadores de O_2 " era impossível esperar o aparecimento de segundos sistemas acumuladores de energia mais poderosos como "Doadores (glicose, aminoácidos , ácidos graxos) + potenciais redox de membrana sistema de linha de três estados + aceitador como O_2 + ADP + Pi + H^+ + nH^+ memb.space = (ATP + energia térmica) + H_2 O + nH^+ matriz +CO2 " .

28. O TAMANHO DO GENOMA E OS DOIS SISTEMAS DE REAÇÃO METABÓLICA DEPENDENTE DE PRÓTON E ELÉTRONS BÁSICOS DE OBTENÇÃO DE ATP

Se compararmos o genoma da E.coli e o genoma humano, ambos têm um número concreto de cromossomos, tamanho concreto do gene, número concreto de genes, estruturas genéticas circulares e lineares com várias capacidades de aumento do tamanho do genoma baseado em ATP.

O tamanho do genoma (pares de bases) para o genoma de E.coli é 4,6 Mb, para o genoma humano-3,2 Gb, o número de genes para o genoma de E.coli é 4.288, para o genoma humano-20.000, o tamanho médio do gene para o genoma de E.coli é 700 pb, para genoma humano-27.000 pb.

Nós propusemos que, devido à ligação de bioevolução existente entre os dois elétrons básicos, o sistema de reação metabólica dependente de prótons de obtenção de ATP durante os últimos 4 bilhões de anos foi formado e desenvolvido condicionando as diversas capacidades de aumento do tamanho do genoma baseado em ATP no ser humano. gene e genoma de Archea , genoma de bactérias.

Estamos desenvolvendo a ideia de que, a dificuldade baseada na evolução como a limitação da expansão no número de genes devido ao desenvolvimento lento de sistemas de ADP + Pi + H^+ + nH^+ memb.space , e a insuficiência dos potenciais redox de membrana de três estados sistema de linha no caso de procariontes foi resolvido pelo aparecimento de poderosos sistemas de fornecimento de energia como "Doadores + potenciais redox de membrana sistema de linha de três estados + O_2 + ADP + Pi + H^+ + nH^+ memb.space = (ATP + energia térmica) + H_2O + nH^+ matriz + CO_2 " (Ambaga e

Tumen- Ulzii , 2015), condicionando a elevada capacidade de aumento do Tamanho do Genoma baseada em ATP. O processo de endossimbiose foi uma das pré-condições favoráveis para desenvolver poderosos sistemas de fornecimento de energia como "Doadores + potenciais redox de membrana sistema de linha de três estados + O_2 + ADP + Pi + H^+ + $nH^+_{memb.space}$ = (ATP + energia térmica) + H_2O + nH^+_{matriz} + CO_2 "(Ambaga e Tumen- Ulzii , 2015) e as membranas bioenergéticas altamente organizadas, seguidas pela distribuição de DNA baseada em mitocôndrias .

Pode-se dizer que durante o desenvolvimento evolutivo das células vivas, a mudança de uma célula para multicélulas foi acompanhada pela melhoria do sistema metabólico como os primeiros sistemas desenvolvidos lentamente como ADP + Pi + H^+ + $nH^+_{memb.space}$ foram convertidos em poderosos sistemas de fornecimento de energia como "Doadores + potenciais redox de membrana sistema de linha de três estados + O_2 + ADP + Pi + H^+ + nH^+ $_{memb.space}$ = (ATP + energia térmica) + H_2O + nH^+_{matriz} + CO_2 "(Ambaga e Tumen- Ulzii , 2015) com alta capacidade de aumento do tamanho do genoma baseado em ATP.

No período inicial de 4 bilhões de anos de desenvolvimento da bioevolução foi formado o primeiro sistema de reação de obtenção de ATP na forma do sistema de acumulação de bioenergia desenvolvido lentamente (2 bilhões de anos atrás) "Moléculas doadoras + ADP + Pi + H^+ + nH^+ $_{memb.space}$ = formação de ATP + nH + O_2 com escassez de potenciais redox de membrana sistema de linha de três estados no exemplo de E.coli com tamanho de genoma relativamente pequeno como 4,6 Mb e pequeno número de genes como 4.288, tamanho de gene pequeno como 700 pb.

No último período de 4 bilhões de anos de desenvolvimento da bioevolução foi formado o segundo sistema de reação de obtenção de ATP na forma de sistemas acumuladores de energia mais poderosos como "Moléculas doadoras (glicose, aminoácidos , ácidos graxos) + potenciais redox de membrana de três estados sistema de linha + aceitador como O_2 + ADP + Pi + H^+ + $nH^+_{memb.space}$ = (ATP + energia térmica) + H_2O + nH + matriz + CO_2 "(Ambaga e Tumen- Ulzii , 2015) que levou para grande tamanho de genoma como 3,2 Gb, muitos números de genes como 20.000, grande tamanho médio de gene como 27.000 pb no exemplo humano.

Deve-se dizer que o mecanismo biológico baseado na evolução de várias capacidades de aumento do tamanho do genoma baseado em ATP foi conectado a esses processos como uma mudança das regulações de acumulação de bioenergia lentamente desenvolvidas dos primeiros tempos de evolução na forma de "Doadores + ADP + Pi + H^+ + $nH^+_{espaço-membro}$ =

Formação de ATP + nH + O $_2$ e escassez de potenciais redox de membrana sistema de linha de três estados "para sistemas acumuladores de energia mais poderosos como "Doadores (glicose, aminoácidos , ácidos graxos) + potenciais redox de membrana sistema de linha de três estados + aceitador como O $_2$ + ADP + Pi + H $^+$ + nH $^+_{memb.space}$ = (ATP + energia térmica) + H $_2$ O + nH $^+_{matriz}$ +CO2 " .

O aparecimento de sistemas de energia mitocondriais na forma de "Doadores (glicose, aminoácidos , ácidos graxos) + potenciais redox de membrana sistema de linha de três estados + aceitador como O $_2$ + ADP + Pi + H $^+$ + nH $^+_{memb.space}$ = (ATP + energia térmica) + H $_2$ O + nH $^+_{matriz}$ + CO $_2$ "(Ambaga e Tumen- Ulzii , 2015) deu aos organismos a possibilidade de conduzir as funções biológicas baseadas na evolução do aumento do tamanho do genoma baseado em ATP.

À medida que as cianobactérias proliferaram, o mundo começou a se encher de O $_2$ e o aparecimento de sistemas acumuladores de energia mais poderosos como "doadores (glicose, aminoácidos , ácidos graxos) + potenciais redox de membrana sistema de linha de três estados + aceitador como O $_2$ + ADP + Pi + H $^+$ + nH $^+_{espaço-membro}$ = (ATP + energia térmica) + H $_2$ O + nH $^+_{matriz}$ + CO $_2$ "" serviu como uma forma mais eficiente de formar uma capacidade mais poderosa de aumento do tamanho do genoma com base em ATP.

Desta forma surgiu um tipo inteiramente novo de célula conhecida como eucariota com sistemas, contendo os "Doadores + potenciais redox de membrana sistema de linha de três estados + O $_2$ + ADP + Pi + H $^+$ + nH $^+$ $_{memb.space}$ = (ATP + energia térmica) + H $_2$ O + nH $^+_{matriz}$ + CO $_2$ "com alta capacidade de aumento do tamanho do genoma baseado em ATP.

Seria interessante que as forças baseadas na bioevolução tivessem condicionado o grande tamanho do genoma, o grande número de genes, o grande tamanho médio dos genes no organismo humano.

A célula eucariótica surgiu de procariontes apenas uma vez em quatro bilhões de anos.

Mas os procariontes não mostram tendência a evoluir com maior complexidade por esta razão, os potenciais bioenergéticos para o genoma das células procarióticas não foram suficientes para decidir o aumento do tamanho do genoma baseado em ATP.

Esta explicação demonstrou que os procariontes não tinham potenciais bioenergéticos tão poderosos quanto os potenciais redox de membrana dependentes do sistema de linha de três estados - ciclo completo de 9 etapas de condutância de prótons.

De "Doadores + potenciais redox de membrana sistema de linha de três estados + O_2 + ADP + Pi + H^+ + nH^+ memb.space = (ATP + energia térmica) + H_2O + nH^+ matriz + CO_2 "(Ambaga e Tumen- Ulzii , 2015), os procariontes tinham apenas os sistemas lentos desenvolvidos como ADP + Pi + H^+ + nH^+ memb.space , mas não tinham o sistema de linha de três estados de potenciais redox de membrana.

Essa dificuldade baseada na evolução foi resolvida pelo fato de a endossimbiose que deu origem às mitocôndrias reestruturar a distribuição do DNA em relação às membranas bioenergéticas, que têm sido alimentadas por sistemas poderosos como "Doadores + potenciais redox de membrana sistema de linha de três estados + O_2 + ADP + Pi + H^+ + nH^+ memb.espaço = (ATP + energia térmica) + H_2O + nH + matriz + CO_2 "(Ambaga e Tumen-Ulzii , 2015) condicionando a capacidade mais poderosa do aumento do tamanho do genoma baseado em ATP.

Por dois bilhões de anos, os organismos bacterianos foram as únicas formas de vida no mundo arqueano com nível limitado de aumento do tamanho do genoma baseado em ATP, os sistemas acumuladores de bioenergia lentamente desenvolvidos dos primeiros tempos de evolução na forma de "Doadores + ADP + Pi + H^+ + nH^+ memb.espaço = Formação de ATP + nH + O_2 e escassez de potenciais redox de membrana no sistema de linha de três estados".

Deve-se dizer que o mecanismo biológico baseado na evolução do aumento do tamanho do genoma baseado em ATP foi conectado a esses processos como uma mudança das regulações de acumulação de bioenergia lentamente desenvolvidas dos primeiros tempos de evolução na forma de "doadores como moléculas de água + ADP + Pi + H^+ + nH^+ memb.espaço = Formação de ATP + nH + O_2 e escassez de potenciais redox de membrana sistema de linha de três estados "para sistemas acumuladores de energia mais poderosos como "Doadores (glicose, aminoácidos , ácidos graxos) + potenciais redox de membrana sistema de linha de três estados + aceitador como O_2 + ADP + Pi + H^+ + nH^+ memb.space = (ATP + energia térmica) + H_2O + nH^+ matriz +CO2 ".

Seria mais interessante estabelecer a relação entre a formação da membrana - potenciais redox de três - dependentes do sistema de linha de estado - ciclo completo de 9 etapas de condutância de prótons e o aparecimento do mecanismo biológico baseado na evolução do aumento do tamanho do genoma baseado em ATP.

Pode-se dizer que o primeiro elétron, sistema de reação dependente de prótons de obtenção de ATP como "Moléculas doadoras + ADP + Pi + H^+ + nH^+ memb.space = ATP + nH + O_2 formação com escassez de potenciais redox de membrana três- O sistema de linha de estado deu a possibilidade de funcionar com um número concreto de cromossomos, tamanho concreto de genes, número concreto de genes, estruturas genéticas circulares em Archea e Bactérias.

Enquanto isso, o aparecimento de segundos sistemas acumuladores de energia mais poderosos como "Doadores (glicose, aminoácidos , ácidos graxos) + potenciais redox de membrana sistema de linha de três estados + aceitador como O_2 + ADP + Pi + H^+ + nH^+ memb.space = (ATP + energia térmica) + H_2O + nH^+ matriz + CO_2 "condicionou o aumento do tamanho do gene, número de genes, estruturas genéticas lineares no organismo humano em comparação ao genoma de Archea e ao genoma de bactérias.

Propomos que a transferência do primeiro elétron, sistema de reação dependente de próton para obtenção de ATPas "Moléculas doadoras + ADP + Pi + H^+ + nH^+ memb.space = Formação de ATP + nH + O_2 com escassez de potenciais redox de membrana sistema de linha de três estados para segundos sistemas acumuladores de energia mais poderosos como "Doadores (glicose, aminoácidos , ácidos graxos) + potenciais redox de membrana sistema de linha de três estados + aceitador como O_2 + ADP + Pi + H^+ + nH^+ espaço-membro = (ATP + energia térmica) + H_2O + nH^+ matriz + CO_2 "foram forças baseadas na bioevolução , condicionando o aumento do tamanho do gene, número de genes e aparecimento de estruturas genéticas lineares no organismo humano em comparação ao genoma de Archea e ao genoma de bactérias.

Chegamos à conclusão de que o pequeno tamanho do genoma como 4,6 Mb e o pequeno número de genes como 4.288, o pequeno tamanho do gene como 700 pb determinado no genoma de Archea e no genoma de Bacteria foram comparados com o primeiro sistema de reação dependente de elétrons e prótons de obtenção de ATP como "Moléculas doadoras + ADP + Pi + H^+ + nH^+ memb.space = Formação de ATP + nH + O_2 com escassez de potenciais redox de membrana sistema de linha de três estados.

Enquanto isso, grande tamanho do genoma de 3,2 Gb, muitos números de genes de 20.000, grande tamanho médio de gene de 27.000 pb revelado no genoma humano foram comparados com os segundos sistemas de acumulação de energia mais poderosos como "doadores (glicose, aminoácidos , ácidos graxos) + potenciais redox de membrana sistema de linha de três estados + aceitador como O_2 + ADP + Pi + H^+ + nH^+ memb.space = (ATP + energia térmica) + H_2O + nH^+ matriz +CO2 ".

Por dois bilhões de anos, os organismos bacterianos foram as únicas formas de vida no mundo arqueano com um nível lento de aumento do tamanho do genoma baseado em ATP e os sistemas acumuladores de bioenergia desenvolvidos lentamente dos primeiros tempos de evolução na forma de "doadores como moléculas de água + ADP + Pi + H $^+$ + nH $^+$ espaço-membro = Formação de ATP + nH + O $_2$ e escassez de potenciais redox de membrana no sistema de linha de três estados".

Eles viveram, eles se reproduziram, mas não mostraram nenhuma inclinação particular para passar para outro nível de existência mais desafiador (Bill Bryson, A Short History of Quase Everything) por causa do lento nível de aumento do tamanho do genoma baseado em ATP e do sistemas acumuladores de bioenergia de desenvolvimento lento de tempos de evolução iniciais na forma de "Doadores como moléculas de água + ADP + Pi + H $^+$ + nH $^+$ memb.espaço = Formação de ATP + nH + O $_2$ e escassez de potenciais redox de membrana no sistema de linha de três estados".

Além disso , uma das razões pelas quais a vida demorou tanto para se tornar complexa foi que o mundo teve que esperar até que os organismos mais simples tivessem oxigenado suficientemente a atmosfera, o que desempenhou o papel de desenvolver o aumento do tamanho do genoma baseado em ATP.

Deve-se dizer que o mecanismo biológico baseado na evolução do aumento do tamanho do genoma baseado em ATP foi conectado a esses processos como uma mudança das regulações de acumulação de bioenergia lentamente desenvolvidas dos primeiros tempos de evolução na forma de "doadores como moléculas de água + ADP + Pi + H $^+$ + nH $^+$ espaço-membro = Formação de ATP + nH + O $_2$ e escassez de potenciais redox de membrana sistema de linha de três estados "para sistemas acumuladores de energia mais poderosos como "Doadores (glicose, aminoácidos , ácidos graxos) + potenciais redox de membrana sistema de linha de três estados + aceitador como O $_2$ + ADP + Pi + H $^+$ + nH $^+$ memb.espaço = (ATP + energia térmica) + H $_2$ O + nH $^+$ matriz + CO $_2$ ".

À medida que as cianobactérias proliferaram, o mundo começou a se encher de O $_2$ e o aparecimento de sistemas acumuladores de energia mais poderosos como "doadores (glicose, aminoácidos , ácidos graxos) + potenciais redox de membrana sistema de linha de três estados + aceitador como O $_2$ + ADP + Pi + H $^+$ + nH $^+$ memb.espaço = (ATP + energia térmica) + H $_2$ O + nH $^+$ matriz + CO $_2$ " serviu como uma forma mais eficiente de produzir energia usando oxigênio e garantindo o aumento do tamanho do genoma baseado em ATP.

Os sistemas acumuladores de energia como "Doadores (glicose, aminoácidos , ácidos graxos) + potenciais redox de membrana sistema de linha de três estados + aceitador como O $_2$ + ADP + Pi + H $^+$ + nH $^+$ memb.space = (ATP + energia térmica) + H $_2$ O + nH $^+$ matriz + CO $_2$ " desempenhou o papel de aumento do tamanho do genoma baseado em ATP.

Dessa forma, surgiu um tipo inteiramente novo de célula, conhecido como eucarioto, com sistemas contendo os "doadores (glicose, aminoácidos , ácidos graxos) + potenciais redox de membrana, sistema de linha de três estados + aceitador como O_2 + ADP + Pi + H^+ + nH^+ membro.espaço = (ATP + energia térmica) + H_2O + nH^+ matriz + CO_2 " condicionando o aumento do tamanho do genoma baseado em ATP.

Sem isso, sistemas de acumulação de energia baseados em mitocôndrias como "doadores (glicose, aminoácidos , ácidos graxos) + potenciais redox de membrana sistema de linha de três estados + aceitador como O_2 + ADP + Pi + H^+ + nH^+ memb.space = (ATP + energia térmica) + H_2O + nH^+ matriz + CO_2 ", a vida na Terra hoje nada mais seria do que um lodo de micróbios simples devido à escassez de ATP com base no aumento do tamanho do genoma.

A célula eucariótica surgiu de procariontes apenas uma vez em quatro bilhões de anos.

Mas os procariontes não mostram tendência a evoluir com maior complexidade, por esta razão os potenciais bioenergéticos para o genoma das células procarióticas não foram suficientes para resolver esses problemas (*Nick Lane, William Martin*, 2010).

Esta explicação demonstrou que os procariontes não tinham potenciais bioenergéticos tão poderosos quanto os potenciais redox de membrana dependentes do sistema de linha de três estados - ciclo completo de 9 etapas de condutância de prótons.

Sem os poderosos sistemas de distribuição de energia como a membrana - potenciais redox dependentes do sistema de linha de três estados - o ciclo completo de 9 etapas de condutância de prótons era impossível a síntese de DNA, porque a biossíntese de bases purinas e pirimidinas é realizada com a participação de quantidade suficiente de ATP moléculas que se formaram no 6º estágio deste ciclo.

As purinas são sintetizadas biologicamente como nucleotídeos e, em particular, como ribotídeos . Uma etapa regulatória chave é a produção de 5-fosfo-aD-ribosil 1-pirofosfato (PRPP) pela ribose fosfato pirofosfoquinase,

A primeira etapa comprometida é a reação do PRPP, glutamina e água à fosforibose 5' lamina (PRA), glutamato e pirofosfato - catalisados pela amidofosforibosiltransferase , que é ativada pelo PRPP

PRA + Glicina + ATP ^ GAR + ADP + Pi

GAR + fTHF ^ fGAR + THF

fGAR + L-Glutamina + ATP ^ fGAM + L-Glutamato + ADP + Pi

fGAM + ATP ^ AR + ADP + Pi + H_2O

CAIR + L-Aspartato + ATP ^ SAICAR + ADP + Pi

Estamos desenvolvendo a ideia da dificuldade baseada na evolução como a limitação da expansão no número de genes devido ao desenvolvimento lento de sistemas de $ADP + Pi + H^+ + nH^+$ memb.space e à insuficiência dos potenciais redox de membrana de três estados sistema de linha, a falta de sistemas de utilização de aceitadores de O_2 no caso de procariontes foi decidida pelo aparecimento de poderosos sistemas de fornecimento de energia como "Doadores + potenciais redox de membrana sistema de linha de três estados $+ O_2 + ADP + Pi + H^+ + nH^+$ memb. espaço $= (ATP + $ energia térmica$) + H_2O + nH^+$ matriz $+ CO_2$ " (Ambaga e Tumen- Ulzii , 2015).

O processo de endossimbiose foi uma das pré-condições favoráveis para desenvolver poderosos sistemas de fornecimento de energia como "Doadores + potenciais redox de membrana sistema de linha de três estados $+ O_2 + ADP + Pi + H^+ + nH^+$ memb.space $= (ATP + $ energia térmica$) + H_2O + nH^+$ matriz $+ CO_2$ "(Ambaga e Tumen- Ulzii , 2015) e as membranas bioenergéticas altamente organizadas, seguidas pela distribuição de DNA baseada em mitocôndrias .

Estamos propondo que o aparecimento do primeiro elétron, sistema de reação metabólica dependente de prótons de obtenção de ATP no estágio inicial de desenvolvimento evolutivo de células vivas como "moléculas doadoras como moléculas de água $+ ADP + Pi + H^+ + nH^+$ memb.space $= $ A formação de ATP $+ nH + O_2$ e a escassez de potenciais redox de membrana no sistema de linha de três estados foram eventos mais significativos na formação irreversível de processos vitais devido ao aumento do tamanho do genoma baseado em ATP. Oxigênio molecular, gerado no meio de reação, localizado no sistema como "Moléculas doadoras como moléculas de água $+ ADP + Pi + H^+ + nH^+$ memb.space $= $ Formação de ATP $+ nH + O_2$ com escassez de potenciais redox de membrana sistema de linha de três estados e falta de regulamentos de utilização do aceitador de O_2 foram transferidos para meio de reação metabólica localizado no sistema como "Moléculas doadoras (glicose, aminoácidos , ácidos graxos) + potenciais redox de membrana sistema de linha de três estados + aceitador como $O_2 + ADP + Pi + H^+ + nH^+$ memb.space $= (ATP + $ energia térmica$) + H_2O + nH^+$ matriz $+ CO_2$ "(Ambaga e Tumen- Ulzii , 2015) durante a respiração, que serviu para desenvolver o aumento do tamanho do genoma baseado em ATP.

Um processo vivo em nosso planeta foi formado e desenvolvido com base no elo bioevolutivo formado entre os dois elétrons básicos, sistema de reação metabólica dependente de prótons de obtenção de ATP durante os últimos 4 bilhões de anos, condicionando o desenvolvimento evolutivo do aumento do genoma baseado em ATP. Tamanho.

29.O CICLO COMPLETO DE 9 PASSOS DE CONDUCTÂNCIA DE PRÓTONS E EVOLUÇÃO SEMELHANTE A ANTISPIRAL VOLTA DA SEGUNDA EQUAÇÃO DE TEMPO DE EVOLUÇÃO TARDIA PARA A PRIMEIRA EQUAÇÃO DE TEMPO DE EVOLUÇÃO ANTECIPADA DURANTE ALGUMA PATOLOGIA

Até agora, as recentes descobertas da literatura não puderam dar a resposta apropriada a questões tão importantes como qual a ligação da bioevolução que existiu entre a perturbação do fluxo normal de electrões e protões e os processos de morte celular que conduzem a processos patológicos cirróticos e cancerígenos irreversíveis.

Estamos propondo que o meio de reação de "Doadores + membrana - potenciais redox três - sistema de linha de estado + O_2 + ADP + Pi + H^+ + $nH^+_{espaço de membrana}$ = (ATP + energia térmica) + H_2O + nH^+_{matriz} + CO_2 "são os locais onde existiram os locais de condução dos seguintes quatro processos mais importantes como a manutenção do fluxo normal de elétrons e prótons no sentido horário com duração de 4-5 segundos de cada ciclo, também o processo de parada temporária de fluxo de elétrons e prótons e o processo de parada completa do fluxo normal de elétrons e prótons no sentido horário, e o processo de passos evolutivos semelhantes a antiespirais da segunda equação do tempo de evolução tardia do fluxo de elétrons e prótons até o tempo de evolução inicial primeira equação com provocação do processo de câncer.

Seria interessante se pudéssemos estabelecer a relação entre a parada temporária e completa do fluxo normal de elétrons e prótons no sentido horário com duração de 4-5 segundos de cada ciclo e processos cirróticos relacionados à morte celular, levando a retrocessos evolutivos semelhantes a antiespirais a partir do segundo final. equação da evolução do fluxo de elétrons e prótons até a primeira equação da evolução inicial.

Pode-se dizer que o processo de parada completa do fluxo normal de elétrons e prótons no sentido horário e a provocação dos retrocessos evolutivos semelhantes a antiespirais da segunda equação da evolução tardia para a primeira equação da evolução inicial com provocação do processo de câncer ocorreram dentro de "Doadores + membrana - potenciais redox três - sistema de linha de estado + O_2 + ADP + Pi + H^+ + nH + espaço da membrana = (ATP + energia térmica) + H_2O + nH + matriz + CO_2 "reação metabólica, onde pode ser ocorreram os dois processos como morte celular e processos de câncer relacionados à cirrose.

Os meios de reação de "Doadores + membrana - potenciais redox três - sistema de linha de estado + O_2 + ADP + Pi + H^+ + nH $_{+\text{espaço meinbrano}}$ = (ATP + energia térmica) + H_2O + nH $^+_{\text{matriz}}$ + CO_2" são os locais onde ocorreram os seguintes quatro processos mais importantes como:

1 .Manutenção do fluxo normal de elétrons e prótons no sentido horário com duração de 4-5 segundos de cada ciclo

2 .Parada temporária do fluxo normal de elétrons e prótons no sentido horário 3.Parada completa do fluxo normal de elétrons e prótons no sentido horário 4.Retrocessos evolutivos semelhantes a antiespirais da equação do tempo tardio da segunda evolução do fluxo de elétrons e prótons até a equação do primeiro tempo da evolução inicial com provocação de processo patológico como câncer.

De acordo com o princípio filosófico, todos os processos biológicos em nosso planeta durante os últimos 4 bilhões de anos foram desenvolvidos pelas etapas da evolução em espiral, pela transição de uma regulação simples para uma regulação mais complexa, como a síntese de ATP relacionada à glicólise, baseada no fluxo de elétrons e prótons. sem participação de sistema de linha de três estados de membrana - potenciais redox e oxigênio para ciclo de Krebs, síntese de ATP relacionada ao gradiente de prótons , baseada no fluxo de elétrons e prótons com participação de oxigênio usando sistema de linha de três estados de membrana - potenciais redox.

Mas a noção relativa a retrocessos evolutivos semelhantes a antiespirais, desde a segunda equação do tempo de evolução tardia até a primeira equação do tempo de evolução inicial do fluxo de elétrons e prótons com provocação do processo de câncer, foi conectada à transição de regulações de uma regulação mais complexa (Figura 2) para uma equação simples baseada em regulação a partir do ciclo de Krebs, a síntese de ATP baseada em gradiente de prótons funcionava devido ao fluxo de elétrons e prótons com a participação de oxigênio, usando um sistema de linha de três estados de potenciais redox de membrana para a forma inicial de síntese de ATP relacionada à glicólise baseada (Figura 1) no fluxo de elétrons e prótons sem participação de membrana - potenciais redox sistema de linha de três estados e oxigênios.

A essência de nossa nova ideia em relação à provocação do crescimento de células cancerígenas por passos evolutivos semelhantes a antiespirais do fluxo de elétrons e prótons em conexão com a transição da segunda equação de fluxo do tempo de evolução tardia para o tempo de evolução inicial, a primeira equação com a provocação do processo de câncer tem tem sido associado na forma de predominância do processo de glicólise e na provocação da mudança de próton, condutância de elétrons nos potenciais redox de membrana dependente do sistema de linha de três estados - ciclo completo de 9 etapas com perturbação da utilização de oxigênio dependente da mitocôndria é o seguinte:

a. Mudança na relação normal entre a glicólise e o processo do próton, condutância eletrônica no 2º estágio do ciclo completo de 9 etapas da condutância do próton dentro do corpo humano no nível de isocitrato desidrogenase, alfa cetoglutarato desidrogenase e succinato desidrogenase dentro do ciclo de Krebs.

b. Perturbação da relação normal entre a glicólise e o processo de formação de oxaloacetato a partir do malato sob a ação da malato desidrogenase no 2º estágio do ciclo completo de 9 etapas de condutância de prótons dentro do corpo humano no nível de isocitrato desidrogenase, alfa cetoglutarado desidrogenase e succinato desidrogenase .

Desta forma propusemos que as características bioquímicas das células cancerígenas sejam mais semelhantes às de Archea (procarióticas) como se as células cancerígenas adquirissem alguma característica de Archea , lembrando que as células normais deram os passos evolutivos para trás em direção às células de evolução inicial (como se Eukarya as células se transformam em células Archaea- procarióticas) com as quais poderiam ser encontradas há 4,4 bilhões de anos.

O efeito Warburg é a observação de que a maioria das células cancerígenas produz predominantemente energia por meio de uma alta taxa de glicólise .

Otto Warburg postulou que esta mudança no metabolismo , como a glicólise, é a causa fundamental do câncer.

A parada temporária do fluxo normal de elétrons e prótons no sentido horário com duração de 4-5 segundos de cada ciclo significa que, sob a influência de muitos fatores patológicos, foi causado o bloqueio parcial da condutância de elétrons e prótons dentro do ciclo completo de 9 etapas da condutância de prótons dentro do ser humano. corpo proposto por M.Ambaga , que incluiu vias metabólicas bem conhecidas como glicólise, ciclo de Krebs, oxidação betta de ácidos graxos, oxidação de aminoácidos .

A manutenção do fluxo normal de elétrons e prótons no sentido horário com duração de 4-5 segundos de cada ciclo significa que em condições normais foi criado o nível normal de liberação de prótons, elétrons de substratos alimentares (carboidratos, aminoácidos , ácidos graxos), também o pré-condição normal de transferência de próton, elétron para NADH como átomo de hidrogênio e formação de CO_2 no ciclo de Krebs, a condição normal de transferência de próton, elétron para KoQ como átomo de hidrogênio, a condição normal de transferência de elétron para citocromo C sem próton acompanhante , a tendência normal de translocação do próton para o espaço intermembranar da mitocôndria sem o acompanhamento do elétron, o nível normal de criação de gradiente de próton no espaço intermembranar da mitocôndria e após a transferência do próton para a matriz através da síntese de ATP e a tendência normal de formação de água metabólica na matriz mitocondrial pela oxidação do próton pelos oxigênios moleculares , ou seja , pela protonação do oxigênio molecular pelo próton da matriz, a pré-condição normal da difusão do próton, difusão da água metabólica através da membrana plasmática dos glóbulos vermelhos com participação da proteína aquaporina canais e entrada de oxigênio do pulmão para o eritrócito, entrada de dióxido de carbono das células para o eritrócito, os parâmetros normais de formação de prótons livres da água metabólica novamente por reação como $H_2CO_3 = H + HCO_3$ (H_2CO_3 formado a partir de água metabólica), o próton se combina com a hemoglobina (geração de HbH) que promove a liberação de oxigênio da hemaglobina , a difusão de oxigênio para as células e o próton liberado da hemoglobina promove a captação de oxigênio pela hemaglobina e a anidrase carbônica catalisa a formação de CO_2 a partir de H_2CO_3 e CO_2 difundidos nos alvéolos existem entre doadores e aceitadores na equação geral do metabolismo celular como $C_6H_{12}O_6 + 6O_2 = $ energia + $6H_2O + 6CO_2$ sob influência constante da membrana - potenciais redox três-sistema de linhas estaduais.

A parada completa do fluxo normal de elétrons e prótons no sentido horário com duração de 4-5 segundos de cada ciclo foi associada a este processo, pois sob a influência de muitos fatores patológicos foram causados a parada irreversível da condutância de elétrons e prótons no início: no estágio de liberação de próton, elétron de substratos alimentares (carboidrato, aminoácidos , ácidos graxos), na segunda: na fase de transferência de próton, elétron para NADH como átomo de hidrogênio e formação de CO_2 no ciclo de Krebs, na terceira: na fase de transferência de próton, elétron para KoQ como átomo de hidrogênio, na quarta: na fase de transferência do elétron para o citocromo C sem o próton acompanhante, na quinta: na fase de translocação do próton para o espaço intermembranar da mitocôndria sem o elétron acompanhante, na sexta: na o estágio de criação do gradiente de prótons no espaço intermembrana das mitocôndrias e após a transferência do próton para a matriz através da síntese de ATP, no sétimo: no estágio de formação de água metabólica na matriz da mitocôndria pela oxidação do próton por oxigênios moleculares, ou seja , por protonação do oxigênio molecular pelo próton da matriz, no oitavo: na fase de difusão do próton, difusão da água metabólica através da membrana plasmática das hemácias com participação dos canais proteicos aquaporina e entrada de oxigênio do pulmão para o eritrócito, entrada de carbono dióxido de carbono das células para os eritrócitos, também no nono: no estágio de formação de prótons livres a partir da água metabólica novamente por reação como $H_2CO_3 = H + HCO_3$ (H_2CO_3 formado a partir da água metabólica), o próton se combina com a hemoglobina (geração de HbH) que promove a liberação de oxigênio da hemaglobina , difusão de oxigênio para as células e prótons liberados da hemaglobina promove a captação de oxigênio pela hemaglobina e a anidrase carbônica catalisa a formação de CO_2 a partir de H_2CO_3 e CO_2 difundido nos alvéolos existem entre doadores e aceitadores na equação geral do metabolismo celular como $C_6H_{12}O_6 + 6O_2 = $ energia $+ 6H_2O + 6CO_2$ sob influência constante de potenciais redox de membrana sistema de linha de três estados, ou seja, a hemoglobina transporta oxigênio, carbono dióxido e prótons entre os pulmões e todas as células da matriz mitocondrial.

A parada completa do fluxo normal de elétrons e prótons no sentido horário com duração de 4-5 segundos de cada ciclo resultou na morte celular seguida por processos patológicos cirróticos e cancerígenos irreversíveis.

Parada completa do fluxo normal de elétrons e prótons no sentido horário com duração de 4-5 segundos de cada ciclo dentro do ciclo completo de 9 etapas de condutância de prótons dentro do corpo humano proposto por M.Ambaga , A.Tumen-Ulzii foi precedida por danos à membrana estruturas, que pertencem ao sistema de linha de três estados de potenciais redox de membrana de "Doadores + membrana - sistema de linha de três estados de potenciais redox $+ O_2 + ADP + Pi + H + nH_{+\ membrana \cdot espaço} = (ATP + $ energia térmica$) + H_2O + nH^+_{matriz} + CO_2$ "reação metabólica seguida de vazamento de complexos enzima-substrato para o exterior da célula, resultando na diminuição da oxidação e síntese de aminoácidos , ácidos graxos e moléculas de glicose.

30. O CICLO COMPLETO DE 9 PASSOS DE CONDUCTÂNCIA DE PRÓTONS E A PERTURBAÇÃO DEPENDENTE DO TEMPO DO FLUXO NORMAL DE ELÉTRONS, PRÓTONS NO SENTIDO HORÁRIO DURANTE A FALTA DE DOADORES E ACEITADORES

Até agora, as descobertas recentes da literatura não puderam dar a resposta apropriada a questões principalmente importantes, como em que intervalo de tempo após a escassez de doadores e aceitadores todas as células não foram submetidas à morte pela preservação e manutenção do fluxo normal de elétrons e prótons no sentido horário com duração de 4-5 segundos de cada ciclo, também pela liberação normal de prótons, elétrons de substratos alimentares (carboidratos, aminoácidos , ácidos graxos) e pela transferência normal de prótons, elétrons para NADH como átomo de hidrogênio e formação de CO_2 no ciclo de Krebs, pela transferência normal do elétron para o citocromo C sem o próton acompanhante, pela translocação normal do próton para o espaço intermembranar da mitocôndria sem o elétron acompanhante, pela criação normal do gradiente de prótons no espaço intermembrana da mitocôndria e pela transferência normal do próton para a matriz através do ATP sincronize-se com a tendência normal de formação de água metabólica na matriz mitocondrial pela oxidação do próton pelos oxigênios moleculares , ou seja , pela protonação normal do oxigênio molecular pelo próton da matriz, pela existência de uma pré-condição normal de difusão do próton, difusão da água metabólica através do plasma membrana dos glóbulos vermelhos com participação de canais de proteína aquaporina e normalmente liberação de oxigênio da hemoglobina , difusão de oxigênio para as células.

Seria interessante se pudesse estabelecer o tempo correspondente, durante o qual se formou a zona normal, onde normalmente existia o fluxo normal de elétrons e prótons no sentido horário com duração de 4-5 segundos de cada ciclo e o tempo correspondente durante o qual se formou a fronteira zona onde ocorreu a parada temporária do fluxo normal de elétrons e prótons no sentido horário com diminuição do nível de atividade da desidrogenase e onde também foram provocados os retrocessos evolutivos no sentido anti-horário e antiespiral da segunda evolução da equação do tempo tardio do fluxo de elétrons e prótons para equação da primeira evolução da evolução inicial com provocação da liberação de próton, elétron da glicose por glicólise, seguida pela transferência de próton, elétron para NAD, formação de NADH e síntese dependente de fosforilação do substrato de ATP sem participação do potencial redoxi da membrana sistema de 3 estados, oxigênios, O ATP se sincroniza com a formação do produto final como piruvato, levando à formação de uma zona de necrose completa onde ocorreu a parada completa do fluxo normal de elétrons e prótons no sentido horário.

Estamos propondo que o meio de reação de "Doadores + membrana - potenciais redox três - sistema de linha de estado $+ O_2 + ADP + Pi + H^+ + nH^+_{\text{espaço de membrana}} = (ATP + \text{energia térmica}) + H_2O + nH^+_{\text{matriz}} + CO_2$ "está condicionado ao aparecimento de vários danos às células dependentes do tempo após escassez de doadores e aceitadores. Por nós revelou o t após a escassez de doadores e aceitadores ter sido formada a zona de necrose aguda devido à perturbação dos meios de reação de "Doadores + membrana - potenciais redox três - sistema de linha de estado + O_2 + ADP + Pi + H^+ + nH$^+$ membrana.espaço = (ATP + energia térmica) + H_2O + nH$^+$ matriz + CO_2" dependendo do tempo de escassez de doadores e aceitantes nas seguintes formas:

1. Durante 0 a 20 minutos após a escassez de doadores e aceitadores, todas as células não foram submetidas a danos onde o fluxo normal de elétrons e prótons no sentido horário com duração de 4 a 5 segundos de cada ciclo permaneceu normalmente , formando a chamada zona normal.

2. Durante 20 a 30 minutos após a escassez de doadores e aceitadores, alguma parte das células foi submetida a danos resultantes da formação de uma zona fronteiriça onde ocorreu a parada temporária do fluxo normal de elétrons e prótons no sentido horário com retrocessos evolutivos no sentido anti-horário e antiespirais. da equação do tempo tardio da segunda evolução do fluxo de elétrons e prótons até a equação do primeiro tempo da evolução inicial com provocação da liberação de próton, elétron da glicose por glicólise, seguida pela transferência de próton, elétron para NAD, formação de NADH e fosforilação do substrato acompanhada por biossíntese de ATP sem participação do potencial redoxi de membrana sistema de 3 estados, oxigênios, síntese de ATP com formação do produto final como piruvato.

3. Durante 30 minutos após a escassez de doadores e aceitadores formou-se a zona de necrose completa onde foi observada a parada completa do fluxo normal de elétrons e prótons no sentido horário

A característica da zona normal, que permaneceu normalmente durante 0-20 minutos após a escassez de doadores e aceitadores, onde o fluxo normal de elétrons e prótons no sentido horário é preservado normalmente é distinguida pela localização periférica e nível normal de atividade de desidrogenase e nível normal de vascularização (Ambaga M, Kogan AK Kudrin AN 1984).

A característica da zona fronteiriça, que se formou durante 20 minutos após a escassez de doadores e aceitadores, onde ocorreu a parada temporária do fluxo normal de elétrons e prótons no sentido horário, distingue-se pela localização intermediária e nível diminuído de atividade de desidrogenase e nível relativamente normal de vascularização, também retrocessos evolutivos semelhantes a antiespirais da equação do tempo tardio da segunda evolução do fluxo de elétrons e prótons para a equação do primeiro tempo da evolução inicial com provocação da liberação de próton, elétron da glicose por glicólise, seguida pela transferência de próton, elétron para NAD, formação de NADH e biossíntese de ATP relacionada à fosforilação do substrato sem participação do sistema de estado 3 do potencial redoxi da membrana , oxigênios, síntese de ATP, formação do produto final como piruvato.

A característica da zona de necrose completa, que se formou durante 30 minutos após a escassez de doadores e aceitadores, onde ocorreu a parada completa do fluxo normal de elétrons e prótons no sentido horário, distingue-se pela localização central , e parada completa da atividade da desidrogenase e falta de vascularização (Ambaga . M , Kogan AK Kudrin AN1984).

Desta forma, zonas onde o fluxo normal de elétrons e prótons no sentido horário não foi perturbado durante 0 a 20 minutos após a escassez de doadores e aceitadores, são caracterizadas pela manutenção do fluxo normal de elétrons e prótons no sentido horário com duração de 4 a 5 segundos de cada ciclo e pela criação do nível normal de liberação de prótons, elétrons de substratos alimentares (carboidratos, aminoácidos , ácidos graxos), também pela manutenção da pré-condição normal de transferência de prótons, elétrons para NADH como átomo de hidrogênio e formação de CO_2 no ciclo de Krebs, também por transferência normal de próton, elétron para KoQ como átomo de hidrogênio, por transferência normal de elétron para citocromo C sem próton acompanhante, por translocação normal de próton para o espaço intermembrana da mitocôndria sem elétron acompanhante e por criação normal de próton gradiente no espaço intermembrana das mitocôndrias e após a transferência do próton para a matriz através da síntese de ATP e pela formação normal de água metabólica na matriz da mitocôndria pela oxidação do próton pelos oxigênios moleculares, ou seja , pela protonação do oxigênio molecular pelo próton da matriz.

2. A zona fronteiriça, que se formou durante 20 minutos após a escassez de doadores e aceitadores, é caracterizada pela formação de formas mistas de reação como "Doadores + membrana - potenciais redox três - sistema de linha de estado + O_2 + ADP + Pi

$^{+\,H\,+\,nH}$ membrana.espaço $=$ (ATP + energia térmica) + H_2O + nH^+ matriz + CO_2 "e forma de reação como "Doadores + ADP + Pi + H^+ + nH^+ espaço da membrana $=$ (ATP + energia térmica) + matriz + piruvato, chamada glicólise.

3. A zona de necrose completa, que se formou durante 30 minutos após a escassez de doadores e aceitadores, onde ocorreu a parada completa do fluxo normal de elétrons e prótons no sentido horário, é caracterizada pela parada irreversível da condutância de elétrons e prótons no início: na fase de liberação do próton, elétron de substratos alimentares (carboidrato, aminoácidos , ácidos graxos), no segundo: na fase de transferência de próton, elétron para NADH como átomo de hidrogênio e formação de CO_2 no ciclo de Krebs, no terceiro: na fase de transferência de próton, elétron para KoQ como átomo de hidrogênio, na quarta: na fase de transferência do elétron para

o citocromo C sem o próton acompanhante, na quinta: na fase de translocação do próton para o espaço intermembrana da mitocôndria sem o elétron acompanhante, na sexta: na fase de criação do gradiente de prótons no espaço intermembrana das mitocôndrias e após a transferência do próton para a matriz através do ATP sintetizado, no sétimo: no estágio de formação da água metabólica na matriz da mitocôndria pela oxidação do próton por oxigênios moleculares , ou seja , pela protonação de oxigênio molecular por próton da matriz, no oitavo: na fase de difusão do próton, difusão da água metabólica através da membrana plasmática das hemácias com participação dos canais proteicos aquaporina e entrada de oxigênio do pulmão para o eritrócito, entrada de dióxido de carbono das células para eritrócito, também no nono: na fase de formação de prótons livres a partir da água metabólica novamente por reação como $H_2CO_3 = H + HCO_3$ (H_2CO_3 formado a partir da água metabólica), o próton se combina com a hemoglobina (geração de HbH) que promove a liberação de oxigênio da hemoglobina , difusão de oxigênio para todas as células.

CAPÍTULO 4

31. O CICLO COMPLETO DE 9 PASSOS DE CONDUCTÂNCIA DE PRÓTONS E A FORMAÇÃO DE TRÊS ZONAS COM VÁRIOS GRAUS DE PERTURBAÇÕES DO FLUXO NORMAL DE ELÉTRONS E PRÓTONS NO SENTIDO HORÁRIO DURANTE A FALTA DE DOADORES E ACEITADORES

Seria interessante se pudéssemos estabelecer quantas zonas se formaram após a escassez de doadores e aceitadores, qual zona se transformaria em zona de necrose total, onde ocorreu a parada completa do fluxo normal de elétrons e prótons no sentido horário, quais zonas são facilmente sujeitas a procedimento de proteção de danos celulares, prevenção, farmacoterapia, cuja zona é preservada no sentido horário, fluxo normal de elétrons e prótons e permanece normalmente.

Mas até agora as descobertas recentes da literatura não conseguiram dar a resposta adequada às questões mais importantes acima mencionadas.

Estamos propondo que o meio de reação de "Doadores + membrana − potenciais redox sistema de linha de três estados + O_2 + ADP + Pi + H_+ + $nH_{+\,membrana \cdot espaço}$ = (ATP + energia térmica) + H_2O + nH^+_{matriz} + CO_2 "são os locais, condicionando o aparecimento de todas as três zonas com vários graus de perturbações do fluxo normal de electrões e protões no sentido horário, incluindo a zona de necrose total onde ocorreu a paragem completa do fluxo normal de electrões e protões no sentido horário e também fronteira zona, que é facilmente submetida a procedimento de proteção, prevenção, farmacoterapia, a zona normal, quando são preservados o fluxo normal de elétrons e prótons no sentido horário com duração de 4-5 segundos de cada ciclo e permanece normal após escassez de doadores e aceitadores.

Pode-se dizer que dentro do meio de reação de "Doadores + membrana - potenciais redox três - sistema de linha de estado + O_2 + ADP + Pi + H_+ + nH + espaço de membrana = (ATP + energia térmica) + H_2O + nH + matriz + CO_2 "ocorreu o processo de mudança da reação como "Doadores + membrana - potenciais redox três - sistema de linha de estado + $O2_+$ ADP + Pi + H_+ + nH + espaço de membrana = (ATP + energia térmica) + H_2O + nH^+_{matriz} + CO_2 "para reação como "Doadores + ADP + Pi + H^+ + $nH^+_{espaço\ da\ membrana}$ = (ATP + energia térmica) + matriz + piruvato, chamados de glicólise, que são conduzidos na forma de transferência de próton, elétron para NAD, formação de NADH e biossíntese dependente da fosforilação do substrato de ATP sem participação do potencial redoxi da membrana Sistema de 3 estados, oxigênios, ATP sintetiza-se com formação do produto final como piruvato, dependendo de qual forma de três zonas aparecem com vários graus de distúrbios do fluxo normal de elétrons e prótons no sentido horário após escassez de doadores e aceitadores.

Por nós revelamos que durante a escassez de doadores e aceitadores foram formadas três zonas básicas devido à perturbação dos meios de reação produtores de ATP como "Doadores + membrana - potenciais redox três - sistema de linha de estado $+ O_2 + ADP + Pi + H + nH_{espaço\ da\ membrana} = (ATP$ + energia térmica$) + H_2O + nH_{matriz} + CO_2$".

1. Primeira zona, onde o fluxo normal de elétrons e prótons no sentido horário com duração de 4-5 segundos de cada ciclo permanece normalmente após escassez de doadores e aceitadores.

2. Segunda zona fronteiriça, onde ocorreu a parada temporária do fluxo normal de elétrons e prótons no sentido horário após a escassez de doadores e aceitadores, causando retrocessos evolutivos no sentido anti-horário, semelhantes a antiespirais, desde a segunda evolução da equação de tempo final do fluxo de elétrons e prótons até o início equação da primeira evolução com provocação da liberação de próton, elétron da glicose por glicólise, seguida pela transferência de próton, elétron para NAD, formação de NADH e fosforilação do substrato biossíntese de ATP relacionada sem participação do potencial redoxi da membrana sistema de 3 estados, oxigênios, ATP sincroniza-se com a formação do produto final como piruvato.

3. Terceira zona de necrose completa, onde ocorreu a parada completa do fluxo normal de elétrons e prótons no sentido horário após escassez de doadores e aceitadores. Entre essas três zonas, a zona fronteiriça onde ocorreu a parada temporária do fluxo normal de elétrons e prótons no sentido horário com retrocessos evolutivos semelhantes a antiespirais da equação do tempo tardio da segunda evolução do fluxo de elétrons e prótons para a equação do primeiro tempo da evolução inicial com provocação de a liberação de próton, elétron da glicose pela glicólise distingue-se por isto aquilo que é facilmente submetido à proteção de danos, prevenção e farmacoterapia após escassez de doadores e aceitadores.

A característica da zona normal com fluxo normal de elétrons e prótons no sentido horário com duração de 4-5 segundos de cada ciclo é distinguida pela localização periférica e nível normal de atividade de desidrogenase e nível normal de vascularização.

A característica da zona fronteiriça onde ocorreu a parada temporária do fluxo normal de elétrons e prótons no sentido horário é distinguida pela localização intermediária e diminuição do nível de atividade da desidrogenase e nível relativamente normal de vascularização também por retrocessos evolutivos semelhantes a anti-horários da segunda evolução. equação do tempo tardio do fluxo de elétrons e prótons para a evolução inicial equação do primeiro tempo com provocação da liberação de próton, elétron da glicose por glicólise, seguida pela transferência de próton, elétron para NAD, formação de NADH e biossíntese de ATP dependente da fosforilação do substrato sem participação do potencial redoxi da membrana , sistema de 3 estados, oxigênios, ATP sintetizado, formação do produto final como piruvato.

A característica da zona de necrose completa onde ocorreu a parada completa do fluxo normal de elétrons e prótons no sentido horário é diferenciada pela localização central, e parada completa da atividade da desidrogenase e falta de vascularização (Ambaga M, Kogan A. K.Kudrin AN1984).

Podem ser descritos dois processos básicos que consistem na primeira fase isquêmica e na segunda fase de recuperação dentro da zona limítrofe onde frequentemente ocorria a parada temporária do fluxo normal de elétrons e prótons no sentido horário.

Na primeira fase isquêmica ocorreu o processo de mudança de reação como "Doadores + membrana - potenciais redox três - sistema de linha de estado + O_2 + ADP + Pi + H + + nH $_{+ espaço\ de\ membrana}$ = (ATP + energia térmica) + H_2O + nH $_{+matriz}$ + CO_2 "para reação como "Doadores + ADP + Pi + H $^{+}$ + nH $^{+}_{m\ e}$ $_{m\_espaço\ brana}$ = (ATP + energia térmica) + matriz + puryvato , chamada glicólise.

Na segunda fase de recuperação ocorreu o processo de mudança de reação como "Doadores + ADP + Pi + H $^{+}$ + nH $_{+\ membrana}$ ^{espaço} = (ATP + energia térmica) + matriz + piruvato, assim chamada glicólise, conduzindo a transferência de próton, elétron para NAD, formação de NADH e biossíntese relacionada à fosforilação do substrato de ATP sem participação do potencial redoxi da membrana sistema de 3 estados, oxigênios, ATP syn the se, formação do produto final como piruvato para reação como "Doadores + membrana - potenciais redox três - sistema de linha de estado + O_2 + ADP + Pi + H $^{+}$ + nH + espaço de membrana = (ATP + energia térmica) + H_2O + nH $^{+}_{matriz}$ + CO_2 ".

Se a primeira fase isquêmica caracterizada pela prevalência de reações como "Doadores + ADP + Pi + H $^{+}$ + nH $^{+}_{espaço\ membranar}$ = (ATP + energia térmica) + matriz + piruvato, a chamada glicólise não foi transformada em reação como "Doadores + membrana - potenciais redox três - sistema de linha de estado + O_2 + ADP + Pi + H $^{+}$ + nH + espaço de membrana = (ATP + energia térmica) + H_2O + nH $^{+}_{matriz}$ + CO_2 ", seria complicado pela formação de zona de necrose completa onde ocorresse a parada completa do fluxo normal de elétrons e prótons no sentido horário.

Se a primeira fase isquêmica caracterizada pela prevalência de reações como "Doadores + ADP + Pi + H $^+$ + nH $^+$ espaço de membrana = (ATP + energia térmica) $^+$ + matriz + piruvato, a chamada glicólise foi transformada em reação como "Doadores + membrana - potenciais redox três - sistema de linha de estado + O_2 + ADP + Pi + H $^+$ + nH + espaço de membrana = (ATP + energia térmica) + H_2O + nH $^+$ matriz + CO_2" levaria à formação de uma zona normal, onde o fluxo normal de elétrons e prótons no sentido horário com duração de 4-5 segundos de cada ciclo permanece normalmente .

A prevalência da reação da segunda fase de recuperação como "Doadores + membrana - potenciais redox três - sistema de linha de estado + O_2 + ADP + Pi + H $^+$ + nH + espaço de membrana = (ATP + energia térmica) + H_2O + $^+$ matriz + CO_2"" na zona fronteiriça levaria à recuperação do fluxo normal de elétrons e prótons no sentido horário, resultando na formação da zona normal.

Desta forma, zonas com fluxo normal de elétrons e prótons no sentido horário com duração de 4-5 segundos de cada ciclo são caracterizadas pela manutenção de

fluxo normal de elétrons e prótons no sentido horário com duração de 4-5 segundos de cada ciclo e pela criação do nível normal de liberação de prótons, elétrons de substratos alimentares (carboidratos, aminoácidos , ácidos graxos), também pela criação da pré-condição normal de transferência de próton, elétron para NADH como átomo de hidrogênio e formação de CO $_2$ no ciclo de Krebs, por regulação normal de transferência de próton, elétron para KoQ como átomo de hidrogênio, por regulação normal de transferência de elétron para citocromo C sem próton acompanhante, também por tendência normal de translocação do próton para o espaço intermembranar da mitocôndria sem o acompanhamento do elétron, pela manutenção do nível normal de criação do gradiente de próton no espaço intermembranar da mitocôndria e após a transferência do próton para a matriz através da síntese de ATP.

B. Zona fronteiriça, onde ocorreu a parada temporária do fluxo normal de elétrons e prótons no sentido horário, é caracterizada pela formação de formas mistas de reações como "Doadores + membrana - potenciais redox três - sistema de linha de estado + O_2 + ADP + Pi + H $_+$ + nH + espaço de membrana = (ATP + energia térmica) + H_2O + nH $_+$ matriz + CO_2 "e forma de reação como "Doadores + ADP + Pi + H $^+$ + nH + espaço de membrana = (ATP + energia térmica) + matriz + piruvato, assim chamada glicólise.

C. Zona de necrose completa, onde ocorreu a parada completa do fluxo normal de elétrons e prótons no sentido horário, é caracterizada pela parada irreversível da condutância de elétrons e prótons a princípio: na fase de liberação de prótons, elétrons de substratos alimentares (carboidratos, aminoácidos , gordura ácidos), em segundo: na etapa de transferência de próton, elétron para NADH como átomo de hidrogênio e formação de CO_2 no ciclo de Krebs, em terceiro: na etapa de transferência de próton, elétron para KoQ como átomo de hidrogênio, em quarto: na fase de transferência de elétron para o citocromo C sem próton acompanhante, na quinta: na fase de translocação do próton para o espaço intermembrana da mitocôndria sem elétron acompanhante, na sexta: na fase de criação do gradiente de prótons no espaço intermembrana de mitocôndrias e após a transferência do próton para a matriz através da síntese de ATP, na sétima: na fase de formação da água metabólica na matriz da mitocôndria pela oxidação do próton pelos oxigênios moleculares, ou seja , pela protonação do oxigênio molecular pelo próton da matriz, na oitava: na fase de difusão do próton, difusão da água metabólica através da membrana plasmática das hemácias com participação dos canais proteicos aquaporina e entrada de oxigênio do pulmão para o eritrócito, entrada de dióxido de carbono das células para o eritrócito, também no nono: na fase de formação de prótons livres a partir da água metabólica novamente por reação como $H_2CO_3 = H + HCO_3$ (H_2CO_3 formado a partir da água metabólica), o próton se combina com a hemoglobina (geração de HbH), o que promove a liberação de oxigênio da hemoglobina , a difusão de oxigênio para as células e o próton liberado da hemoglobina promovem a captação de oxigênio pela hemaglobina e a anidrase carbônica catalisa a formação de CO_2 a partir de H_2CO_3 e o CO_2 se difunde nos alvéolos.

32. O CICLO COMPLETO DE 9 PASSOS DE CONDUCTÂNCIA DE PRÓTONS E A BIOSSÍNTESE DA BASE DE PURINA APÓS PARADA PARCIAL E COMPLETA DE FLUXOS DE PRÓTONS E ELÉTRONS

Seria interessante estabelecer a diferença nas mudanças nas perturbações da biossíntese das moléculas de base purina, dependendo da parada parcial e completa dos fluxos de prótons e elétrons.

Mas até agora as recentes descobertas da literatura não puderam dar a resposta apropriada às questões principalmente importantes acima mencionadas, no que diz respeito à diferença de distúrbios da biossíntese de moléculas de base de purina, dependendo da parada parcial e completa dos fluxos de prótons e elétrons.

A participação de sistemas evolutivos tardios de transporte de prótons como "Doadores + membrana - potenciais redox três - sistema de linha de estado + O_2 + ADP + Pi + H$^+$ + nH + espaço de membrana = (ATP + energia térmica) + H_2O + nH + matriz + CO_2 "na biossíntese de moléculas de base purina apareceram como a primeira etapa: ribose-5 fosfato + ATP = 5-fosforibosil - alfa - pirofosfato (PRPP), a segunda etapa: PRPP + glutamina + H_2O = betta - 5- fosforribosilamina , o terceiro estágio: betta - 5-fosforibosilamina + ATP + glicina = glicinamida ribotídeo (GAR), o quarto estágio: GAR + N10-formil-TNF = formil glicinamida ribotídeo (FGAR), o quinto estágio: ATP + glutamina + FGAR = Formil glicinamida ribotídeo (FGAM), no sexto estágio: FGAM + ATP= 5-aminoimidazol ribotídeo (AIR), no sétimo estágio: CO_2 + AIR = carboxiaminoimidazol ribotídeo (CAIR), o oitavo estágio: CAIR + aspartato + ATP = 5-aminoimidazol- 4-(succinilocarboxiamida) ribotídeo (SACAIR), o nono estágio: SACAIR=fumarato+5-aminoimidazol - 4-carboxamida ribotídeo (AICAR), o décima etapa: AICAR + N10-formil-TNF = 5-formaminoimidazol - ribotídeo 4-carboxamida (FAICAR), décima primeira etapa: FAICAR= H_2O + monofosfato de inosina (IMP).

Parada completa do próton, o elétron flui dentro do sistema de produção de ATP como "Doadores + membrana - potenciais redox três - sistema de linha de estado + O_2 + ADP + Pi + H$^+$ + nH + espaço de membrana = (ATP + energia térmica) + H_2O + nH + matriz + CO_2 " foram associados à provocação da morte de células, onde ocorreu a parada completa do fluxo normal de elétrons e prótons no sentido horário, levando a distúrbios na biossíntese de moléculas de base purina dependente de ATP.

Pode-se dizer que a parada completa da biossíntese dependente de ATP da base purina, devido à parada completa do próton, os fluxos de elétrons levariam à morte, danos irreversíveis às células.

Parada parcial de prótons, fluxos de elétrons têm sido associados à provocação de danos celulares parciais, que são facilmente submetidos a procedimentos de proteção de danos celulares, prevenção e farmacoterapia.

Pode-se dizer que a parada parcial da biossíntese dependente de ATP da base purina devido à parada temporária do próton, os fluxos de elétrons levariam a danos reversíveis nas células.

Se conseguirmos realizar a prevenção adequada, farmacoterapia nas partes das células danificadas com parada parcial de prótons, os fluxos de elétrons se voltariam para células normais onde são preservados o fluxo normal de elétrons e prótons no sentido horário, algumas células permaneceriam normalmente.

No âmbito do trabalho científico recente, estamos tentando explicar os seguintes eventos biológicos interconectados como inicialmente: formas normais e perturbadas de parâmetros básicos de ATP formando sistemas bioenergéticos como "Doadores + membrana - potenciais redox sistema de linha de três estados + O_2 + ADP + Pi + H^+ + nH + espaço da membrana = (ATP + energia térmica) + H_2O + nH + matriz + CO_2 ", em segundo: a via biossintética dependente de ATP da base purina, em terceiro: parada parcial e completa de fluxo normal de elétrons, prótons no sentido horário, na quarta: em quais estágios do ciclo completo de 9 etapas da condutância de prótons ocorreram a parada parcial e completa do fluxo normal de elétrons, prótons no sentido horário, na quinta: como evitar a parcial e completa interrupção do fluxo normal de elétrons e prótons no sentido horário, normalizando as formas perturbadas dos parâmetros básicos dos sistemas bioenergéticos mencionados acima.

Sem ATP formando meio de reação bioenergética como "Doadores + membrana - potenciais redox três - sistema de linha de estado + O_2 + ADP + Pi + H^+ + nH + espaço de membrana = (ATP + energia térmica) + H_2O + nH + matriz + CO_2 ", onde se formaram compostos macroérgicos tão importantes como o ATP, poderoso agente redutor NADPH, é absolutamente impossível a biossíntese da base purina, portanto a biossíntese de moléculas de DNA e RNA.

A biossíntese de moléculas de base de purina tem sido fortemente necessária a participação de sistemas evolutivos tardios de transporte de prótons e elétrons como "Doadores + membrana - potenciais redox três - sistema de linha de estado + O_2 + ADP + Pi + H^+ + nH + espaço de membrana = (ATP + energia térmica) + H_2O + nH + matriz + CO_2 " e a participação da membrana - potenciais redox sistema de linha de três estados, onde se formaram compostos macroerg tão importantes como ATP, ADP.

A participação de sistemas evolutivos tardios de transporte de prótons como "Doadores + membrana - potenciais redox três - sistema de linha de estado + O_2 + ADP + Pi + H^+ + nH + espaço de membrana = (ATP + energia térmica) + H_2O + nH + matriz + CO_2 "na via biossintética dependente de ATP de moléculas de base purina apareceram como o primeiro estágio: ribose-5 fosfato + ATP = 5-fosforibosil-alfa-pirofosfato (PRPP), o segundo estágio: PRPP + glutamina + H_2O = betta-5-fosforribosilamina, o terceiro estágio: betta-5- fosforibosilamina + ATP + glicina = glicinamida ribotídeo (GAR), o quarto estágio: GAR + N10-formil-TNF = formil glicinamida ribotídeo (FGAR), o quinto estágio: ATP + glutamina + FGAR = Formil glicinamida ribotídeo (FGAM), no sexto estágio: FGAM + ATP= 5-aminoimidazol ribotídeo (AIR), no sétimo estágio: CO_2 + AIR= carboxiaminoimidazol ribotídeo (CAIR), o oitavo estágio: CAIR+ aspartato + ATP =5 - aminoimidazol - 4 - (succinilocarboxiamida) ribotídeo (SACAIR), o nono estágio: SACAIR = fumarato+5-aminoimidazol-4-carboxamida ribotídeo (AICAR), o décimo estágio: AICAR + N10 - formil - TNF = ribotídeo de 5-formaminoimidazol-4-carboxamida (FAICAR), o décimo primeiro estágio: FAICAR= H_2O +inosina monofosfato (IMP). Dessa forma 5-fosforibosil - alfa-pirofosfato (PRPP) moléculas, que foram sintetizadas com a participação de ATP e também de CO_2 , moléculas de ATP formadas em meios de reação como "Doadores + membrana - potenciais redox sistema de linha de três estados + O_2 + ADP + Pi + H_+ + nH + espaço de membrana = (ATP + energia térmica) + H_2O + nH + matriz + CO_2 "devido ao fluxo normal de elétrons e prótons no sentido horário, incluindo na estrutura do monofosfato de inosina (IMP) após a realização das reações correspondentes acima mencionadas tornou-se o estrutural inseparável partes de moléculas de base de purina, também moléculas de DNA, RNA.

A princípio: o grau médio de diminuição do nível de biossíntese de ATP dentro de "Doadores + membrana - potenciais redox três - sistema de linha de estado + O_2 + ADP + Pi + H^+ + nH + espaço de membrana = (ATP + energia térmica) + H_2O + nH + matriz + CO_2 "foram conectados com a parada parcial dos fluxos de prótons e elétrons.

Em segundo lugar: a parada parcial do próton, a condutância do elétron dentro da membrana - potenciais redox - sistema de linha de três estados foi levada ao nível médio de biossíntese da base purina.

Em terceiro lugar: o nível médio de biossíntese de bases purinas apareceu como meio de velocidade de reação em todos os dez estágios de biossíntese de moléculas de bases purinas.

Na quarta: a parada completa da biossíntese de ATP dentro de "Doadores + membrana - potenciais redox três - sistema de linha de estado + O_2 + ADP + Pi + H^+ + nH + espaço de membrana = (ATP + energia térmica) + H_2O + nH + matriz + CO_2 "foram conectados com a parada completa do próton, condutância do elétron dentro da membrana - potenciais redox sistema de linha de três estados.

Em quinto lugar: a parada completa do próton, a condutância do elétron dentro da membrana - potenciais redox - sistema de linha de três estados foi associada à parada completa da biossíntese de moléculas de base de purina.

Sexto: a parada completa da biossíntese de bases purinas apareceu como uma parada completa dos processos de reação em todos os dez estágios da biossíntese de moléculas de bases purinas.

Se ocorrer alteração patológica na biossíntese de ATP e formação de energia térmica, H_2O, nH + matriz, CO_2 dentro dos meios de reação como "Doadores + membrana - potenciais redox três - sistema de linha de estado + O_2 + ADP + Pi + H^+ + nH + espaço da membrana = (ATP + energia térmica) + H_2O + nH + matriz + CO_2 "também causaria a parada parcial e completa da síntese de moléculas de monofosfato de adenosina do IMP porque a biossíntese de AMP foi necessária participação do GTP em alguma etapa da biossíntese como na primeira etapa: IMP + aspartato + GTP = adenilosuccinato .

Também as alterações patológicas na biossíntese de ATP e formação de energia térmica, H_2O, matriz nH +, CO_2 dentro de meios de reação como doadores + membrana - potenciais redox três - sistema de linha de estado + O_2 + ADP + Pi + H^+ + nH + espaço da membrana = (ATP + energia térmica) + H_2O + nH + matriz + CO_2 levaria a perturbar a biossíntese do monofosfato de guanosina (GMP) do IMP porque a biossíntese do GMP foi necessária a participação do ATP em alguns estágio como no segundo estágio: XMP + glutamina + ATP = GMP.

33. O CICLO COMPLETO DE 9 ETAPAS DE CONDUCTÂNCIA DE PRÓTONS E A BIOSSÍNTESE DE RIBONUCLEOTÍDEOS DE PIRIMIDINA APÓS PARADA PARCIAL E COMPLETA DE FLUXOS DE PRÓTONS E ELÉTRONS

Seria interessante estabelecer essa diferença de alteração na biossíntese dos ribonucleotídeos de pirimidina, dependendo da parada parcial e completa da entrega do doador e do aceitador.

A parada completa da entrega do doador e do aceitador tem sido associada à formação da necrose completa das células, onde ocorre a parada completa do fluxo normal de elétrons e prótons no sentido horário, levando à diminuição da biossíntese dependente de ATP de monofosfato de orotidina e ribonucleotídeos de pirimidina, também DNA, moléculas de RNA .

A participação de sistemas evolutivos tardios de transporte de prótons como "Doadores + membrana - potenciais redox três - sistema de linha de estado + O_2 + ADP + Pi + H^+ + nH + espaço de membrana = (ATP + energia térmica) + H_2O + nH^+ matriz + CO_2 "na biossíntese de ribonucleotídeos de pirimidina apareceram como ATP + HCO_3 + glutamina + H_2O = carbamoil fosfato, carbamoil fosfato + aspartato = carbamoil aspartato, carbamoil aspartato = H_2O + diidroorotato, diidroorotato + quinina = orotato, orotato + PRPP = monofosfato de orotidina (OMP), OMP = CO_2 + monofosfato de uridina (UMP).

Mas até agora as descobertas recentes da literatura não conseguiram dar a resposta adequada às questões mais importantes acima mencionadas. As moléculas de 5-fosforribosil-alfa-pirofosfato (PRPP), que foram sintetizadas com a participação de ribose-5 fosfato formada na via das pentoses fosfato e CO_2, moléculas de ATP formadas em meios de reação como "Doadores + membrana - potenciais redox de três estados sistema de linha + O_2 + ADP + Pi + H_+ + nH + espaço da membrana = (ATP + energia térmica) + H_2O + nH + matriz + CO_2"devido ao fluxo normal de elétrons e prótons no sentido horário, incluindo no a estrutura do monofosfato de orotidina após a realização das reações correspondentes tornou-se as partes estruturais inseparáveis dos ribonucleotídeos de pirimidina, também moléculas de DNA e RNA. No âmbito do trabalho científico recente, pretendemos discutir os seguintes eventos biológicos interconectados inicialmente: formas normais e perturbadas de parâmetros básicos de sistemas bioenergéticos como "Doadores + membrana - potenciais redox sistema de linha de três estados + O_2 + ADP + Pi + H^{++} + nH + espaço da membrana = (ATP + energia térmica) + H_2O + nH + matriz + CO_2", em segundo: a via biossintética dependente de ATP de monofosfato de orotidina e ribonucleotídeos de pirimidina, em terceiro: parada parcial e completa do fluxo normal de elétrons, prótons, no sentido horário, em quarto: em quais estágios do ciclo completo de 9 etapas da condutância de prótons ocorreu a parada parcial e completa do fluxo normal de elétrons, prótons, no sentido horário, em quinto: como evitar o parcial e parada completa do fluxo normal de elétrons e prótons no sentido horário, normalizando as formas perturbadas dos parâmetros básicos dos sistemas bioenergéticos mencionados acima.

Pode-se dizer que a parada completa da biossíntese dependente de ATP de monofosfato de orotidina e ribonucleotídeos de pirimidina devido à parada completa do próton, a condutância do elétron levaria à morte, danos irreversíveis às células.

Parada parcial de prótons e condutância de elétrons têm sido associadas à provocação de danos parciais às células, que são facilmente submetidas a procedimentos de proteção, prevenção e farmacoterapia.

No caso da realização do procedimento de prevenção e farmacoterapia adequados, as partes das células danificadas com parada parcial de prótons, a condutância dos elétrons voltaria para as células normais, onde o fluxo normal de elétrons, prótons, seria preservado no sentido horário e permaneceria normalmente.

Pode-se dizer que usando o meio de reação de "Doadores + membrana - potenciais redox três - sistema de linha de estado + O_2 + ADP + Pi + H^+ +

nH + espaço de membrana = (ATP + energia térmica) + H_2O + nH$^+$ matriz + CO_2 " ocorreu o processo de biossíntese de monofosfato de orotidina e ribonucleotídeos de pirimidina dependendo dos fluxos de prótons e elétrons .

A princípio, o grau médio de diminuição do nível de biossíntese de ATP dentro de "Doadores + membrana - potenciais redox três - sistema de linha de estado + O_2 + ADP + Pi + H$^+$ + nH + espaço de membrana = (ATP + energia térmica) + H_2O + nH$^+$ matriz + CO_2 " foram ligados à parada parcial da entrega do doador e do aceitante.

Em segundo lugar, a interrupção parcial da entrega do doador e do aceitador foi associada ao nível médio de biossíntese de monofosfato de orotidina e ribonucleotídeos de pirimidina.

Em terceiro lugar, a parada completa da biossíntese de ATP dentro de "Doadores + membrana - potenciais redox três - sistema de linha de estado + O_2 + ADP + Pi + H$^+$ + nH + espaço de membrana = (ATP + energia térmica) + H_2O + nH$^+$ matriz + CO_2 " foram conectados com a parada completa da entrega do doador e do aceitante.

Em quarto lugar, a parada completa da entrega do doador e do aceitador foi associada à parada completa da biossíntese de monofosfato de orotidina e ribonucleotídeos de pirimidina.

Desta forma, a diminuição do gradiente de prótons depende da geração de moléculas de ATP e da formação de energia térmica, H_2O, matriz nH$^+$, CO_2 dentro de meios de reação como "Doadores + membrana - potenciais redox sistema de linha de três estados + O_2 + ADP + Pi + H + + nH + espaço de membrana = (ATP + energia térmica) + H_2O + nH +matriz + CO_2 "levaria à parada parcial e completa da síntese de ribonucleotídeos de pirimidina como monofosfato de uridina (UMP) porque a biossíntese de ribonucleotídeos de pirimidina foi conduzida com a participação de ATP em todas as etapas: como na primeira etapa: ATP + HCO$_3$ + glutamina + H_2O = carbamoil fosfato, na segunda etapa: carbamoil fosfato + aspartato = carbamoil aspartato, na terceira etapa: carbamoil aspartato = H_2O + di-hidroorotato, na quarta etapa: di-hidroorotato + quinina = orotato, na quinta etapa: orotato PRPP = monofosfato de orotidina (OMP), na sexta etapa: na sétima etapa: OMP = CO_2 + monofosfato de uridina (UMP).

Se por algum motivo tiver ocorrido a limitação da biossíntese de ATP e formação de energia térmica, H_2O, nH$^+$ matriz , CO_2 no âmbito de meios reacionais como "Doadores + membrana - potenciais redox sistema de linha de três estados + O_2 + ADP + Pi + H + + nH + espaço de membrana = (ATP + energia térmica) + H_2O + nH +matriz + CO_2 " levaria à parada parcial e completa da síntese do monofosfato de citidina (CTP) pois a biossíntese do CTP ocorreu com a participação do ATP, esta reação apareceu como UTP + glutamina + H$_2$O = CTP.

A limitação da biossíntese de ATP, NADPH e formação de energia térmica, H$_2$O, $_{matriz}$ nH$^+$, CO$_2$ em meios de reação como "Doadores + membrana - potenciais redox sistema de linha de três estados + O$_2$ + ADP + Pi + H$^+$ + nH$^+$ $_{espaço da membrana}$ = (ATP + energia térmica) + H$_2$O + nH$^+$ $_{matriz}$ + CO$_2$" também causaria a parada parcial e completa da biossíntese do monofosfato de Timidina (dTMP), pois para a biossíntese do dTMP foi necessária a participação de ATP como dUMP + N5, N10-Metileno - THF= dTMP.

34.O CICLO COMPLETO DE 9 ETAPAS DE CONDUCTÂNCIA DE PRÓTONS E BIOSSÍNTESE DE RIBOSE-5 FOSFATO APÓS PARADA PARCIAL E COMPLETA DE PRÓTONS, FLUXOS DE ELÉTRONS

A via das pentoses fosfato gera <u>NADPH</u> e <u>pentoses (açúcares de </u>5 carbonos) bem como <u>ribose 5-fosfato</u>, este último precursor da

síntese de nucleotídeos. Se ocorrer alguma perturbação no sistema de entrega de doadores e aceitadores como O$_2$ para a equação dos meios de reação como "Doadores +

membrana - potenciais redox três - sistema de linha de estado + O$_2$ + ADP + Pi + H$^+$ +

nH + espaço de membrana = (ATP + energia térmica) + H$_2$O + nH$^+$ $_{matriz}$ + CO$_2$" levaria à interrupção parcial e completa do fluxo normal de elétrons e prótons no sentido horário sem formação de ATP, energia térmica, H$_2$O, nH$^+$ $_{matriz}$, CO$_2$, todos esses processos são acompanhados por distúrbios na biossíntese de ribose -5 moléculas de fosfato e 5-fosforibosil-alfa-pirofosfato (PRPP), também moléculas de purina, moléculas de base de pirimidina, moléculas de DNA, moléculas de RNA. Sem meio de reação como "Doadores + membrana - potenciais redox três - sistema de linha de estado + O$_2$ + ADP + Pi + H + + nH $_{+ espaço de membrana}$ = (ATP + energia térmica) + H$_2$O + nH$^+$ $_{matriz}$ + CO$_2$ "$_{onde se formam compostos}$ macroerg tão importantes como o ATP, poderoso agente redutor como o NADPH, é impossível esperar a tendência normal da biossíntese das moléculas de ribose - 5 fosfato e 5-fosforibosil - alfa-pirofosfato (PRPP). No âmbito do trabalho científico recente, pretendemos discutir os seguintes eventos biológicos interconectados inicialmente: formas normais e perturbadas de parâmetros básicos de sistemas bioenergéticos como "Doadores + membrana - potenciais redox três - sistema de linha de estado + O$_2$ + ADP + Pi + H$^+$ + nH$^+$ $_{espaço da membrana}$ = (ATP + energia térmica) + H$_2$O + nH$^+$ $_{matriz}$ + CO$_2$ ", em segundo: os compostos macroérgicos como ATP e biossíntese dependente da condutância de prótons das moléculas de Ribose -5 fosfato e das moléculas de 5-fosforibosil -alfa-pirofosfato (PRPP), em terceiro: a parada parcial e completa do fluxo normal no sentido horário de elétrons, prótons, em quarto lugar: em quais estágios do ciclo completo de 9 etapas da condutância de prótons ocorreu a parada parcial e completa do fluxo normal de elétrons, prótons no sentido horário, em quinto lugar: como evitar a parada parcial e completa do fluxo normal fluxo de elétrons e prótons no sentido horário, normalizando as formas perturbadas dos parâmetros básicos dos sistemas bioenergéticos. Ribose-5 fosfato ao incluir na estrutura do 5-fosforribosil - alfa-pirofosfato (PRPP) após conduzir a reação com participação de moléculas de ATP devido ao fluxo normal de elétrons e prótons no sentido horário conduzido dentro do ATP formando meios de reação como "Doadores + membrana - potenciais redox três - sistema de linha de estado + O_2 + ADP + Pi + H $_+$ + nH + espaço de membrana = (ATP + energia térmica) + H_2O + nH $^+_{matriz}$ + CO_2 "tornou-se a parte estrutural inseparável das moléculas de base de purina e pirimidina, também de moléculas de DNA e RNA.

Esta reação foi conduzida como ribose-5 fosfato + ATP = 5-fosforibosil-alfa-pirofosfato (PRPP). Os distúrbios da biossíntese de compostos muito importantes como ATP, HADPH e formação de energia térmica, H_2O, matriz nH +, CO_2 em meios de reação como "Doadores + membrana - potenciais redox três - sistema de linha de estado + O_2 + ADP + Pi + H $^+$ + nH + espaço da membrana = (ATP + energia térmica) + H_2O + nH $^+_{matriz}$ + CO_2" levaria a perturbar a via das pentoses fosfato porque neste processo foi necessária a participação de ATP, HADP, HADPH como na primeira etapa: glicose-6 fosfato + NADP = NADPH + H + 6-fosfoglucono -lactona, na terceira etapa: 6-fosfogluconato + NADP = NADPH + CO_2 + Ribulose -5 fosfato, na quarta etapa: Ribulose -5 fosfato + Ribulose -5 fosfato isomerase = Ribose - 5 fosfato. Se ocorrer alguma perturbação no sistema de entrega de doadores e aceitadores como O_2 para a equação dos meios de reação como "Doadores + membrana - potenciais redox três - sistema de linha de estado + O_2 + ADP + Pi + H + nH $_{espaço\ da\ membrana}$ = (ATP + energia térmica) + H_2O + nH $_{matriz}$ + CO_2" levaria à parada parcial e completa do fluxo normal de elétrons e prótons no sentido horário sem formação de ATP, energia térmica, H_2O, nH $^+_{matriz}$, CO_2, todos esses processos são acompanhados por distúrbios de biossíntese de ribose-5 fosfato e as moléculas de 5-fosforribosil-alfa-pirofosfato (PRPP).

Além disso, se tiver sido perturbada a tendência normal da biossíntese da biossíntese de ribose -5 fosfato, o que causaria a perturbação da biossíntese de moléculas de DNA e RNA porque o quinto estágio da biossíntese de bases de pirimidina foi necessária a participação de 5-fosforribosil-alfa-pirofosfato (PRPP) como orotato + PRPP = monofosfato de orotidina (OMP), também a segunda etapa da biossíntese de bases purinas foi necessária a participação de PRPP como PRPP + glutamina + H_2O = betta-5-fosforribosilamina, enquanto a biossíntese de PRPP tem foi conduzido da seguinte forma: ribose-5 fosfato + ATP = 5-fosforribosil - alfa-pirofosfato (PRPP).

Sem meio de reação como "Doadores + membrana - potenciais redox três - sistema de linha de estado + O_2 + ADP + Pi + H_+ + nH + espaço de membrana = (ATP + energia térmica) + H_2O + nH^+_{matriz} + CO_2 "onde se formaram compostos macroerg tão importantes como o ATP e um poderoso agente redutor como o NADPH, é absolutamente impossível a biossíntese de ribose-5 fosfato e 5-fosforribosil-alfa-pirofosfato, portanto a biossíntese de moléculas de DNA e RNA.

de reação como "Doadores + membrana - potenciais redox três - sistema de linha de estado + O_{2+ADP} + Pi + H^+ + $nH^+_{membrana\ espaço}$ = (ATP + energia térmica) + H_2O + nH^+_{matriz} + CO_2 "pertence ao ciclo completo de 9 etapas de condutância de prótons.

A diminuição e interrupção da biossíntese de DNA e RNA dependente de ribose-5 fosfato e 5-fosforribosil-alfa-pirofosfato têm levado à morte e danos reversíveis às células.

A reação biossintética de formação de 5-fosforibosil-alfa-pirofosfato (PRPP) que conduziu bem como ribose-5 fosfato + ATP = 5-fosforibosil - alfa - pirofosfato tem sido fortemente necessária a participação de elétrons tardios evolutivos, sistemas de transporte de prótons como "Doadores + membrana - potenciais redox três - sistema de linha de estado + O_2 + ADP + Pi + H + nH $_{espaço\ da\ membrana}$ = (ATP + energia térmica) + H_2O + nH_{matriz} + CO_2 " onde se formaram compostos macroérgicos tão importantes como o ATP e um agente redutor como o NADPH.

A participação de sistemas evolutivos tardios de transporte de prótons e elétrons como "Doadores + membrana - potenciais redox três - sistema de linha de estado + O_2 + ADP + Pi + H + nH $_{espaço\ da\ membrana}$ = (ATP + energia térmica) + H_2O + nH_{matriz} + CO_2 "na biossíntese da ribose-5 fosfato apareceram como na primeira etapa: glicose-6 fosfato + NADP = NADPH + H + 6-fosfoglucono-lactona, na segunda etapa: 6-fosfoglucono - lactona + H_2O = H + 6-fosfogluconato, na terceira etapa: 6-fosfogluconato + NADP = NADPH + CO_2 + Ribulose -5 fosfato, na quarta etapa: Ribulose -5 fosfato + Ribulose -5 fosfato isomerase = Ribose -5 fosfato.

Desta forma, moléculas de Ribose -5 fosfato e 5-fosforribosil-alfa-pirofosfato

(PRPP) que foram sintetizadas com a participação de moléculas de ATP formadas em meios reacionais como "Doadores + membrana - potenciais redox três - sistema de linha de estado + O_2 + ADP + Pi + H + + nH + espaço da membrana = (ATP + energia térmica) + H_2O + nH $^+$ matriz + CO_2 "devido ao fluxo normal de elétrons e prótons no sentido horário, incluindo na estrutura do monofosfato de inosina (IMP) e monofosfato de orotidina (OMP) após a realização das reações correspondentes tornaram-se as partes estruturais inseparáveis das moléculas de base de purina e pirimidina, também DNA , moléculas de RNA.

A princípio: o grau médio de diminuição do nível de biossíntese de ATP dentro de "Doadores + membrana - potenciais redox três - sistema de linha de estado + O_2 + ADP + Pi + H + nH espaço da membrana = (ATP + energia térmica) + H_2O + nH matriz + CO_2 "foram conectados com a parada parcial dos fluxos de prótons e elétrons.

Em segundo lugar: a parada parcial do próton, a condutância do elétron dentro da membrana - potenciais redox - sistema de linha de três estados foi levada ao nível médio de biossíntese de Ribose -5 fosfato e 5-fosforibosil-alfa-pirofosfato (PRPP).

Em terceiro lugar: o nível médio da biossíntese de Ribose -5 fosfato e 5-fosforibosil-alfa-pirofosfato (PRPP) apareceu como meio de velocidade de reação em todas as etapas da biossíntese de moléculas de base de purina e pirimidina.

Na quarta: a parada completa da biossíntese de ATP dentro de "Doadores + membrana - potenciais redox três - sistema de linha de estado + O_2 + ADP + Pi + H $^+$ + nH + espaço de membrana = (ATP + energia térmica) + H_2O + nH + matriz + CO_2 "foram conectados com a parada completa do próton, condutância do elétron dentro da membrana - potenciais redox sistema de linha de três estados.

Em quinto lugar: a parada completa do próton, a condutância do elétron dentro da membrana - potenciais redox do sistema de linha de três estados foi associada à parada completa da biossíntese de Ribose -5 fosfato e 5-fosforibosil-alfa-pirofosfato (PRPP), portanto purina e moléculas de base de pirimidina.

35.O CICLO COMPLETO DE 9 PASSOS DE CONDUCTÂNCIA DE PRÓTONS E A BIOSSÍNTESE DE DESOXIRIBONUCLEOTÍDEOS APÓS PARADA PARCIAL E COMPLETA DE FLUXOS DE PRÓTONS E ELÉTRONS

No âmbito do trabalho científico recente, pretendemos discutir os seguintes eventos biológicos interconectados inicialmente: formas normais e perturbadas de parâmetros básicos de sistemas bioenergéticos como "Doadores + membrana - potenciais redox três - sistema de linha de estado + O_2 + ADP + Pi + H $_+$ + nH + espaço da membrana = (ATP + energia térmica) + H_2O + nH $^+$ $_{matriz}$ + CO_2 ", em segundo: a biossíntese de desoxirribonucleotídeos dependente de ATP, em terceiro: parada parcial e completa do fluxo normal de elétrons, prótons no sentido horário, em quarto: em quais estágios do ciclo completo de 9 etapas de condutância de prótons ocorreram o parada parcial e completa do fluxo normal de elétrons e prótons no sentido horário, em quinto lugar: como evitar a parada parcial e completa do fluxo normal de elétrons e prótons no sentido horário, normalizando as formas perturbadas dos parâmetros básicos dos sistemas bioenergéticos mencionados acima.

A biossíntese de desoxirribonucleotídeos tem sido fortemente necessária a participação de sistemas evolutivos tardios de transporte de prótons e elétrons como "Doadores + membrana - potenciais redox três - sistema de linha de estado + O_2 + ADP + Pi + H + nH $_{espaço\ da\ membrana}$ = (ATP + energia térmica) + H_2O + nH $_{matriz}$ + CO_2 "onde se formaram compostos macro-erg muito importantes como ATP, NADPH.

Mas até agora as descobertas recentes da literatura não conseguiram dar a resposta adequada às questões mais importantes acima mencionadas.

A limitação da biossíntese de ATP, NADPH e formação de energia térmica, H_2O, matriz nH +, CO_2 dentro de meios de reação como "Doadores + membrana - potenciais redox três - sistema de linha de estado + O_2 + ADP + Pi + H $^+$ + nH + espaço da membrana = (ATP + energia térmica) + H_2O + nH + matriz + CO_2 " levaria à interrupção da formação de desoxirribonucleotídeos, pois a biossíntese dos processos de biossíntese de desoxirribonucleotídeos necessitava da presença de NADPH e ATP como quinto estágio : dNDP + ATP= dNTP, primeiro estágio: NADPH + FAD = $FADH_2$.

A participação de sistemas evolutivos tardios de transporte de prótons como "Doadores + membrana - potenciais redox três - sistema de linha de estado + O_2 + ADP + Pi + H $^+$ + nH + espaço de membrana = (ATP + energia térmica) + H_2O + nH + matriz + CO_2 " na biossíntese de desoxirribonucleotídeos apareceram como na primeira etapa: NADPH+FAD= $FADH_2$, na segunda etapa: $FADH_2$ +S=S toredoxina = SH- SH toredoxina + NADP, na terceira etapa: SH -SH toredoxina + S=S ribonucleotídeos= SH-SH ribonucleotídeos + S=S toredoxina , no quarto estágio: SH- SH ribonucleotídeos + NDP= dNDP , no quinto estágio: dNDP + ATP= dNTP.

A diminuição parcial e a parada irreversível da biossíntese de moléculas de desoxirribonucleotídeos eventualmente levaram à morte das células.

No caso da realização do procedimento de prevenção e farmacoterapia apropriados, as partes das células danificadas com parada parcial de prótons, a condutância dos elétrons voltaria às células normais, onde o fluxo normal de elétrons, prótons, seria preservado no sentido horário e permaneceria normalmente.

Pode-se dizer que usando o meio de reação de "Doadores + membrana - potenciais redox três - sistema de linha de estado + O_2 + ADP + Pi + H^+ + nH + espaço de membrana = (ATP + energia térmica) + H_2O + nH + matriz + CO_2 " ocorreu o processo de biossíntese de desoxirribonucleotídeos dependendo dos fluxos de prótons e elétrons.

A princípio, o grau médio de diminuição do nível de biossíntese de ATP dentro de "Doadores + membrana - potenciais redox três - sistema de linha de estado + O_2 + ADP + Pi + H^+ + nH + espaço de membrana = (ATP + energia térmica) + H_2O + nH + matriz + CO_2 " foram associados à parada parcial da entrega do doador e do aceitador.

Em segundo lugar, a interrupção parcial da entrega do doador e do aceitador tem sido associada ao nível médio de biossíntese de desoxirribonucleotídeos.

Em terceiro lugar, a parada completa da biossíntese de ATP dentro de "Doadores + membrana - potenciais redox três - sistema de linha de estado + O_2 + ADP + Pi + H^+ + nH + espaço de membrana = (ATP + energia térmica) + H_2O + nH + matriz + CO_2 " foram conectados com a parada completa da entrega do doador e do aceitante.

Em quarto lugar, a interrupção completa da entrega do doador e do aceitador foi associada à interrupção completa da biossíntese de desoxirribonucleotídeos.

Desta forma, a diminuição do gradiente de prótons depende da geração de moléculas de ATP e da formação de energia térmica, H_2O, matriz nH +, CO_2 dentro dos meios de reação como "Doadores + membrana - potenciais redox três - sistema de linha de estado + O_2 + ADP + Pi + H_+ + nH + espaço da membrana = (ATP + energia térmica) + H_2O + nH + matriz + CO_2 "levaria à parada parcial e completa da síntese de desoxirribonucleotídeos porque a biossíntese de ribonucleotídeos de pirimidina foi conduzida com a participação do ATP em todas as etapas: como na primeira etapa: NADPH + FAD = $FADH_2$, na segunda etapa: $FADH_2$ + S = S toredoxina = SH-SH toredoxina + NADP, na terceira etapa: SH-SH toredoxina + S = Ribonucleotídeos S = ribonucleotídeos SH-SH + S=S toredoxina , no quarto estágio:SH - ribonucleotídeos SH + NDP= dNDP , no quinto estágio: dNDP

+ ATP= dNTP.

Se por algum motivo tiver ocorrido a limitação da biossíntese de ATP e formação de energia térmica, H_2O, nH + matriz, CO_2 no âmbito de meios reacionais como "Doadores + membrana - potenciais redox três - sistema de linha de estado + O_2 + ADP + Pi + H_+ + nH + espaço membrana = (ATP + energia térmica) + H_2O + nH + matriz + CO_2" isso levaria à parada parcial e completa da síntese de desoxirribonucleotídeos porque a biossíntese de ocorreram desoxirribonucleotídeos com a participação de ATP e NADPH, esta reação apareceu como NADPH + FAD= $FADH_2$ e como dNDP + ATP= dNTP.

A limitação da biossíntese de ATP, NADPH e formação de energia térmica, H_2O, matriz nH +, CO_2 dentro de meios de reação como "Doadores + membrana - potenciais redox três - sistema de linha de estado + O_2 + ADP + Pi + H^+ + nH + espaço da membrana = (ATP + energia térmica) + H_2O + nH^+_{matriz} + CO_2 "também causaria a parcial e

36. O CICLO COMPLETO DE 9 ETAPAS DE CONDUTÂNCIA DE PRÓTONS E BIOSSÍNTESE DE ÁCIDOS GRAXOS INSATURADOS

macroérgicos muito importantes como ATP também NADPH nos "Doadores + membrana - potenciais redox três - sistema de linha de estado + O_2 + ADP + Pi + H_+ + $nH_{+\,espaço\,de\,membrana}$ = (ATP + energia térmica) + H_2O + nH^+_{matriz} + CO_2 "é o meio de reação mais apropriado de biossíntese de ácidos graxos insaturados e ativação de ácidos graxos catalisada por acil - CoA sin the se e transporte dependente de carnitina de ácidos graxos através da membrana mitocondrial como no primeiro estágio: ácido graxo + ATP + CoA = acil-CoA, segundo estágio: acil-CoA + carnitina no citosol = transporte de acil carnitina para a matriz no terceiro estágio: acil carnitina + CoA = acil-CoA na matriz.

No âmbito do trabalho científico recente, pretendemos discutir os seguintes eventos biológicos interconectados inicialmente: formas normais e perturbadas de parâmetros básicos de sistemas bioenergéticos como "Doadores + membrana - potenciais redox sistema de linha de três estados + O_2 + ADP + Pi + H_+ + $nH_{+\,espaço\,da\,membrana}$ = (ATP + energia térmica) + H_2O + nH^+_{matriz} + CO_2 ", em segundo: os compostos macroérgicos como ATP e biossíntese dependente de condutância de prótons de ácidos graxos insaturados em terceiro: parada parcial e completa do fluxo normal de elétrons, prótons no sentido horário, em quarto: em quais estágios do ciclo completo de 9 etapas da condutância de prótons ocorreu a parada parcial e completa do fluxo normal de elétrons no sentido horário, prótons, em quinto lugar: como evitar a parada parcial e completa do fluxo normal de elétrons no sentido horário, prótons, normalizando as formas perturbadas dos parâmetros básicos acima mencionados sistemas bioenergéticos.

mecanismo de produção de ATP baseado em membrana, a condutância de prótons e a biossíntese dependente de ATP de ácidos graxos insaturados foram formados no início da história da vida e suas características essenciais foram mantidas na longa jornada evolutiva desde a época dos primeiros procariontes até as células modernas durante os últimos 4,4 bilhões de anos.

convertido em membrana - potencial redox de três estados (estado alfa com alto potencial de oxidação, estado beta com alto potencial de redução, estado gama com baixo potencial redox).

Dessa forma, o mecanismo baseado em membrana para produzir ATP, a energia térmica formada muito cedo na história da vida foi convertida em um membro muito importante da reação "Doadores + potenciais redox de membrana três - sistema de linha de estado + O_2 + ADP + Pi + H^+ + nH + memb.space = (ATP + energia térmica) + H_2O + nH + matriz + CO_2 "existia em células de 14 trilhões em conexão com a condutância de prótons e a biossíntese dependente de ATP de ácidos graxos insaturados como principais componentes do fluido alfa estado da membrana - potenciais redox três - dependente do sistema de linha de estado - ciclo completo de 9 etapas de condutância de prótons.

Em caso de diminuição do ATP e da biossíntese dependente da condutância de prótons de ácidos graxos insaturados, é impossível a biossíntese do fluido estado alfa da membrana - potenciais redox três - sistema de linha de estado dependente - ciclo completo de 9 etapas de condutância de prótons dentro do corpo humano consistindo de insaturados ácidos graxos com altos níveis de potenciais oxi conduzindo o fluxo de prótons e elétrons estão associados à teoria abstrata de Mkhris da Medicina Tradicional Tibetana , que se distingue pelo óleo quente e quente e pelas características externas agudas.

macroérgicos muito importantes como ATP também NADPH no "Doadores + membrana - potenciais redox três - sistema de linha de estado + O_2 + ADP + Pi + H_+ + nH + espaço de membrana = (ATP + energia térmica) + H_2O + nH^+_{matriz} + CO_2 "é o meio de reação mais apropriado de biossíntese de ácidos graxos insaturados e ativação de ácidos graxos catalisada por acil - CoA sin the se e transporte dependente de carnitina de ácidos graxos através da membrana mitocondrial como no primeiro estágio: ácido graxo + ATP + CoA = acil-CoA, segundo estágio: acil-CoA + carnitina no citosol = transporte de acil carnitina para a matriz no terceiro estágio: acil carnitina + CoA = acil-CoA na matriz.

A limitação da biossíntese de NADH, H_2O, biossíntese e formação de energia térmica, H_2O, nH + matriz, CO_2 dentro de meios de reação como "Doadores + membrana - potenciais redox três - sistema de linha de estado + O_2 + ADP + Pi + H^+ + nH + espaço da membrana = (ATP + energia térmica) + H_2O + nH^+_{matriz} + CO_2 "levaria à perturbação da síntese de ácidos graxos insaturados a partir de ácidos graxos saturados porque neste processo foi necessária a participação de NADH, FADH2, NADH-citocromo b 5 redutase como no primeiro estágio:NADH + H^{++} + FAD

= FADH 2 , no segundo estágio: FADH 2 +NADH -citocromo b 5 redutase + 2 cyt b5 (ox) = 2 cyt b5 (vermelho) + FAD, terceiro estágio: 2 cyt b5 (vermelho) +dessaturase -ox-Fe3 = 2 cyt b5 (ox) +dessaturase -red -Fe2, no quarto estágio: dessaturase -red -Fe 2 +estearil - CoA+1/2 O_2=Oleyl-CoA+ H_2O.

Sem ATP, NADPH, NADH produzindo meio de reação bioenergética como o ciclo completo de 9 etapas de condutância de prótons, incluindo os "Doadores + membrana - potenciais redox três - sistema de linha de estado + O_2 + ADP + Pi + H^+ + nH + espaço de membrana = (ATP + energia térmica) + H_2O + nH + matriz + CO_2 "onde se formam compostos macroérgicos muito importantes como ATP, ADP e um poderoso agente redutor como NADPH é absolutamente impossível a biossíntese dependente de ATP, NADPH, NADH e condutância de prótons de ácidos graxos insaturados.

A participação de sistemas evolutivos tardios de transporte de prótons como"Doadores + membrana - potenciais redox três - sistema de linha de estado + O_2 + ADP + Pi + H^+ + nH + espaço de membrana = (ATP + energia térmica) + H_2O + nH + matriz + CO_2 "na biossíntese dependente da condutância de prótons de ácidos graxos insaturados apareceu como no primeiro estágio: NADH + H^+ + FAD = FADH2, no segundo estágio: FADH 2 + NADH -citocromo b 5 redutase +2 cyt b5 (boi) = 2 cyt b5 (vermelho) + FAD, terceiro estágio: 2 cyt b5 (vermelho) +dessaturase -ox-Fe3 = 2 cyt b5 (ox) + dessaturase -vermelho -Fe2, no quarto estágio: dessaturase -vermelho - Fe 2 + estearil-CoA+1/2 O_2=Oleil-CoA+ H_2O.

Em primeiro lugar: o grau médio de diminuição do nível de biossíntese de ATP dentro de "Doadores + membrana - potenciais redox sistema de linha de três estados + O_2 + ADP + Pi + H^+ + nH + espaço de membrana = (ATP + energia térmica) + H_2O + nH + matriz + CO_2 "foram conectados com a parada parcial dos fluxos de prótons e elétrons.

Em segundo lugar: a parada parcial do próton, a condutância do elétron dentro da membrana - os potenciais redox do sistema de linha de três estados foram levados ao nível médio de biossíntese de ácidos graxos insaturados

Em terceiro lugar: o nível médio de biossíntese da base purina apareceu como meio de velocidade de reação em todos os dez estágios da biossíntese de ácidos graxos insaturados. Na quarta: a parada completa da biossíntese de ATP dentro de "Doadores + membrana - potenciais redox três - sistema de linha de estado + O_2 + ADP + Pi + H^+ + nH + espaço de membrana = (ATP + energia térmica) + H_2O + nH + matriz + CO_2 "foram conectados com a parada completa do próton, condutância do elétron dentro da membrana - potenciais redox sistema de linha de três estados.

Em quinto lugar: a parada completa do próton, a condutância do elétron dentro da membrana - potenciais redox - sistema de linha de três estados tem sido associada à parada completa dos ácidos graxos insaturados.

Sexto: a parada completa da biossíntese da base purina apareceu como a parada completa dos processos de reação em todas as dez etapas da biossíntese de ácidos graxos insaturados.

Se ocorrer alteração patológica na biossíntese de ATP e formação de energia térmica, H_2O, nH + matriz, CO_2 dentro dos meios de reação como "Doadores + membrana - potenciais redox três - sistema de linha de estado + O_2 + ADP + Pi + H^+ + nH + espaço de membrana = (ATP + energia térmica) + H_2O + nH + matriz + CO_2 "também causaria a parada parcial e completa da síntese de ácidos graxos insaturados.

37. O CICLO COMPLETO DE 9 ETAPAS DE CONDUTÂNCIA DE PRÓTONS E MECANISMO ANTIOBESIDADE DE VAZAMENTO DE PRÓTONS DO AMBIENTE DA MEMBRANA ERITRÓCITA

O mecanismo anti-obesidade de vazamento de prótons do entorno da membrana eritrocitária é menos elucidado na literatura científica. A mudança na quantidade de prótons livres dentro do entorno da membrana eritrocitária no último estágio do ciclo de condutância de prótons e também a mudança na capacidade acumulativa do entorno da membrana eritrocitária em relação aos prótons livres, formados em todos os estágios do ciclo completo de condutância de prótons e elétrons fariam o influência notável na velocidade de difusão do oxigênio para 14 trilhões de células, influenciando assim a intensidade do fornecimento de oxigênio a todas as células e influenciando a intensidade da biossíntese de ácidos graxos e a oxidação betta de ácidos graxos. A prevalência do estado alfa fluido com altos potenciais de oxidação no sistema de linha de três estados de membrana - potenciais redox, que incluiu o ciclo completo de condutância de prótons e elétrons leva ao aumento do vazamento de prótons dos arredores da membrana eritrocitária em relação aos prótons livres e em tal caminho para a intensificação da difusão de oxigênio para

14 trilhões de células e ao aumento da intensidade de liberação de prótons e elétrons dos substratos alimentares no primeiro estágio deste ciclo e mais conversão de gradientes de prótons em energia térmica no sexto estágio deste ciclo, estimulando assim a oxidação beta dos ácidos graxos, servindo o papel do mecanismo antiobesidade . A prevalência do estado betta sólido com altos potenciais de redução no sistema de linha de três estados de membrana - potenciais redox, que incluiu o ciclo completo de condutância de prótons e elétrons, leva à diminuição do vazamento de prótons dos arredores da membrana eritrocitária em relação aos prótons livres, diminuindo assim de intensidade de liberação de prótons e elétrons de substratos alimentares no primeiro estágio deste ciclo e menor conversão de gradientes de prótons em energia térmica no sexto estágio deste ciclo e mais prótons livres no entorno da membrana eritrocitária, estimulando assim a biossíntese de ácidos graxos , levando ao acúmulo de ácidos graxos. A prevalência do estado gama com baixos potenciais redox no sistema de linha de três estados dos potenciais redox da membrana , que incluiu o ciclo completo de condutância de prótons e elétrons, leva ao aumento do vazamento de prótons dos arredores da membrana eritrocitária em relação aos prótons livres devido à alta permeabilidade de membranas plasmáticas e relativamente déficit de agente redutor como NADPH, levando à diminuição da biossíntese de ácidos graxos e também à diminuição da oxidação beta de ácidos graxos.

A capacidade acumulativa do entorno da membrana eritrocitária em relação aos prótons livres, formada no ciclo completo de 9 etapas da condutância do próton, é um dos fatores mais poderosos que influenciam o mecanismo antiobesidade . O acúmulo de prótons dentro do entorno da membrana eritrocitária está fortemente conectado com todos os estágios anteriores de transferência de prótons dentro do ciclo completo de condutância de prótons, que foi conduzido da seguinte forma como o segundo estágio de condutância de prótons, onde se formou o CO_2 e o sétimo estágio de condutância de prótons, onde se formou água metabólica - H_2O como resultado da oxidação dos prótons pelos oxigênios ativados, após isso ocorreu a reação entre CO_2 e H_2O com formação de H_2CO_3 e reação de dissociação com formação de HCO_3^- . HCO_3^- formado durante esta reação entrou no ambiente da membrana eritrocitária, contendo algumas partes dos prótons liberados dos substratos alimentares. Desta forma, os prótons liberados das moléculas dos alimentos que passam por todos os 7 estágios anteriores do ciclo completo de condutância do próton criaram a pré-condição para a biossíntese de ácidos graxos com a participação de HADH, FADH 2 (HADH+ATP=NADPH) formado durante o segundo estágio de ciclo completo e atingiu o 9º estágio final como entorno da membrana eritrocitária.

Esta explicação dá a nova idéia de que, se conseguíssemos causar o vazamento controlado de prótons dos arredores da membrana eritrocitária, o que levaria à diminuição do gradiente de prótons no espaço intermembranar das mitocôndrias e também diminuiria a seguinte transferência de prótons para a matriz através ATP sintetiza o se (sexto estágio) e diminui a síntese de ácidos graxos devido à relativa escassez de agente redutor como NADPH. A capacidade acumulativa do entorno da membrana eritrocitária em relação aos prótons livres, formada no ciclo completo de condutância de prótons e elétrons dentro do corpo humano, apareceria nos estágios 8-9 do ciclo completo de condutância de prótons como a difusão de HCO 3 ⁻ e prótons, também água metabólica da matriz mitocondrial de todas as células até os eritrócitos. A quantidade de átomo de hidrogênio (próton, elétron juntos) que existia no doador (substratos alimentares) no primeiro estágio do ciclo completo de 9 etapas da condutância do próton teria uma influência notável na capacidade acumulativa do ambiente da membrana eritrocitária em relação ao livre prótons, formados no ciclo de condutância do próton e à intensidade da reação, pois mais átomos de hidrogênio, mais gradientes de prótons, ATP no sexto estágio do ciclo e mais prótons livres dentro do entorno da membrana eritrocitária. Este mecanismo anti-obesidade de vazamento de prótons dos arredores da membrana eritrocitária pode ser explicado pelos seguintes fatos: os t menos prótons dentro do ambiente da membrana eritrocitária levam a prótons mais difundidos da matriz mitocondrial de todas as células para a membrana plasmática dos glóbulos vermelhos com geração de HbH , o que promove assim a liberação de oxigênio da hemoglobina , difusão de oxigênio para todas as células condicionando o menor acúmulo de ácidos graxos no segundo e terceiro compartimentos do corpo humano. O outro mecanismo anti-obesidade de vazamento de prótons dos arredores da membrana eritrocitária apareceria como menos prótons dentro dos arredores da membrana eritrocitária e menos quantidade de agentes reduzidos como NADH e NADPH no corpo humano e menor intensidade de biossíntese de ácidos graxos, que foram conduzidos como em primeiro estágio: acetil-CoA + H-SACP = acetil-ACP, no segundo estágio: acetil-ACP + malonil-ACP = acetoacetil -ACP, no terceiro estágio: acetoacetil - ACP + H + NADPH= NADP + d-betta- hidroxibutiril -ACP = H 2 O + alfa, betta-trans- butenoil - ACP, no quarto estágio: alfa, betta - trans- butenoil - ACP H + NADPH = butiril-ACP (reciclar reações 2-6 mais seis vezes) = H 2 O + palimitato + H-

SACP. Este mecanismo anti-obesidade de maior vazamento de prótons do entorno da membrana eritrocitária está relacionado ao efeito Bohr, que pode ser descrito como aumento do pH, diminuição do dióxido de carbono, o que levaria à captação de mais oxigênio. Baseando-se neste fato pode-se concluir que a diminuição do pH do entorno da membrana eritrocitária devido ao aumento do vazamento de prótons levaria a uma maior intensidade de liberação de prótons, elétrons dos substratos alimentares sob a ação indireta do oxigênio, o que seria condicionado quanto maior a intensidade do beta. oxidação de ácidos graxos.

Este mecanismo anti-obesidade de vazamento de prótons dos arredores da membrana eritrocitária também está associado ao efeito Haldene , de acordo com este efeito a hemoglobina desoxigenada é um melhor <u>aceitador de prótons</u> do que a forma oxigenada da hemoglobina , que apareceria como menos prótons livres dentro do ambiente da membrana eritrocitária , mais hemoglobina oxigenada , mais intensidade de liberação de prótons, elétrons de substratos alimentares e mais intensidade de oxidação betta de ácidos graxos. Circulação de prótons através de todos os estágios anteriores do ciclo completo de 9 etapas de condutância de prótons com pequeno vazamento de prótons, que foi incluído no primeiro estágio como liberação de próton, elétron de substratos alimentares, também no segundo estágio de transferência de próton, elétron para NADH , FADH $_2$ como átomo de hidrogênio acompanhando a liberação de CO $_2$ (segundo estágio), o terceiro estágio de transferência de próton, elétron para KoQ como átomo de hidrogênio, o quarto estágio de transferência de prótons, elétrons para KoQ como átomo de hidrogênio (terceiro estágio) , o quinto estágio de translocação do próton para o espaço intermembranar da mitocôndria sem o elétron acompanhante, o sexto estágio de criação do gradiente de prótons no espaço intermembranar da mitocôndria e após a transferência do próton para a matriz através da síntese de ATP, o sétimo estágio de formação A redução da água metabólica na matriz mitocondriana pela oxidação do próton com participação de oxigênios ativados (protonação do oxigênio molecular pelo próton da matriz) levaria a um maior acúmulo de prótons livres e HbH no entorno da membrana eritrocitária, condicionando a maior intensificação da biossíntese de ácidos graxos. Dessa forma, menos vazamento de prótons do entorno da membrana eritrocitária, maior acúmulo de prótons livres e HbH e também de NADH formado por Embden Meierhoff dariam a pré-condição para a intensificação da biossíntese de ácidos graxos porque este processo foi intensificado em caso de quantidade suficiente de NADPH, FADH, H $_2$ O que foram conduzidos seguindo quatro etapas como a primeira etapa: acetil-CoA

+ H-SACP = acetil-ACP, a segunda etapa: acetil-ACP + malonil-ACP = acetoacetil -ACP, a terceiro estágio: acetoacetil -ACP + H + NADPH = NADP+d - betta - hidroxibutiril -ACP = H_2O + alfa, betta-trans- butenoil - ACP, o quarto estágio: alfa, betta-trans- butenoil - ACP H+ NADPH= butiril-ACP (reações de reciclagem 2-6 mais seis vezes) = H_2O + palimitato + H-SACP.

A troca antiportadora do íon cloreto pelo íon HCO_3 , à medida que o íon HCO_3 se difunde para fora dos arredores da membrana eritrocitária, é uma das formas de vazamento de prótons, que está incluída na composição do íon bicarbonato.

38.O SIGNIFICADO BIOLÓGICO DOS PRÓTONS LIBERADOS DO AMBIENTE DA MEMBRANA ERITRÓCITA DENTRO DO CICLO COMPLETO DE 9 ETAPAS DE CONDUTÂNCIA DE PRÓTONS

O significado biológico dos prótons liberados dos arredores da membrana eritrocitária no ciclo completo de 9 etapas da condutância do próton é menos elucidado na literatura científica.

O acúmulo de prótons dentro do entorno da membrana eritrocitária e sua liberação estão fortemente ligados a todos os estágios anteriores de transferência de prótons dentro do ciclo completo de condutância do próton, que foi conduzido da seguinte forma como o segundo estágio, onde se formou o CO_2 e o sétimo estágio, onde formou-se água metabólica - H_2O como resultado da oxidação dos prótons pelos oxigênios ativados, após isso ocorreu a reação entre CO_2 e H_2O com formação de H_2CO_3 e reação de dissociação com formação de HCO_3 .

O HCO_3 formado durante esta reação entrou no ambiente da membrana eritrocitária, contendo algumas partes dos prótons liberados dos substratos alimentares.

A prevalência do estado alfa fluido com altos potenciais de oxidação na membrana - potenciais redox - sistema de linha de três estados, que incluiu o ciclo completo de condutância de prótons e elétrons leva ao aumento de prótons liberados dos arredores da membrana eritrocitária dentro do ciclo completo de 9 etapas de condutância de prótons com subsequente intensificação da síntese de HCL gástrico e síntese de íons bicarbonato nas células do ducto pancreático , também regulação renal do equilíbrio ácido-base dependente de prótons e regulação respiratória do equilíbrio ácido-base dependente de prótons.

A prevalência do estado gama com baixos potenciais redox no sistema de linha de três estados dos potenciais redox da membrana , que incluiu o ciclo completo de condutância de prótons e elétrons, leva à diminuição de prótons liberados dos arredores da membrana eritrocitária dentro do ciclo completo de 9 etapas do próton condutância com subsequente diminuição da síntese de HCL gástrico e síntese de íons bicarbonato dentro da célula do ducto pancreático , também regulação renal do equilíbrio ácido-base dependente de prótons e regulação respiratória do equilíbrio ácido-base dependente de prótons e biossíntese de ribonucleotídeos de pirimidina, devido à alta permeabilidade das membranas plasmáticas .

A explicação do significado biológico dos prótons liberados dos arredores da membrana eritrocitária dentro do ciclo completo de 9 etapas da condutância do próton é um dos aspectos muito interessantes da medicina moderna.

Por nossa sugestão, o significado biológico dos prótons liberados dos arredores da membrana eritrocitária dentro do ciclo completo de 9 etapas da condutância do próton apareceu como participação dos prótons ao incluir na composição de H_2CO_3 (ácido carbônico) e íons bicarbonato na síntese do HCL gástrico e na síntese de íons bicarbonato das células do ducto pancreático, também na regulação renal do equilíbrio ácido-base dependente de prótons e na regulação respiratória do equilíbrio ácido-base dependente de prótons.

Desta forma pode-se dizer que HCO_3^- (íons bicarbonato) e íons hidrogênio (próton) são derivados de moléculas de dióxido de carbono e água, que se formaram dentro do ciclo completo de condutância de prótons, que conduziu da seguinte forma como o segundo estágio, onde se formou CO_2 e o sétimo estágio, onde se formou a água metabólica - H_2O como resultado da oxidação dos prótons pelos oxigênios ativados.

O dióxido de carbono e a água, que entram em todas as células, foram carregados com prótons liberados de substratos alimentares e reembalados nos arredores da membrana eritrocitária, liberados a partir deles.

Além de tudo isso, prótons liberados do entorno da membrana eritrocitária pela incorporação à composição de HCO_3^- (íons bicarbonato) e íons bicarbonato têm participado da biossíntese de ribonucleotídeos de pirimidina, que têm sido conduzidos como $ATP + HCO_3 + $ glutamina $ + H_2O = $ carbamoil fosfato, carbamoil fosfato $+$ aspartato $=$ carbamoil aspartato, carbamoil aspartato $= H_2O +$ di-hidroorotato, di-hidroorotato $+$ quinina $=$ orotato, orotato $+$ PRPP $=$ monofosfato de orotidina (OMP), OMP $= CO_2 +$ monofosfato de uridina (UMP).

Os prótons liberados dos arredores da membrana eritrocitária são transportados principalmente dentro de HCO_3 (íons bicarbonato) e H_2CO_3

(ácido carbônico).

A. O mecanismo celular responsável pela síntese de HCL gástrico com participação de prótons liberados do entorno da membrana eritrocitária.

1. No deslocamento do cloreto, à medida que o HCO_3^- (íons bicarbonato), eventualmente contendo prótons liberados dos substratos alimentares, se difundem para fora dos arredores da membrana eritrocitária no plasma.

2. Depois disso, na corrente sanguínea, HCO_3^- (íons bicarbonato) reagiu com H^+ e formou H_2CO_3 (ácido carbônico)

3. Depois disso, H_2CO_3 (ácido carbônico) se dissocia para formar H_2O e CO_2

4. Depois disso, o dióxido de carbono (CO_2) se difunde nas células parietais gástricas

5. Depois disso, o dióxido de carbono (CO_2) se combina com a água formando H_2CO_3 (ácido carbônico)

6. Depois disso, o H_2CO_3 (ácido carbônico) se dissocia em HCO_3 (íons bicarbonato) e íon hidrogênio (H^+)

7. HCO_3 (íons bicarbonato) são transportados de volta à corrente sanguínea

8. de $H^{+-}K^+$ move H^+ para o ducto da glândula gástrica e K^+ é a célula parietal

9. Os íons cloreto se difundem no ducto da glândula gástrica.

Desta forma, os íons hidrogênio (próton) são derivados do dióxido de carbono e da água, que entram na célula parietal e participam da síntese do HCL.

B. O mecanismo celular responsável pela secreção de HCO_3^- (íons bicarbonato) no pâncreas com participação de prótons liberados do entorno da membrana eritrocitária.

HCO_3^- (íons bicarbonato) no suco pancreático neutralizam o quimo ácido que entra no intestino delgado vindo do estômago.

HCO_3^- (íons bicarbonato) e íons hidrogênio (próton) são derivados do dióxido de carbono e da água que entra na célula do ducto pancreático.

O dióxido de carbono e a água, que entram na célula do ducto pancreático, foram carregados com prótons liberados de substratos alimentares e reembalados nos arredores da membrana eritrocitária e liberados a partir deles.

1. Água (H_2O) e dióxido de carbono (CO_2) se combinam para formar H_2CO_3 (ácido carbônico)

2. H_2CO_3 (ácido carbônico) dissocia-se para formar HCO_3^- (íons bicarbonato) e íon hidrogênio (H^+)

3. Os íons hidrogênio (H^+) são trocados por íons Na

4. HCO $_3$ $^-$ (íons bicarbonato) são transportados para os dutos intercalados em troca do íon CL.

C. O mecanismo celular responsável pela regulação renal do equilíbrio ácido-base dependente de prótons, com participação de prótons liberados do ambiente da membrana eritrocitária.

1. Água (H $_2$ O) e dióxido de carbono (CO $_2$) combinam-se para formar H $_2$ CO $_3$ (ácido carbônico) na circulação sanguínea capilar pulmonar

2. H $_2$ CO $_3$ (ácido carbônico) dissocia-se para formar HCO $_3$ $^-$ (íons bicarbonato) e íon hidrogênio (H $^+$)

3. O dióxido de carbono e a água, que entram na circulação sanguínea capilar do pulmão, foram carregados com prótons liberados de substratos alimentares e reembalados nos arredores da membrana eritrocitária e liberados a partir deles.

D. O mecanismo celular responsável pela regulação renal do equilíbrio ácido-base dependente de prótons com participação de prótons liberados do entorno da membrana eritrocitária,

1. H+ combinam-se para formar HCO $_3$ $^-$ (íon bicarbonato) para formar HCO $_3$ $^-$ (íons bicarbonato) na circulação sanguínea capilar peritubular do rim

2. H $_2$ CO $_3$ (ácido carbônico) é convertido em água (H $_2$ O) e dióxido de carbono (CO $_2$)

3. Nas células tubulares, o dióxido de carbono (CO $_2$) combina-se com a água (H $_2$ O) para formar H $_2$ CO $_3$ (ácido carbônico).

4. H $_2$ CO $_3$ (ácido carbônico) dissocia-se para formar HCO $_3$ $^-$ (íons bicarbonato) e íon hidrogênio (H $^+$)

5. Pelo mecanismo antiporto, o H $^+$ é secretado no filtrado em troca do Na do filtrado

Dessa forma, o dióxido de carbono e a água, que entram na circulação sanguínea dos capilares peritubulares dos rins, foram carregados com prótons liberados dos substratos alimentares e reembalados nos arredores da membrana eritrocitária e liberados a partir deles.

39. À QUESTÃO DE ELUCIDAÇÃO DO OITO E NONO ESTÁGIOS DO POTENCIAL REDOXI DA MEMBRANA TRÊS ESTADOS DEPENDENTES 9 PASSOS DO CICLO COMPLETO DE CONDUÇÃO DE PRÓTONS NO CORPO HUMANO

Ficou claro que, 9º estágio - Membrana respiratória – Circuito pulmonar - aumento da captação de oxigênio do ar alveolar - sob efeito do aumento da entrada de bicarbonato pelo mecanismo de deslocamento de íons bicarbonato/cloreto, levando ao

aumento da formação de HbO2, entretanto, 8- º estágio - Tecido respiratório - Circuito pulmonar - upload de oxigênio pelo mecanismo de deslocamento de íons bicarbonato / cloreto, Liberação de oxigênio da HbO2 - sob efeito de saída do mecanismo de deslocamento de entrada de íons bicarbonato e cloreto, levando ao aumento de oxigênio em uma mitocôndria - 6º estágio, dá a possibilidade de encontrar a relação científica entre expressões como a vida se tornou dependente da presença de prótons e expressões como a presença de prótons de tecidos periféricos favorece a formação de ponte salina no resíduo de histidina das subunidades betta.

Desta forma existe uma estreita relação entre as seguintes duas expressões como a Vida tornou-se dependente da presença de prótons e elétrons que se formaram durante os eventos denominados Big Bang há 15 anos e uma expressão como a presença de prótons dos tecidos periféricos favorece a formação de ponte salina em resíduos de histidina de hemoglobina (Harpers, p.54).

Isso antes de fazer a elucidação relativa à interconexão entre os primeiros 1-7 estágios de condutância de prótons da localização mitocondrial e 8-o estágio de condutância de prótons da localização do circuito pulmonar e também a interconexão entre 8-o estágio de condutância de prótons do circuito pulmonar localização com 9º estágio de condutância de prótons da localização do circuito pulmonar e interconexão entre o seguinte, subsequente 1- estágio de condutância de prótons da localização mitocondrial com anterior, anterior, precedente 9-estágio de localização do circuito pulmonar durante o desenvolvimento evolutivo dos organismos vivos: Em pela primeira vez, revelamos que o ciclo completo de 9 etapas de condutância de prótons dentro do corpo humano, que começa como liberação de prótons, elétrons de substratos alimentares sob a ação indireta de oxigênio liberado dos arredores da membrana do eritrócito no 9º estágio por uma figura de circuito fechado .

Na estrutura de eventos biológicos como "o potencial redoxi da membrana , dependente de três estados, ciclo completo de 9 etapas de condutância de prótons", seriam conduzidos os seguintes processos como:

Primeiro estágio - Liberação de próton e elétron de substratos alimentares sob a ação indireta do oxigênio liberado do entorno da membrana do eritrócito no 9º estágio

Segunda etapa - Transferência de próton, elétron para NADH, FADH $_2$ com liberação de CO $_2$ no ciclo de Krebs

Terceiro estágio - Transferência de elétrons para KoQ com transferência de prótons através de uma membrana para o espaço intermembranar

Quarta etapa - Transferência de elétrons do KoQ reduzido para o citocromo C com a transferência de prótons através de uma membrana para o espaço intermembranar

5. Quinta etapa - Formação de água metabólica na matriz mitocondriana por oxidação do próton pelos oxigênios moleculares , ou seja , pela protonação do oxigênio molecular pelo próton da matriz com participação da citocromo C oxidase no complexo IV

Sexta etapa - Criação final do gradiente de prótons no espaço intermembranar mitocondrial com participação do complexo I, III, IV

Sétima etapa - Transferência de próton para matriz mitocondrial através da ATP sintase com síntese de ATP e geração de energia térmica

Oitavo estágio - Entrada de três fatores importantes nos eritrócitos à medida que os prótons saem na forma de água metabólica da matriz mitocondrial de todas as células e entram na forma de HCO_3 através da membrana plasmática dos glóbulos vermelhos, também entrada de CO_2 formado no 2 estágios de ciclo fechado e entrada de oxigênio do pulmão

Nono estágio - O próton se combina com a hemoglobina (geração de HbH) que promove a liberação de oxigênio da hemoglobina, a difusão de oxigênio para todas as células condicionando a liberação de próton, elétron dos substratos alimentares no estágio 1 também o próton liberado da hemoglobina promove a captação de oxigênio pela hemoglobina, o CO_2 promove a geração de prótons livres pelo mecanismo como $H_2CO_{3-} = H^+$ HCO_3 , a anidrase carbônica catalisa a formação de CO_2 a partir de H_2CO_3 e o CO_2 se difunde nos alvéolos.

Isso ocorre depois de fazer a elucidação relativa à interconexão entre os primeiros 1-7 estágios de condutância de prótons da localização mitocondrial e 8-o estágio de condutância de prótons da localização do circuito pulmonar e também, a interconexão entre 8-o estágio de condutância de prótons do circuito pulmonar localização com 9° estágio de condutância de prótons da localização do circuito pulmonar e interconexão entre o seguinte, subsequente 1° estágio de condutância de prótons da localização mitocondrial com anterior, anterior, precedente 9° estágio de

Localização do circuito pulmonar durante o desenvolvimento evolutivo dos organismos vivos:

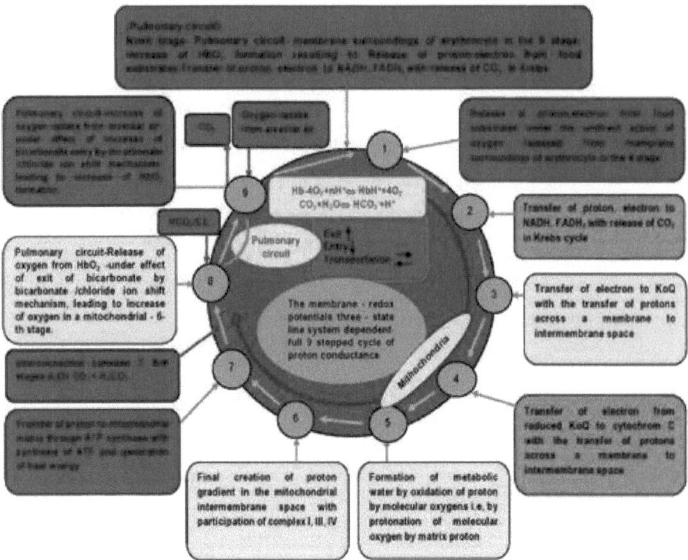

A circulação pulmonar é uma divisão do sistema circulatório em todos os vertebrados. O circuito começa com o sangue desoxigenado retornado do corpo para o átrio direito do coração , onde é bombeado do ventrículo direito para os pulmões . Nos pulmões o sangue é oxigenado e retorna ao átrio esquerdo para completar o circuito. [1]

A outra divisão do sistema circulatório é a circulação sistêmica que começa com o recebimento do sangue oxigenado da circulação pulmonar para o átrio esquerdo . Do átrio o sangue oxigenado entra no ventrículo esquerdo onde é bombeado para o resto do corpo, retornando como sangue desoxigenado de volta à circulação pulmonar desta forma 9º estágio - Membrana respiratória - Circuito pulmonar - aumento da captação de oxigênio do ar alveolar - sob efeito do aumento da entrada de bicarbonato pelo mecanismo de deslocamento de íons bicarbonato / cloreto, levando ao aumento da formação de HbO2, 8º estágio - Membrana respiratória - Circuito pulmonar - upload de oxigênio pelo mecanismo de deslocamento de íons bicarbonato / cloreto Liberação de oxigênio da HbO2 - sob efeito de saída de bicarbonato pelo mecanismo de deslocamento de íons bicarbonato/cloreto, levando ao aumento de oxigênio no 6º estágio mitocondrial.

- Primeiro estágio - Liberação de próton e elétron de substratos alimentares sob a ação indireta do oxigênio liberado do entorno da membrana do eritrócito no 9º estágio

Segunda etapa - Transferência de próton, elétron para NADH, FADH 2 com liberação de CO_2 no ciclo de Krebs

Terceiro estágio - Transferência de elétrons para KoQ com transferência de prótons através de uma membrana para o espaço intermembranar

Quarta etapa - Transferência de elétrons do KoQ reduzido para o citocromo C com a transferência de prótons através de uma membrana para o espaço intermembranar

5. Quinta etapa - Formação de água metabólica na matriz mitocondriana por oxidação do próton pelos oxigênios moleculares , ou seja , pela protonação do oxigênio molecular pelo próton da matriz com participação da citocromo C oxidase no complexo IV

6. Sexta etapa - Criação final do gradiente de prótons no espaço intermembranar mitocondrial com participação do complexo I, III, IV

7.Sétima etapa - Transferência de próton para matriz mitocondrial através da ATP sintase com síntese de ATP e geração de energia térmica

8.Oitavo estágio - Tecido respiratório - Circuito pulmonar - carregamento de oxigênio pelo mecanismo de deslocamento de íons bicarbonato / cloreto Liberação de oxigênio da HbO2 - sob efeito de saída de bicarbonato pelo mecanismo de deslocamento de íons bicarbonato / cloreto, levando ao aumento de oxigênio em uma mitocôndria - 6 -ª etapa.

9. Nono estágio - Membrana respiratória - Circuito pulmonar - aumento da captação de oxigênio do ar alveolar - sob efeito do aumento da entrada de bicarbonato pelo mecanismo de deslocamento do íon bicarbonato / cloreto, levando ao aumento da formação de HbO2, resultando na liberação de próton, elétron dos alimentos substratos sob a ação indireta do oxigênio liberado do entorno da membrana do eritrócito no 8º estágio, Transferência de próton, elétron para NADH, FADH$_2$ com liberação de CO_2 no ciclo de Krebs.

40. À QUESTÃO DE ELUCIDAÇÃO DO OITO E NONO ESTÁGIOS DO POTENCIAL REDOXI DA MEMBRANA TRÊS ESTADOS DEPENDENTES 9 PASSOS CICLO COMPLETO DE CONDUÇÃO DE PRÓTONS NO CORPO HUMANO E A POSSIBILIDADE DE CONDUZIR SUAS DIREÇÕES

A possibilidade de conduzir o potencial redoxi da membrana com três estados dependentes do ciclo completo de condutância de prótons em 9 etapas na direção favorável tornou-se mais clara depois de fazer a nova interpretação relativa ao oitavo e nono estágios do ciclo fechado de 9 estágios de prótons e condutância de elétrons.

A nova interpretação a seguir é o Nono estágio - de 9 estágios do ciclo fechado de condutância de prótons na localização da membrana respiratória, o circuito pulmonar foi distinguido pela captação de oxigênio do ar alveolar - sob o efeito do aumento da entrada de bicarbonato pelo mecanismo de deslocamento de íons bicarbonato / cloreto dá a possibilidade de conduzir e regular a intensidade da reação do metabolismo dependente do fluxo de prótons durante o diabetes mellitus e a hipercolesterinemia para uma direção mais útil e necessária, porque elucidamos em que local das células existem o ponto de condução das regulações sujeitas à ação de tais tipos de manipulação e medicamentos.

Depois de fazer a elucidação relativa à interconexão entre os primeiros 1-7 estágios de condutância de prótons da localização mitocondrial e 8-o estágio de condutância de prótons da localização do circuito pulmonar e também, a interconexão entre 8-o estágio de condutância de prótons da localização do circuito pulmonar com 9º estágio de condutância de prótons da localização do circuito pulmonar e interconexão entre o seguinte e subsequente 1º estágio de condutância de prótons da localização mitocondrial com o anterior, anterior, anterior 9º estágio de localização do circuito pulmonar durante o desenvolvimento evolutivo dos organismos vivos:

- Primeiro estágio - Liberação de próton e elétron de substratos alimentares sob a ação indireta do oxigênio liberado do entorno da membrana do eritrócito no 9º estágio

Segunda etapa - Transferência de próton, elétron para NADH, FADH $_2$ com liberação de CO $_2$ no ciclo de Krebs

Terceiro estágio - Transferência de elétrons para KoQ com transferência de prótons através de uma membrana para o espaço intermembranar

Quarta etapa - Transferência de elétrons do KoQ reduzido para o citocromo C com a transferência de prótons através de uma membrana para o espaço intermembranar

5. Quinta etapa - Formação de água metabólica na matriz mitocondriana pela oxidação do próton pelos oxigênios moleculares , ou seja , pela protonação do oxigênio molecular pelo próton da matriz com participação da citocromo C oxidase no complexo IV

6. Sexta etapa - Criação final do gradiente de prótons no espaço intermembranar mitocondrial com participação do complexo I, III, IV

7. Sétima etapa - Transferência de próton para matriz mitocondrial através da ATP sintase com síntese de ATP e geração de energia térmica

8. Oitavo estágio - Tecido respiratório - Circuito pulmonar - carregamento de oxigênio pelo mecanismo de deslocamento de íons bicarbonato/cloreto,

liberação de oxigênio da HbO 2 - sob efeito de saída de bicarbonato pelo mecanismo de deslocamento de íons bicarbonato/cloreto, levando ao aumento de oxigênio na mitocôndria - 6 -ª etapa.

9. Nono estágio - Membrana respiratória - Circuito pulmonar, o aumento da captação de oxigênio do ar alveolar sob efeito do aumento da entrada de bicarbonato pelo mecanismo de mudança de íons bicarbonato / cloreto, levando ao aumento da formação de HbO 2 , resultando na liberação de prótons, elétrons dos substratos alimentares sob a ação indireta do oxigênio liberado do entorno da membrana do eritrócito no 8º estágio da condutância do próton, transferência de próton, elétron para NADH, FADH 2 com liberação de CO 2 no ciclo de Krebs.

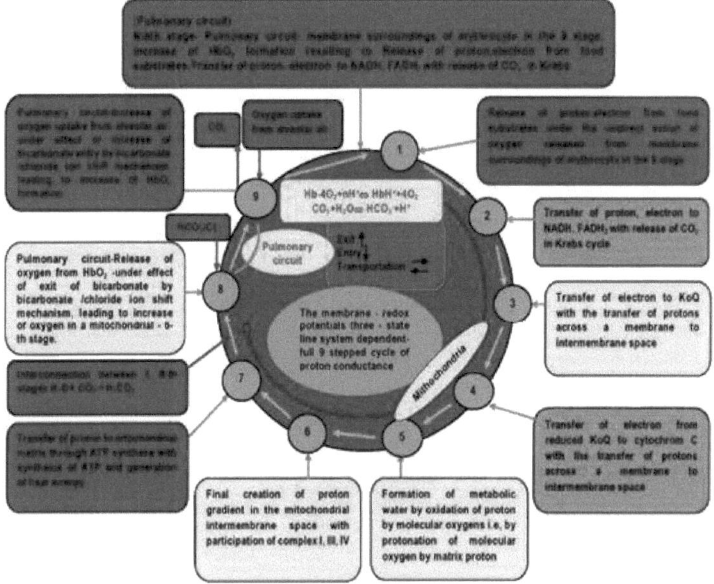

Figura 1. A variante final do ciclo fechado de condutância de prótons dentro do corpo humano após fazer elucidação no nível dos estágios 8 e 9 de condutância de prótons da localização do circuito pulmonar.

Podemos criar todas as variantes de formas de reação úteis de reações metabólicas dependentes de prótons, alterando o sistema de linha de três estados de membrana - potenciais redox do ciclo completo de 9 etapas de condutância de prótons dentro do corpo humano da seguinte forma:

1. A intensificação do processo, ocorreu na Nona etapa - de 9 etapas do ciclo fechado de condutância de prótons na localização da Membrana Respiratória, Circuito Pulmonar, resultando no aumento da captação de oxigênio do ar alveolar - sob efeito do aumento da entrada de bicarbonato por

bicarbonato/cloreto mecanismo de deslocamento iônico poderia ser usado para tratar o excesso de peso e aumentar a eficácia da terapia imunoestimulante

2. A manutenção da prevalência do estado alfa fluido com elevados potenciais oxi, através da intensificação dos processos no Nono estágio - de 9 estágios do ciclo fechado de condutância de prótons na localização da Membrana Respiratória, Circuito Pulmonar, resultando no aumento da captação de oxigênio do ar alveolar - sob efeito do aumento da entrada de bicarbonato pelo mecanismo de deslocamento de íons bicarbonato / cloreto, levando ao aumento da formação de HbO $_2$, resultando na liberação de próton e elétron dos substratos alimentares sob a ação indireta do oxigênio liberado do entorno da membrana do eritrócito no 8º estágio pode ser usado também para tratar excesso de peso, diabetes mellitus e hipercolesterolemia

3. A manutenção do aumento da proporção de CoQ oxidado : HADH reduzido e citocromo C oxidado: CoQ reduzido nos estágios 3 e 4 por meio da intensificação dos processos no oitavo estágio de 9 estágios do ciclo fechado de condutância de prótons na localização do tecido respiratório, Circuito pulmonar levando ao carregamento de oxigênio pelo mecanismo de deslocamento de íons bicarbonato/cloreto, na forma de liberação de oxigênio da HbO2 - sob efeito da saída de bicarbonato pelo mecanismo de deslocamento de íons bicarbonato/cloreto, levando ao aumento de oxigênio em uma mitocôndria - 6-th estágio, todas essas reações podem ser usadas para tratar o

4. A criação de intensificação no nível dos estágios Ningh Nono estágio - de 9 estágios de ciclo fechado de condutância de prótons na localização da membrana respiratória, circuito pulmonar, resultando no aumento da captação de oxigênio do ar alveolar - sob efeito do aumento da entrada de bicarbonato pelo bicarbonato / mecanismo de deslocamento de íons cloreto, levando ao aumento da formação de HbO2, resultando na liberação de prótons, elétrons de substratos alimentares sob a ação indireta do oxigênio liberado dos arredores da membrana do eritrócito no 8º estágio, levou ao aumento dos potenciais de oxi com diminuição concomitante da concentração de colesterol .

5. Além disso, a criação de intensificação no nível dos estágios Ningh Nono estágio - de 9 estágios do ciclo fechado de condutância de prótons na localização da membrana respiratória, circuito pulmonar, resultando no aumento da captação de oxigênio do ar alveolar - sob efeito do aumento da entrada de bicarbonato pelo mecanismo de mudança de íon bicarbonato / cloreto, levando ao aumento da formação de HbO2, resultando na liberação

de prótons e elétrons dos substratos alimentares sob a ação indireta do oxigênio liberado dos arredores da membrana do eritrócito no 8° estágio foi levado à diminuição da célula taxa de divisão durante a patologia do câncer

6. A manutenção do aumento da proporção de CoQ oxidado : HADH reduzido e citocromo C oxidado: CoQ reduzido nos estágios 3 e 4 por meio da intensificação dos processos no oitavo estágio de 9 estágios do ciclo próximo de condutância de prótons na localização do tecido respiratório, Circuito pulmonar levando ao carregamento de oxigênio pelo mecanismo de deslocamento de íons bicarbonato/cloreto, na forma de liberação de oxigênio da HbO2 - sob efeito de saída de bicarbonato pelo mecanismo de deslocamento de íons bicarbonato/cloreto, levando ao aumento de oxigênio em uma mitocôndria - 6-th estágio podem ser fatores-chave para ajudar na perda de peso corporal durante diabetes mellitus, hipercolesterolemia e obesidade

7. Intensidade da difusão de oxigênio <u>devido à criação de intensificação no nível dos estágios Ningh nível dos estágios Ningh Nono estágio - de 9 estágios do</u> ciclo próximo de condutância de prótons na localização da membrana respiratória, circuito pulmonar, resultando no aumento da captação de oxigênio do alveolar ar - sob efeito de aumento da entrada de bicarbonato pelo mecanismo de deslocamento de íons bicarbonato/cloreto, levando ao aumento da formação de HbO $_2$, resultando na liberação de prótons e elétrons de substratos alimentares sob a ação indireta de oxigênio liberado do entorno da membrana do eritrócito no 8 -th estágio tem um enorme impacto na liberação de átomo de hidrogênio (próton e elétron juntos) de doadores existentes no primeiro estágio do ciclo completo de 9 etapas de condutância de prótons dentro do corpo humano, este é favorável situação pode ser usada para tratar diabetes mellitus, hipercolesterolemia e obesidade

8. A intensificação do processo, ocorreu na Nona etapa - de 9 etapas do ciclo fechado de condutância de prótons na localização da Membrana Respiratória, Circuito Pulmonar, resultando no aumento da captação de oxigênio do ar alveolar - sob efeito do aumento da entrada de bicarbonato por bicarbonato/cloreto mecanismo de deslocamento iônico poderia ser usado para aumentar a atividade imunoestimulante de algumas drogas

41. O DESTINO DE TODOS OS PRÓTONS FORMADOS NOS 1-7 ESTÁGIOS DE LOCALIZAÇÃO MITOCONDRIAL E NO OITO E NONO ESTÁGIOS DA MEMBRANA REDOXI POTENCIAL DE TRÊS ESTADOS DEPENDENTE DE 9 PASSOS CICLO COMPLETO DE CONDUTA DE PRÓTONS NO CORPO HUMANO

Agora, estamos prestando muita atenção a esta questão de como o destino de todos os prótons é decidido nas mitocôndrias de 50 a 80 trilhões de células (agora por nós chamados de 1 a 7 estágios de condutância de prótons), necessitando de outras estruturas especiais, devido às quais todos os prótons foram submetidos a consequências inofensivas por mecanismos como manutenção do pH sérico e celular de -7,4, empacotamento dentro dos arredores da membrana eritrocitária e também formação de ácido clorídrico pelas células parietais gástricas, ao lado de "Capilares peritubulares-Líquido intersticial-Células epiteliais dos túbulos - Líquido tubular "Fluido tubular - $HCO_3 + H^+ = H_2CO_3$, $H_2CO_3 = HCO_3 + H^+$ - Células epiteliais tubulares - $CO_2 + H_2O = H_2CO_3$, $H_2CO_3 = HCO_3 + O$ antiporte H_+, H_+/Na na membrana transporta H^+ para fora da célula e íon Na para dentro.

Em conexão com isso, fizemos uma interpretação tão nova que existe a interconexão entre os primeiros 1-7 estágios de condutância de prótons da localização mitocondrial e 8-o estágio de condutância de prótons da localização do circuito pulmonar e também, a interconexão entre 8-o estágio de condutância de prótons da localização do circuito pulmonar com o 9° estágio de condutância de prótons da localização do circuito pulmonar e interconexão entre o seguinte, subsequente - estágio de condutância de prótons da localização mitocondrial com o anterior, anterior, anterior 9° estágio da localização do circuito pulmonar.

Desta forma, foi descrito o oitavo estágio do ciclo fechado de condutância de prótons - Tecido respiratório - Circuito pulmonar - carregamento de oxigênio pelo mecanismo de deslocamento do íon bicarbonato / cloreto Liberação de oxigênio da HbO_2 - sob efeito da saída do bicarbonato pelo íon bicarbonato / cloreto mecanismo de mudança, levando ao aumento de oxigênio em uma mitocôndria - 6° estágio, enquanto isso, o nono estágio do ciclo fechado de condutância de prótons - Membrana respiratória - Circuito pulmonar - aumento da captação de oxigênio do ar alveolar - sob efeito do aumento da entrada de bicarbonato pelo bicarbonato / mecanismo de deslocamento do íon cloreto, levando ao aumento da formação de HbO $_2$, resultando na liberação de próton, elétron dos substratos alimentares sob a ação indireta do oxigênio liberado dos arredores da membrana do eritrócito no 8° estágio, Transferência de próton, elétron para NADH , FADH $_2$ com liberação de CO $_2$ no ciclo de Krebs.

Devido a esta conquista, foi estabelecido que existe uma estreita relação entre as seguintes duas expressões: a Vida tornou-se dependente da presença de prótons e elétrons que foram formados durante os eventos chamados Big Bang, há 15 anos, e a presença de prótons da periferia. tecidos favorece a formação de ponte salina no resíduo de histidina das subunidades betta (Harpers Biochemistry). Também conseguimos mudar a interpretação anterior como Oitavo estágio - Entrada de três fatores importantes nos eritrócitos à medida que os prótons saem na forma de água metabólica da matriz mitocondrial de todas as células e entram na forma de HCO 3 através da membrana plasmática dos glóbulos vermelhos , também entrada de CO $_2$ formado no 2° estágio do ciclo fechado e entrada de oxigênio do pulmão, Nono estágio-Próton se combina com hemoglobina (geração de HbH) que promove a liberação de oxigênio da hemoglobina, difusão de oxigênio para todas as células condicionando o liberação de próton, elétron de substratos alimentares no estágio 1 também próton liberado da hemoglobina promove a captação de oxigênio pela hemoglobina, CO $_2$ promove a geração de próton livre pelo mecanismo como H $_2$ CO $_3$ $^-$ = H+HCO $_3$, a anidrase carbônica catalisa a formação de CO $_2$ a partir de H $_2$ CO $_3$ e CO $_2$ difundem-se nos alvéolos, usando a interpretação principalmente nova como 9° estágio - Membrana respiratória - Circuito pulmonar - aumento da captação de oxigênio do ar alveolar - sob efeito do aumento do bicarbonato entrada pelo mecanismo de deslocamento de íons bicarbonato / cloreto, levando ao aumento da formação de HbO2, 8° estágio - Tecido respiratório - Circuito pulmonar - carregamento de oxigênio pelo mecanismo de deslocamento de íons bicarbonato / cloreto, Liberação de oxigênio da HbO2 - sob efeito de saída de bicarbonato por mecanismo de mudança de saída de bicarbonato/entrada de íons cloreto.

Encontramos a interconexão entre os primeiros 1-7 estágios de condutância de prótons da localização mitocondrial e 8-o estágio de condutância de prótons da localização do circuito pulmonar e também, a interconexão entre 8-o estágio de condutância de prótons da localização do circuito pulmonar com 9 - ° estágio de condutância de prótons da localização do circuito pulmonar e interconexão entre o seguinte, subsequente 1- estágio de condutância de prótons da localização mitocondrial com o anterior, anterior, anterior 9-o estágio de localização do circuito pulmonar que fomos descritos como oitavo estágio - Tecido respiratório - Pulmonar circuito - carregamento de oxigênio pelo mecanismo de deslocamento de íons bicarbonato / cloreto Liberação de oxigênio da HbO2 - sob efeito da saída de bicarbonato pelo mecanismo de deslocamento de íons bicarbonato / cloreto, levando ao aumento de oxigênio em uma mitocôndria - 6° estágio, nono estágio - Membrana respiratória - Circuito pulmonar - aumento da captação de oxigênio do ar alveolar - sob efeito do aumento da entrada de bicarbonato pelo mecanismo de deslocamento de íons bicarbonato/cloreto, levando ao aumento da formação de HbO2, resultando na liberação de prótons, elétrons de substratos alimentares sob ação indireta de oxigênio liberado do ambiente da membrana do eritrócito no 8° estágio, Transferência de próton, elétron para NADH, FADH $_2$ com liberação de CO $_2$ no ciclo de Krebs.

Antes de fazer a elucidação relacionando a interconexão entre os primeiros 1-7 estágios de condutância de prótons da localização mitocondrial e 8-o estágio de condutância de prótons da localização do circuito pulmonar e também, a interconexão entre 8-o estágio de condutância de prótons da localização do circuito pulmonar com 9° estágio de condutância de prótons da localização do circuito pulmonar e interconexão entre o seguinte, 1° estágio subsequente de condutância de prótons da localização mitocondrial com o anterior, anterior, anterior 9-o estágio de localização do circuito pulmonar foi descrito como Oitavo estágio - Entrada de três fatores importantes para os eritrócitos, pois os prótons saem na forma de água metabólica da matriz mitocondrial de todas as células e entram na forma de HCO $_3$ através da membrana plasmática dos glóbulos vermelhos, também a entrada de CO $_2$ formado no estágio 2 do ciclo fechado e entrada de oxigênio do pulmão, nono estágio-próton se combina com hemoglobina (geração de HbH) que promove a liberação de oxigênio da hemoglobina, difusão de oxigênio para todas as células condicionando a liberação de próton, elétron de substratos alimentares no estágio 1 também próton liberado da hemoglobina promove a captação de oxigênio pela hemoglobina, o CO $_2$ promove a geração de prótons livres pelo mecanismo como H $_2$ CO $_{3-}$ =H+HCO $_3$, a anidrase carbônica catalisa a formação de CO $_2$ a partir de H $_2$ CO $_3$ e o CO $_2$ se difunde para fora nos alvéolos.

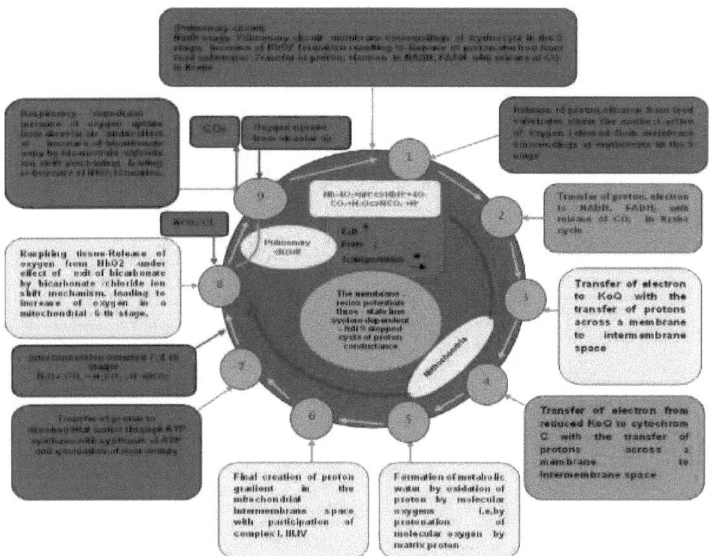

Figura 2. A variante final do ciclo fechado de condutância de prótons dentro do corpo humano após elucidação no nível dos estágios 8 e 9 do próton condutância da localização do circuito pulmonar.

Mas depois de fazer a nova elucidação, descrevemos a interconexão entre os primeiros 1-7 estágios de condutância de prótons da localização mitocondrial e 8-o estágio de condutância de prótons da localização do circuito pulmonar e também, a interconexão entre 8-o estágio de condutância de prótons da localização do circuito pulmonar com o 9º estágio de condutância de prótons da localização do circuito pulmonar e também a interconexão entre o seguinte e subsequente 1º estágio de condutância de prótons da localização mitocondrial com o anterior, anterior, anterior 9º estágio de localização do circuito pulmonar que estivemos descrito como oitavo estágio - Tecido respiratório - Circuito pulmonar - carregamento de oxigênio pelo mecanismo de deslocamento de íons bicarbonato/cloreto Liberação de oxigênio da HbO2 - sob efeito de saída de bicarbonato pelo mecanismo de deslocamento de íons bicarbonato/cloreto, levando ao aumento de oxigênio em uma mitocôndria - 6 -º estágio, nono estágio - Membrana respiratória - Circuito pulmonar - aumento da captação de oxigênio do ar alveolar - sob efeito do aumento da entrada de bicarbonato pelo mecanismo de deslocamento do íon bicarbonato/cloreto, levando ao aumento da formação de HbO2, resultando na liberação de próton, elétron de substratos alimentares sob a ação indireta do oxigênio liberado do entorno da membrana do eritrócito no 8º estágio, transferência de próton, elétron para NADH, FADH $_2$ com liberação de CO $_2$

no ciclo de Krebs.

42. OS EFEITOS HALDEN E BOHR E O OITO E NONO ESTÁGIOS DO POTENCIAL REDOXI DA MEMBRANA TRÊS ESTADOS DEPENDENTES DE 9 PASSOS CICLO COMPLETO DE CONDUÇÃO DE PRÓTONS NO CORPO HUMANO

Depois de fazer uma nova interpretação como o Nono estágio - de 9 estágios do ciclo fechado de condutância de prótons na localização da membrana respiratória, o circuito pulmonar foi distinguido pela captação de oxigênio do ar alveolar - sob o efeito do aumento da entrada de bicarbonato pelo mecanismo de deslocamento de íons bicarbonato / cloreto e enquanto isso, o oitavo estágio funcionou no nível do circuito pulmonar, tecido respiratório caracterizado pelo upload de oxigênio pelo mecanismo de mudança de íon bicarbonato / cloreto, liberação de oxigênio da HbO2 - sob efeito de saída de bicarbonato pelo mecanismo de mudança de íon bicarbonato / cloreto, levando ao aumento de oxigênio em um estágio mitocondrial - 6-th tornou-se fácil de entender a base científica da relação entre Halden, Bohr oitavo e nono estágio do ciclo fechado de 9 estágios de próton, condutância de elétrons.

1. O efeito Bohr foi descrito como a afinidade de ligação do oxigênio da <u>hemoglobina</u> está inversamente relacionada tanto à acidez quanto à concentração de dióxido de carbono, o dióxido de carbono reage com a água para formar <u>ácido carbônico,</u> um aumento no CO_2 resulta em uma diminuição no pH do sangue, resultando em proteínas da hemoglobina liberando sua carga de oxigênio, o que deve ser explicado por processos conduzidos no Oitavo estágio - Tecido respiratório - Circuito pulmonar - upload de oxigênio pelo mecanismo de mudança de íon bicarbonato / cloreto Liberação de oxigênio da HbO2 - sob efeito da saída de bicarbonato pelo mecanismo de mudança de íons bicarbonato / cloreto, levando ao aumento de oxigênio no 6° estágio mitocondrial.

2. De acordo com o efeito Bohr, ao contrário, a diminuição do dióxido de carbono provoca um aumento no pH, o que faz com que a hemoglobina capte mais oxigênio, o que pode ser explicado por processos que ocorreram durante o Nono estágio da condutância de prótons localizado na Membrana Respiratória, Pulmonar. circuito-aumento da captação de oxigênio do ar alveolar - sob efeito do aumento da entrada de bicarbonato pelo mecanismo de deslocamento de íons bicarbonato/cloreto, levando ao aumento da formação de HbO_2.

3. A hemoglobina desoxigenada é um melhor <u>aceitador de prótons</u> do que a forma oxigenada, nos glóbulos vermelhos, a enzima <u>anidrase carbônica</u> catalisa a conversão do dióxido de carbono dissolvido em <u>ácido carbônico</u> , que se dissocia rapidamente em <u>bicarbonato</u> e um <u>próton livre,</u> o que ocorreu durante o Oitavo estágio - Tecido respiratório - Circuito pulmonar - carregamento de oxigênio pelo mecanismo de deslocamento de íons bicarbonato / cloreto Liberação de oxigênio da HbO2 - sob efeito de saída de bicarbonato pelo mecanismo de deslocamento de íons bicarbonato / cloreto, levando ao aumento de oxigênio em uma mitocôndria - 6° estágio.

4. A maior afinidade da desoxihemoglobina pelos prótons aumenta a síntese de bicarbonato e, consequentemente, aumenta a capacidade do sangue desoxigenado para dióxido de carbono, a maior parte do dióxido de carbono no sangue está na forma de bicarbonato, que ocorreu durante o Oitavo estágio - Tecido respiratório - Circuito pulmonar -carga de oxigênio pelo mecanismo de mudança de íons bicarbonato/cloreto Liberação de oxigênio da HbO2 -sob efeito da saída de bicarbonato pelo mecanismo de mudança de íons bicarbonato/cloreto

5. O efeito Bohr facilita a liberação de oxigênio nos tecidos, especialmente nos tecidos que mais precisam de oxigênio, quando a taxa metabólica de um tecido aumenta, o mesmo acontece com a produção de resíduos de dióxido de carbono, quando liberado na corrente sanguínea, o dióxido de carbono forma <u>bicarbonato</u> e prótons, ocorreu durante Oitavo estágio Tecido respiratório - Circuito pulmonar - carregamento de oxigênio pelo mecanismo de deslocamento de íons bicarbonato/cloreto Liberação de oxigênio da HbO2 - sob efeito da saída de bicarbonato pelo mecanismo de deslocamento de íons bicarbonato/cloreto, levando ao aumento de oxigênio na mitocôndria - 6° estágio .

6. A enzima <u>anidrase carbônica</u> , que está presente nos <u>glóbulos vermelhos</u> acelera drasticamente a conversão em bicarbonato e prótons, isso faz com que o pH do sangue diminua, o que promove a dissociação do oxigênio da hemoglobina , e permite que os tecidos circundantes obtenham oxigênio suficiente para atender às suas demandas ocorreram durante o Oitavo estágio da condutância de prótons localizado no tecido respiratório - Circuito pulmonar - upload de oxigênio pelo mecanismo de deslocamento de íons bicarbonato / cloreto.

7. O efeito Bohr permite que o corpo se adapte às mudanças nas condições e possibilita o fornecimento de oxigênio extra aos tecidos que mais precisam dele, como quando <u>os músculos</u> estão submetidos a atividades extenuantes, eles necessitam de grandes quantidades de oxigênio para conduzir <u>a</u>

respiração celular , o que gera CO_2 (e, portanto, HCO_3^- e H^+) como subprodutos, esses resíduos diminuem o pH do sangue, o que aumenta o fornecimento de oxigênio aos músculos ativos; se as células musculares não recebem oxigênio suficiente para a respiração celular, recorrem à fermentação do ácido láctico , que libera ácido láctico como subproduto, isso aumenta a acidez do sangue muito mais do que o CO_2 sozinho, o que reflete a necessidade ainda maior de oxigênio das células . Na verdade, sob condições anaeróbicas, os músculos geram ácido láctico tão rapidamente que o pH do sangue que passa pelo os músculos cairão para cerca de 7,2, o que faz com que a hemoglobina comece a liberar cerca de 10% mais oxigênio, o que ocorreu no Oitavo estágio - Tecido respiratório - Circuito pulmonar - carregamento de oxigênio pelo mecanismo de mudança de íon bicarbonato / cloreto Liberação de oxigênio da HbO2 -sob efeito de saída de bicarbonato pelo mecanismo de deslocamento de íons bicarbonato/cloreto,

8. Além de aumentar a remoção de dióxido de carbono dos tecidos consumidores de oxigênio, o efeito Haldane promove a dissociação do dióxido de carbono da hemoglobina na presença de oxigênio, nos capilares ricos em oxigênio do pulmão, esta propriedade causa o deslocamento do dióxido de carbono para o plasma à medida que o sangue com baixo teor de oxigênio entra no alvéolo e é vital para as trocas gasosas alveolares , a oxigenação da Hb promove a dissociação do H^+ da Hb, o que muda o equilíbrio do tampão bicarbonato para a formação de CO_2, portanto, o CO_2 é liberado das hemácias, o que ocorreu durante Nono estágio da condutância de prótons localizado na membrana respiratória, circuito pulmonar - aumento da captação de oxigênio do ar alveolar - sob efeito do aumento da entrada de bicarbonato pelo mecanismo de deslocamento de íons bicarbonato / cloreto, levando ao aumento da formação de HbO2.

9. A oxigenação da Hb promove a dissociação do H^+ da Hb, o que desloca o equilíbrio do tampão bicarbonato para a formação de CO_2, portanto, o CO_2 é liberado das hemácias, o que ocorreu durante o Nono estágio - Membrana respiratória - Circuito pulmonar - aumento da captação de oxigênio de ar alveolar - sob efeito do aumento da entrada de bicarbonato pelo mecanismo de deslocamento de íons bicarbonato/cloreto, levando ao aumento da formação de HbO2, resultando na liberação de prótons e elétrons de substratos alimentares sob a ação indireta de oxigênio liberado do entorno da membrana do eritrócito no 8 -ª etapa, Transferência de próton, elétron para NADH, FADH2 com liberação de CO_2 no ciclo de Krebs.

43.A CAPACIDADE DE TAMPÃO DO AMBIENTE DA MEMBRANA ERITRÓCITA EM RELAÇÃO AOS

PRÓTONS LIVRES PERSPECTIVA DE NOVA ELUCIDAÇÃO DO OITO E NONO ESTÁGIOS DO POTENCIAL DE REDOXI DA MEMBRANA DE TRÊS ESTADOS DEPENDENTE DE 9 PASSOS CICLO COMPLETO DE CONDUCTÂNCIA DE PRÓTONS NO CORPO HUMANO

Ficou claro que o fluxo de destino de todos os muitos prótons, gerados nas mitocôndrias de 50-80 trilhões de células (agora por nós mitocôndrias, o fluxo de prótons denominado como 1-7 estágios de condutância de prótons) exigia outras estruturas especiais - outra sistema precisa absorver a atividade extra de H $^{+}$ gerada como resultado do processo conduzido nos estágios 1-7 da condutância de prótons para que ocorra o verdadeiro tamponamento, esse sistema consiste em proteínas intracelulares, das quais a hemoglobina é o ator principal, concretamente falando, um deles é o entorno da membrana eritrocitária para o empacotamento de prótons e também a formação de ácido clorídrico pelas células parietais gástricas, também o antiporto H+/Na na membrana transporta H+ para fora da célula e íon Na no nível do "líquido intersticial-capilar peritubular -Células epiteliais tubulares - Líquido tubular" com manutenção concomitante do pH sérico e celular-7,4.

Por nossa sugestão, a capacidade tampão do entorno da membrana eritrocitária em relação aos prótons livres, formada na condutância do próton, foi implementada no Nono estágio - localizado na Membrana Respiratória, Circuito Pulmonar, onde ocorreu a captação de oxigênio do ar alveolar sob efeito do aumento da entrada de bicarbonato. pelo mecanismo de deslocamento de íons bicarbonato / cloreto, levando ao aumento da formação de HbO $_2$, resultando na liberação de prótons e elétrons dos substratos alimentares sob a ação indireta do oxigênio liberado do entorno da membrana do eritrócito no 8º estágio da condutância do próton.

A capacidade tampão do entorno da membrana eritrocitária em relação aos prótons livres, formados na condutância de prótons e elétrons é o processo implementado no Nono estágio - Membrana respiratória - Aumento do circuito pulmonar na captação de oxigênio do ar alveolar - sob efeito do aumento da entrada de bicarbonato pelo bicarbonato / mecanismo de mudança de íon cloreto, levando ao aumento da formação de HbO2, resultando na liberação de próton, elétron de substratos alimentares sob a ação indireta de oxigênio liberado do entorno da membrana do eritrócito no 8º estágio, transferência de próton, elétron para NADH, FADH $_2$ com liberação de CO $_2$ no ciclo de Krebs. Esses processos têm surgido como a reutilização de prótons difundidos da matriz mitocondrial de todas as células para a membrana plasmática das hemácias com geração de HbH que promove a liberação de oxigênio da hemoglobina , difusão de oxigênio para todas as células condicionando a liberação de prótons, mas participação dos arredores da membrana eritrocitária na regulação de prótons livres e oxigênio, dióxido de carbono, moléculas de água formadas durante o funcionamento do ciclo completo de 9 etapas de condutância de elétrons e prótons.

A prevalência do estado alfa fluido com altos potenciais de oxidação no sistema de linha de três estados de membrana - potenciais redox leva à alteração da capacidade tampão do entorno da membrana eritrocitária em relação aos prótons livres e, dessa forma, à intensificação da difusão de oxigênio para 14 trilhões de células e ao aumento da intensidade de liberação de prótons e elétrons dos doadores na primeira etapa deste ciclo e mais conversão de gradientes de prótons em energia térmica no 6º estágio deste ciclo e mais prótons livres nos arredores da membrana eritrocitária

A prevalência do estado betta sólido com altos potenciais redutores no sistema de linha de três estados de membrana - potenciais redox leva à alteração da capacidade tampão do entorno da membrana eritrocitária em relação aos prótons livres e, dessa forma, à diminuição da difusão de oxigênio para 50 trilhões de células e à redução da intensidade de liberação de prótons e elétrons dos doadores na primeira etapa deste ciclo e mais conversão de gradientes de prótons em ATP na 6ª etapa deste ciclo e a mudança dos prótons livres na membrana eritrocitária arredores

A prevalência do estado gama com baixos potenciais redox no sistema de linha de três estados dos potenciais redox da membrana leva à mudança da capacidade tampão do entorno da membrana eritrocitária em relação aos prótons livres e, dessa forma, aos doadores menos protonizados no primeiro estágio de neste ciclo e à redução da difusão de oxigênio para 14 trilhões de células e à intensidade da liberação de prótons e elétrons dos doadores na primeira etapa deste ciclo e menor conversão de gradientes de prótons em ATP e energia térmica no 6º estágio deste ciclo e menos a prótonsina livre entorno da membrana eritrocitária .

Depois de fazer a elucidação relativa à interconexão entre os primeiros 1-7 estágios de condutância de prótons da localização mitocondrial e 8-o estágio de condutância de prótons da localização do circuito pulmonar e também, a interconexão entre 8-o estágio de condutância de prótons da localização do circuito pulmonar com 9º estágio de condutância de prótons da localização do circuito pulmonar e interconexão entre o seguinte e subsequente 1º estágio de condutância de prótons da localização mitocondrial com o anterior, anterior, anterior 9° estágio de localização do circuito pulmonar durante o desenvolvimento evolutivo dos organismos vivos fornece a base científica que o entorno da membrana eritrocitária é o local mais apropriado para o empacotamento de prótons no Nono estágio da condutância de prótons localizada Membrana respiratória O circuito pulmonar apareceu como aumento da captação de oxigênio do ar alveolar - sob efeito do aumento da entrada de bicarbonato pelo mecanismo de deslocamento de íons bicarbonato / cloreto, levando ao aumento da formação de HbO2, resultando na liberação de próton, elétron dos substratos alimentares sob a ação indireta do oxigênio liberado do entorno da membrana do eritrócito no 8° estágio, Transferência de próton, elétron para NADH, FADH $_2$ com liberação de CO $_2$ no ciclo de Krebs.

44. A MUDANÇA DE HUMBURGER E O OITO E NONO ESTÁGIOS DO POTENCIAL REDOXI DA MEMBRANA TRÊS ESTADOS DEPENDENTES 9 PASSOS CICLO COMPLETO DE CONDUTÂNCIA DE PRÓTONS NO CORPO HUMANO

Ficou claro que o fluxo - destino de todos os muitos prótons, gerados nas mitocôndrias de 50 a 80 trilhões de células (por nós, o fluxo de prótons nas mitocôndrias denominado como 1 a 7 estágios de condutância de prótons) exigia outras estruturas especiais - outro sistema para absorver a atividade extra de H $^+$ gerada como resultado do processo conduzido nos estágios 1-7 da condutância de prótons para que ocorra o verdadeiro tamponamento, esse sistema consiste em proteínas intracelulares, das quais a hemoglobina é o ator principal, concretamente falando, um destes são os arredores da membrana eritrocitária para empacotamento de prótons e também a formação de ácido clorídrico pelas células parietais gástricas, também o antiporto H+/Na na membrana transporta H+ para fora da célula e íon Na no nível de "Capilar peritubular-Líquido intersticial-Túbulo epitelial células -Fluido tubular" com manutenção concomitante do pH sérico e celular-7,4.

Os íons hidrogênio são tamponados pela hemoglobina , enquanto o íon bicarbonato é bombeado para fora das células por mecanismos de transporte ativo como deslocamento de cloreto - o fenômeno Hamburger ou fenômeno lineas , que foi implementado no Nono estágio - localizado na membrana respiratória, circuito pulmonar, onde ocorreu a captação de oxigênio do ar alveolar sob o efeito do aumento da entrada de bicarbonato pelo mecanismo de deslocamento de íons bicarbonato/cloreto, levando ao aumento da formação de HbO $_2$, resultando na liberação de prótons e elétrons dos substratos alimentares sob a ação indireta do oxigênio liberado do entorno da membrana do eritrócito no 8º estágio da condutância de prótons.

Depois de fazer uma nova interpretação como o Nono estágio - de 9 estágios do ciclo fechado de condutância de prótons na localização da membrana respiratória, o circuito pulmonar foi distinguido pela captação de oxigênio do ar alveolar - sob o efeito do aumento da entrada de bicarbonato pelo mecanismo de deslocamento de íons bicarbonato / cloreto e o oitavo estágio funcionou no nível do circuito pulmonar, tecido respiratório caracterizado pelo carregamento de oxigênio pelo mecanismo de deslocamento de íons bicarbonato / cloreto, liberação de oxigênio da HbO2 - sob efeito de saída de bicarbonato pelo mecanismo de deslocamento de íons bicarbonato / cloreto, levando ao aumento de oxigênio em uma mitocôndria - 6º estágio tornou-se fácil entender a base científica da relação entre Halden, Bohr oitavo e nono estágios do ciclo fechado de 9 estágios de próton, condutância de elétrons foi fácil entender esse mecanismo como <u>os íons de hidrogênio são tamponados pela hemoglobina , enquanto o íon bicarbonato é bombeado para fora das células por mecanismos de transporte ativo como deslocamento de cloreto - o fenômeno Hamburger ou fenômeno lineas</u> .

1. O deslocamento de Humburger - Bicarbonato nos glóbulos vermelhos (RBC) em troca com cloreto do plasma nos pulmões foi demonstrado que o processo ocorreu no Nono estágio localizado na membrana respiratória, circuito pulmonar resultante do aumento da captação de oxigênio do ar alveolar sob efeito do aumento da entrada de bicarbonato pelo mecanismo de deslocamento de íons bicarbonato / cloreto, levando ao aumento da formação de HbO2, resultando na liberação de prótons e elétrons de substratos alimentares sob a ação indireta de oxigênio liberado dos arredores da membrana do eritrócito no 8º estágio, Transferência de próton e elétron para NADH, FADH $_2$ com liberação de CO $_2$ no ciclo de Krebs.

45. O CICLO DE KREBS E O OITO E NONO ESTÁGIOS DO POTENCIAL REDOXI DA MEMBRANA TRÊS ESTADOS DEPENDENTES 9 PASSOS CICLO COMPLETO DE CONDUTA DE PRÓTONS NO CORPO HUMANO

Durante o ciclo de Krebs são formados ATP, água metabólica e CO $_2$ - dióxido de carbono. Se não se iniciasse outro processo seguinte, durante o qual prótons livres e dióxido de carbono submetidos à conversão e eliminação subsequentes seria impossível o início de novo ciclo de Krebs, levando a déficit agudo de ATP e morte celular.

Quais processos foram continuados após o ciclo de Krebs, estes são o oitavo estágio - como Tecido respiratório - Circuito pulmonar - upload de oxigênio pelo mecanismo de mudança de íon bicarbonato / cloreto Liberação de oxigênio da HbO2 - sob efeito de saída de bicarbonato pelo mecanismo de mudança de íon bicarbonato / cloreto, levando ao aumento de oxigênio em um estágio mitocondrial - 6° estágio, Nono estágio -como Membrana respiratória - Circuito pulmonar - aumento da captação de oxigênio do ar alveolar - sob efeito de aumento

O oitavo e o nono estágios desempenham o papel de força atrativa em relação à liberação do átomo de hidrogênio do alimento e do próton, elétron no ciclo de Krebs.

O ciclo de Krebs é a primeira parte do ciclo fechado de 9 estágios, sem o ciclo de Krebs, não é impossível a existência normal do ciclo fechado de 9 estágios de condutância de prótons.

Neste caso, se adicionarmos os 2 estágios seguintes como 8, 9 - os estágios criaram o terreno normal para a condução do ciclo de 9 estágios de condutância de prótons.

O novo ciclo do ciclo de Krebs leva ao oitavo estágio - como Tecido respiratório - Circuito pulmonar - upload de oxigênio pelo mecanismo de mudança de íons bicarbonato / cloreto Liberação de oxigênio da HbO2 - sob efeito de saída de bicarbonato pelo mecanismo de mudança de íons bicarbonato / cloreto, levando ao aumento de oxigênio em uma mitocôndria - 6° estágio, Nono estágio - como Membrana respiratória - Circuito pulmonar - aumento da captação de oxigênio do ar alveolar - sob efeito do aumento da entrada de bicarbonato pelo mecanismo de deslocamento de íons bicarbonato / cloreto, levando ao aumento da formação de HbO2 , resultando na liberação de próton, elétron de substratos alimentares sob a ação indireta de oxigênio liberado do entorno da membrana do eritrócito no 8° estágio, Transferência de próton, elétron para NADH, FADH $_2$ com liberação de CO $_2$ no ciclo de Krebs.

Observe que o citrato é a primeira molécula criada após a adição de acetil CoA. É por isso que o ciclo de Krebs também é conhecido como ciclo do ácido cítrico. Este processo é conhecido como "ciclo" porque sempre termina em *oxaloacetato* , que pode ser combinado com um novo acetil CoA para produzir uma nova molécula de citrato para cada ciclo.

A membrana - potencial redox, um sistema de linha de três estados - ciclo completo de 9 etapas de condutância de prótons dentro do corpo humano, este processo é conhecido como um "ciclo" porque sempre termina no nono estágio - de 9 estágios de ciclo próximo de condutância de prótons em a localização da membrana respiratória, circuito pulmonar resultando no início do novo próximo primeiro estágio - Liberação de próton, elétron de substratos alimentares sob a ação indireta do oxigênio liberado do entorno da membrana do eritrócito no 9º estágio.

Todas as células "respiram" bombeando prótons (íons de hidrogênio) através de uma membrana, queimariam alimentos - doadores com oxigênio, todos eles são condicionados à geração de ATP (a moeda energética universal da vida) usando o ciclo de Krebs incluído meio de reação como "Doadores + membrana - potenciais redox três - sistema de linha de estado $+ O_2 +$ ADP $+$ Pi $+ H^+ + nH^+_{espaço\ de\ membrana} = $ (ATP $+$ energia térmica) $+ H_2O + nH^+_{matriz} +$ CO_2 ", que pertence ao potencial redoxi da membrana , dependente de três estados, ciclo completo de 9 etapas de condutância de prótons descrito por nós.

O fluxo de prótons através das turbinas de membrana gira a haste da ATP sintase, e as mudanças conformacionais induzidas por esta rotação catalisam a síntese de ATP dentro do meio de reação como "Doadores + membrana - potenciais redox três - sistema de linha de estado $+ O_2 +$ ADP $+$ Pi $+ H^+ +$ nH $+$ espaço da membrana $= $ (ATP $+$ energia térmica) $+ H_2O + nH^+_{matriz}$ $+CO2$ ".

Este processo, à medida que a vida hidrogena o dióxido de carbono, anexa átomos de hidrogênio ao CO_2 , convertendo o dióxido de carbono em moléculas orgânicas, foi a base da evolução da formação do ciclo de Krebs incluído - meio de reação como "Doadores + membrana - potenciais redox três - sistema de linha de estado $+ O_2 +$ ADP $+$ Pi $+ H^+ + nH^+_{espaço\ da\ membrana}$ $= $ (ATP $+$ energia térmica) $+ H_2O + nH^+_{matriz} + CO_2$ ", que pertence ao potencial redoxi da membrana , dependente de três estados, ciclo completo de 9 etapas de condutância de prótons descrito por nós.

JE Walker (1982) esclareceu a estrutura tridimensional da enzima, que consiste em um grupo de proteínas (a porção F_0) embutido na membrana interna e conectado por uma espécie de haste ou eixo de proteína a outro grupo de proteínas (o F_1 parte).

A passagem de íons hidrogênio através da membrana faz com que a porção F_0 e o pedúnculo girem, e essa rotação altera a configuração das proteínas na porção F_1 .

JE Walker apoiaram o "mecanismo de mudança de ligação" de Boyer, que propunha que a enzima funciona alterando a posição dos seus grupos proteicos de modo a alterar a sua afinidade química pelo ATP e pelo seu precursor . moléculas.

Na primeira vez, revelamos que o ciclo completo de 9 etapas da condutância de prótons dentro do corpo humano, que começa com a liberação de prótons e elétrons de substratos alimentares sob a ação indireta do oxigênio liberado dos arredores da membrana dos eritrócitos no 9º estágio por um circuito fechado. figura.

É mais interessante que o potencial redoxi da membrana , dependente de três estados, ciclo completo de 9 etapas de condutância de prótons, incluindo o ciclo de Krebs, precedido pela glicólise (após a glicólise, o piruvato é convertido em acetil CoA para entrar no ciclo do ácido cítrico porque a glicólise - a degradação celular do açúcar simples glicose para produzir ácido pirúvico e ATP como fonte de energia) funciona normalmente com a passagem de íons de hidrogênio através da membrana faz com que a porção F_0 e o pedúnculo girem, e essa rotação altera a configuração das proteínas no Porção F_1 confirmada por J.Walker e PD Boyer.

Pode-se dizer que a parte final do potencial redoxi da membrana , dependente de três estados, ciclo completo de condutância de prótons, incluindo o ciclo de Krebs, deve ser conectada ao "mecanismo de mudança de ligação", que propôs que a enzima funciona alterando a posição de seus grupos de proteínas. de forma a alterar sua afinidade química pelo ATP e sua molécula precursora confirmada por J.Walker e PD Boyer.

O ciclo de Krebs, ao contrário de uma via metabólica livre de oxigênio, que ocorre amplamente, indicando que é uma via metabólica antiga, tem desempenhado um papel importante na geração de mais ATP, NADPH (8-38 ATPs por glicose) no meio de reação como " Doadores + membrana - potenciais redox três - sistema de linha de estado + O_2 + ADP + Pi + H_+ + $nH^+_{membrane\ espaço}$ = (ATP + energia térmica) + H_2O + nH^+_{matriz} + CO_2 "que pertence ao potencial redoxi da membrana, dependente de três estados, ciclo completo de 9 etapas de condutância de prótons, devido à participação de oxigênio.

As oito etapas do ciclo do ácido cítrico são uma série de reações redox, desidratação, hidratação e descarboxilação, cada volta do ciclo forma um GTP ou ATP, bem como três moléculas de NADH e uma molécula de FADH2, que serão usadas em etapas posteriores. da respiração celular para produzir ATP para a célula devido ao meio de reação como "Doadores + membrana - potenciais redox três - sistema de linha de estado + O_2 + ADP + Pi + H_+ + $nH_{+\ membrana\ espaço}$ = (ATP + energia térmica) + H_2O + nH^+_{matriz} + CO_2 "que pertence ao potencial redoxi da membrana , dependente de três estados, ciclo completo de 9 etapas de condutância de prótons, descrito por nós.

O ciclo fornece precursores incluindo certos aminoácidos, bem como o agente redutor NADH que é usado em inúmeras reações bioquímicas dentro do meio de reação como " Doadores + membrana - potenciais redox três - sistema de linha de estado + O_2 + ADP + Pi + H^+ + nH + espaço da membrana = (ATP + energia térmica) + H_2O + nH$^+$ matriz + CO_2 "que pertence ao potencial redoxi da membrana, dependente de três estados, ciclo completo de 9 etapas de condutância de prótons.

Desta forma, o ciclo de Krebs se distingue por que, a primeira etapa é uma etapa de condensação, combinando o grupo acetil de dois carbonos (do acetil CoA) com uma molécula de oxaloacetato de quatro carbonos para formar uma molécula de citrato de seis carbonos (a taxa de esta reação é controlada por feedback negativo e pela quantidade de ATP disponível, como se os níveis de ATP aumentarem, a taxa desta reação diminui), na etapa seguinte o citrato perde uma molécula de água é convertido em isocitrato, na etapa três, o isocitrato é oxidado , produzindo uma molécula de cinco carbonos, a-cetoglutarato, juntamente com uma molécula de CO_2 e dois elétrons, que reduzem NAD+ a NADH, um grupo fosfato é substituído pela coenzima A e uma ligação de alta energia é formada (**etapa 5**). , um processo de desidratação converte succinato em fumarato, dois átomos de hidrogênio são transferidos para FAD, produzindo FADH$_2$ (**etapa 6**) a energia contida nos elétrons desses átomos é insuficiente para reduzir NAD$^+$ mas adequada para reduzir FAD, água é adicionada ao fumarato durante a etapa sete, e o malato é produzido, a última etapa do ciclo do ácido cítrico regenera o oxaloacetato oxidando o malato, outra molécula de NADH é produzida **no** meio de reação como "Doadores + membrana - potenciais redox três - sistema de linha de estado + O_2 + ADP + Pi + H + + nH + espaço da membrana = (ATP + energia térmica) + H_2O + nH$^+$ matriz + CO_2 "que pertence ao potencial redoxi da membrana , dependente de três estados, ciclo completo de 9 etapas de condutância de prótons, descrito por nós.

É mais interessante que, o ciclo de Krebs e o potencial redoxi da membrana , ciclo completo de condutância de prótons de três estados dependente de 9 etapas, descrito por nós, são mais semelhantes entre si em figuras de circuito fechado, ao contrário da glicólise, o ciclo do ácido cítrico é um ciclo fechado: última etapa no ciclo do ácido cítrico regenera o oxaloacetato oxidando o malato, enquanto a primeira etapa do ciclo de Krebs é uma etapa de condensação, combinando o grupo acetil de dois carbonos (do acetil CoA) com uma molécula de oxaloacetato de quatro carbonos para formar uma molécula de seis carbonos de citrato, que é usado na primeira etapa como doador de prótons e elétrons.

Semelhante ao ciclo de Krebs, o potencial redoxi da membrana , dependente de três estados, ciclo completo de condutância de prótons de 9 etapas, descrito por nós, também tem uma figura de circuito fechado.

No último nono estágio do potencial redoxi da membrana , três estados dependentes de 9 etapas do ciclo completo de condutância do próton, o próton se combina com a hemoglobina (geração de HbH), o que promove a liberação de oxigênio da hemoglobina, a difusão de oxigênio para todas as células condicionando a liberação de próton , elétrons de substratos alimentares como prótons, doadores de elétrons no estágio 1 do ciclo fechado, descritos por nós, também prótons liberados da hemoglobina promovem a captação de oxigênio pela hemoglobina, CO_2 promove a geração de prótons livres por mecanismo como $H_2CO_3{}^- = H + HCO_3$, a anidrase carbônica catalisa a formação de CO_2 a partir de H_2CO_3 e CO_2 se difunde nos alvéolos no último estágio do ciclo fechado de condutância de prótons.

Os grandes organismos devem remover o dióxido de carbono de todas as suas células. Nestes animais, o dióxido de carbono é normalmente trocado nas guelras ou nos pulmões por oxigénio, o que ajuda a impulsionar as fases finais da respiração aeróbica .

O ciclo de Krebs é provavelmente a parte mais importante do processo de respiração aeróbica porque impulsiona a formação de transportadores de elétrons. Essas operadoras são importantes. Eles carregam a energia usada para criar um grande número de moléculas de ATP nas etapas finais da respiração aeróbica. Os transportadores de elétrons produzidos (NADH e $FADH_2$) não podem fornecer energia diretamente ao processo celular. Em vez disso, os processos da cadeia de transporte de elétrons e da fosforilação oxidativa utilizarão a energia dessas moléculas para ativar o complexo enzimático *ATP sintase* , que produz ATP.

https://biologydictionary.net/krebs-cycle/

O Ciclo de Krebs, também chamado de *ciclo do ácido cítrico* , é a segunda etapa principal da fosforilação oxidativa. Após a glicólise quebrar a glicose em moléculas menores de 3 carbonos, o ciclo de Krebs transfere a energia dessas moléculas para transportadores de elétrons, que serão usados na cadeia de transporte de elétrons para produzir ATP.

A maioria dos organismos usa glicose como principal fonte de combustível, mas deve decompor essa glicose e armazenar a energia em ATP e outras moléculas. O ciclo de Krebs está contido nas **mitocôndrias** . Dentro da matriz mitocondrial, as reações do ciclo de Krebs adicionam elétrons e prótons a vários transportadores de elétrons, que são então usados pela cadeia de transporte de elétrons para produzir ATP.

O ciclo de Krebs começa com os produtos da glicólise, que são duas moléculas de três carbonos conhecidas como piruvato. Essa molécula é ácida, por isso o ciclo de Krebs também é chamado de ciclo do ácido tricarboxílico (TCA). Ao longo de uma série de reações, essas moléculas são posteriormente decompostas em dióxido de carbono. **A energia das moléculas é transferida para outras moléculas, chamadas transportadoras de elétrons** . Essas moléculas transportam a energia armazenada para a cadeia de transporte de elétrons, que por sua vez cria ATP.

Então, a célula utiliza esse ATP para alimentar diversas reações celulares, como a ativação de enzimas ou proteínas de transporte. O ciclo de Krebs é o segundo de 4 processos diferentes que devem ocorrer para extrair a energia da glicose. Ao todo, o ciclo de Krebs consiste em 9 reações sequenciais.

A primeira etapa da utilização da glicose, *a glicólise* , produz alguns ATP e também as moléculas que serão processadas no ciclo de Krebs. Durante a glicólise, uma única molécula de glicose é dividida em duas moléculas menores de três carbonos chamadas *piruvato* . O piruvato é então convertido em *acetil CoA* . O acetil CoA é então utilizado no ciclo de Krebs para produzir vários produtos importantes . Por sua vez, estes produtos impulsionam a formação de ATP, a principal fonte de energia da célula.

Antes dos primeiros estágios do ciclo de Krebs, o piruvato é convertido em acetil CoA. Durante este processo, são produzidas uma molécula de CO_2 e uma molécula do transportador de elétrons NADH. O ciclo de Krebs envolve a conversão deste acetil CoA em dióxido de carbono. Durante as etapas do ciclo são liberadas duas moléculas de CO_2 , além de mais 3 moléculas de NADH, uma de $FADH_2$ e uma de GTP.

Durante o ciclo de Krebs são formados ATP, água metabólica e CO_2 - dióxido de carbono, caso não se iniciasse outro processo seguinte, durante o qual prótons livres e dióxido de carbono submetidos à posterior conversão e eliminação seria impossível o início de novo ciclo de Krebs, levando a déficit agudo de ATP e morte celular.

Quais processos foram continuados após o ciclo de Krebs, estes são o oitavo estágio - como Tecido respiratório - Circuito pulmonar - carregamento de oxigênio pelo mecanismo de mudança de íon bicarbonato / cloreto Liberação de oxigênio da HbO_2 - sob efeito de saída de bicarbonato pelo mecanismo de mudança de íon bicarbonato / cloreto , levando ao aumento de oxigênio em um estágio mitocondrial - 6° estágio, Nono estágio -como Membrana respiratória - Circuito pulmonar - aumento da captação de oxigênio do ar alveolar - sob efeito de aumento

O oitavo e o nono estágios desempenham o papel de força atrativa em relação à liberação do átomo de hidrogênio do alimento e do próton, elétron no ciclo de Krebs.

O ciclo de Krebs é a primeira parte do ciclo fechado de 9 estágios, sem o ciclo de Krebs, não é impossível a existência normal do ciclo fechado de 9 estágios de condutância de prótons.

Neste caso, se adicionarmos os 2 estágios seguintes como 8, 9 - os estágios criaram o terreno normal para a condução do ciclo de 9 estágios de condutância de prótons.

O novo ciclo do ciclo de Krebs leva ao oitavo estágio - como Tecido respiratório - Circuito pulmonar - carregamento de oxigênio pelo mecanismo de deslocamento de íons bicarbonato / cloreto Liberação de oxigênio da HbO2 - sob efeito da saída de bicarbonato pelo mecanismo de deslocamento de íons bicarbonato / cloreto, levando ao aumento de oxigênio em uma mitocôndria - 6º estágio, Nono estágio -como Membrana respiratória - Circuito pulmonar -aumento da captação de oxigênio do ar alveolar - sob efeito do aumento da entrada de bicarbonato pelo mecanismo de deslocamento de íons bicarbonato / cloreto, levando ao aumento da formação de HbO2 , resultando na liberação de próton, elétron de substratos alimentares sob a ação indireta de oxigênio liberado do entorno da membrana do eritrócito no 8º estágio, Transferência de próton, elétron para NADH, FADH 2 com liberação de CO 2 no ciclo de Krebs.

Observe que o citrato é a primeira molécula criada após a adição de acetil CoA. É por isso que o ciclo de Krebs também é conhecido como ciclo do ácido cítrico. Este processo é conhecido como "ciclo" porque sempre termina em oxaloacetato, que pode ser combinado com um novo acetil CoA para produzir uma nova molécula de citrato para cada ciclo.

A membrana - potencial redox, um sistema de linha de três estados - ciclo completo de 9 etapas de condutância de prótons dentro do corpo humano, este processo é conhecido como um "ciclo" porque sempre termina no nono estágio - de 9 estágios de ciclo próximo de condutância de prótons em a localização da membrana respiratória, circuito pulmonar resultando no início do novo próximo primeiro estágio - Liberação de próton, elétron de substratos alimentares sob a ação indireta do oxigênio liberado do entorno da membrana do eritrócito no 9º estágio.

2. Este mecanismo, à medida que <u>os íons hidrogênio são tamponados pela hemoglobina , enquanto o íon bicarbonato é bombeado para fora das células eritrocitárias por mecanismos de transporte ativo por deslocamento de cloreto - o fenômeno Hamburger ou fenômeno lineas ocorreu</u> durante o Oitavo

estágio e funcionou no nível de Pulmonar circuito, tecido respiratório caracterizado por upload de oxigênio pelo mecanismo de deslocamento de íons bicarbonato / cloreto, liberação de oxigênio da HbO2 - sob efeito de saída de bicarbonato pelo mecanismo de deslocamento de íons bicarbonato / cloreto, levando ao aumento de oxigênio em um estágio mitocondrial - 6º.

3. relação integrada entre todas as seguintes funções como prótons, geradas nas mitocôndrias de 50 a 80 trilhões de células (agora por nós o fluxo de prótons nas mitocôndrias denominado como 1 a 7 estágios de condutância de prótons) foi necessária em outras estruturas especiais como o ambiente da membrana eritrocitária para embalagem de prótons - outro sistema precisa absorver a atividade extra de H^+ gerada como resultado do processo conduzido nos estágios 1-7 da condutância de prótons para que haja um verdadeiro tamponamento, também a maior afinidade da desoxihemoglobina pelos prótons aumenta a síntese de bicarbonato e, consequentemente, aumento da capacidade do sangue desoxigenado para dióxido de carbono ocorreu durante o oitavo estágio funcionou no nível do circuito pulmonar, tecido respiratório caracterizado por upload de oxigênio pelo mecanismo de mudança de íon bicarbonato / cloreto, liberação de oxigênio da HbO2 - sob efeito de saída de bicarbonato por Mecanismo de mudança de íon bicarbonato / cloreto, levando ao aumento de oxigênio no 6º estágio mitocondrial.

4. relação integrada entre todas as seguintes funções como bicarbonato nos glóbulos vermelhos (RBC), trocando com cloreto do plasma nos pulmões, como prótons, gerados nas mitocôndrias de 50-80 trilhões de células (agora por nós mitocôndrias, fluxo de prótons denominado 1- 7 estágios de condutância de prótons) foram necessárias outras estruturas especiais como o entorno da membrana eritrocitária para o empacotamento de prótons - outro sistema para absorver a atividade extra de H^+ gerada como resultado do processo conduzido nos estágios 1-7 de condutância de prótons em ordem para o verdadeiro tamponamento ocorreram durante o Nono estágio localizado na membrana respiratória, circuito pulmonar, resultando no aumento da captação de oxigênio do ar alveolar sob o efeito do aumento da entrada de bicarbonato pelo mecanismo de deslocamento de íons bicarbonato / cloreto, levando ao aumento da formação de HbO2, resultando em Liberação de próton, elétron de substratos alimentares sob a ação indireta de oxigênio liberado do entorno da membrana do eritrócito no 8º estágio, Transferência de próton, elétron para NADH, $FADH_2$ com liberação de CO_2 no ciclo de Krebs.

46. OS MODELOS DO SISTEMA E A CAPACIDADE DE

TAMPÃO DO ENTORNO DA MEMBRANA ERITRÓCITA EM RELAÇÃO AOS PRÓTONS, FORMADOS NA MEMBRANA POTENCIAL REDOXI DE TRÊS ESTADOS DEPENDENTE DE 9 PASSOS CICLO COMPLETO DE CONDUTA DE PRÓTONS NO CORPO HUMANO

Por nossa sugestão, a capacidade tampão dos arredores da membrana eritrocitária em relação aos prótons livres, formada nos primeiros 1-7 estágios de condutância de prótons, foi implementada dentro de oito estágios de 9 estágios do ciclo fechado completo de condutância de prótons - localizados nos tecidos respiratórios -capilares sangue que existe em torno de 87 trilhões de células, Circuito pulmonar, onde ocorreu descarga de oxigênio sob efeito do aumento da saída de bicarbonato pelo mecanismo de mudança de íon bicarbonato / cloreto, levando ao aumento de prótons liberados de NADH, FADH, redução de KoQ resultante da entrada de prótons para Entorno da membrana eritrocitária, todos esses processos descritos como a presença de prótons de tecidos periféricos favorecem a formação de pontes salinas protonando o resíduo His terminal das subunidades betta, um aumento de prótons causa liberação de oxigênio, enquanto um aumento de oxigênio causa liberação de prótons (Harpers Biochemistry, Vigésima segunda edição), Os íons de hidrogênio (prótons) tendem a deslocar o oxigênio da hemoglobina (DJTaylor et all, Biological science), os prótons promovem a descarga de oxigênio, que são partes inseparáveis - componentes básicos dos modelos do Sistema do Humano corpo, incluindo o potencial redoxi da membrana , três estados dependentes, 9 etapas do ciclo completo de condutância de prótons e os quatro compartimentos, também os 10 sistemas funcionais e quatro tipos de células, distinguidos pela diferença de condutância de prótons.

A relação entre todos os parâmetros dos modelos do sistema, incluindo o potencial redoxi da membrana , dependente de três estados, ciclo completo de 9 etapas de condutância de prótons e os quatro compartimentos, também 10 sistemas funcionais, pode ser descrito como segue pela primeira vez: Nos primeiros 1-7 estágios de fechado ciclo de condutância de prótons de localização mitocondrial foram formados prótons livres, água metabólica, dióxido de carbono e ATP, em segundo lugar: em seguida foi criada a possibilidade de iniciar o 9º estágio do ciclo fechado, localizado na Membrana Respiratória - Pulmonar circuito - aumento da captação de oxigênio do ar alveolar - sob efeito do aumento da entrada de bicarbonato pela entrada de HCO 3 e saída de íons CL - (mecanismo de mudança de íons bicarbonato / cloreto), entrada de oxigênio levando ao aumento da formação de HbO2 e ao 8° estágio de fechamento ciclo, localizado nos tecidos respiratórios - Circuito pulmonar - carregamento de oxigênio por HCO 3 - saída e entrada de CL - saída de O2 - Liberação de oxigênio da HbO 2 sob efeito de saída de bicarbonato pelo mecanismo de mudança de saída de bicarbonato / entrada de íons cloreto, levando ao aumento de oxigênio em uma mitocôndria - 6° estágio da condutância de prótons, que foi condicionado ao substrato de energia - Entrada do doador como ácidos graxos do terceiro compartimento para o segundo compartimento, que foi seguido pelo substrato de energia - Doador e aceitador de entrada de oxigênio do segundo compartimento para o primeiro compartimento, onde foi formado ATP, devido à formação de ATP no primeiro compartimento foram criadas as condições para o funcionamento dos parâmetros do quarto compartimento, como 5 estruturas de membrana - 5 sistemas de função, onde é realizada a divisão genético-celular normal, informações -funções de resposta, biossintética, bioenergética e de biotransformação usando fosfato de alta energia - ATP, elétrons de alta energia NADPH, que existiram no nível de todas as células dos 10 principais sistemas do corpo humano como doador de prótons e entregador de aceitadores de elétrons.

Neste contexto, estabelecemos que existe uma estreita relação entre as seguintes duas expressões: a vida tornou-se dependente da presença de prótons e elétrons que se formaram durante os eventos chamados Big Bang, há 15 anos, e da presença de prótons de tecidos periféricos. favorece a formação de ponte salina no resíduo de histidina das subunidades betta (Harpers Biochemistry), estamos tentando descrever os modelos do sistema, incluindo o potencial redoxi da membrana , três estados dependentes, ciclo completo de 9 etapas de condutância de prótons, incluindo os quatro compartimentos, os 10 sistemas funcionais

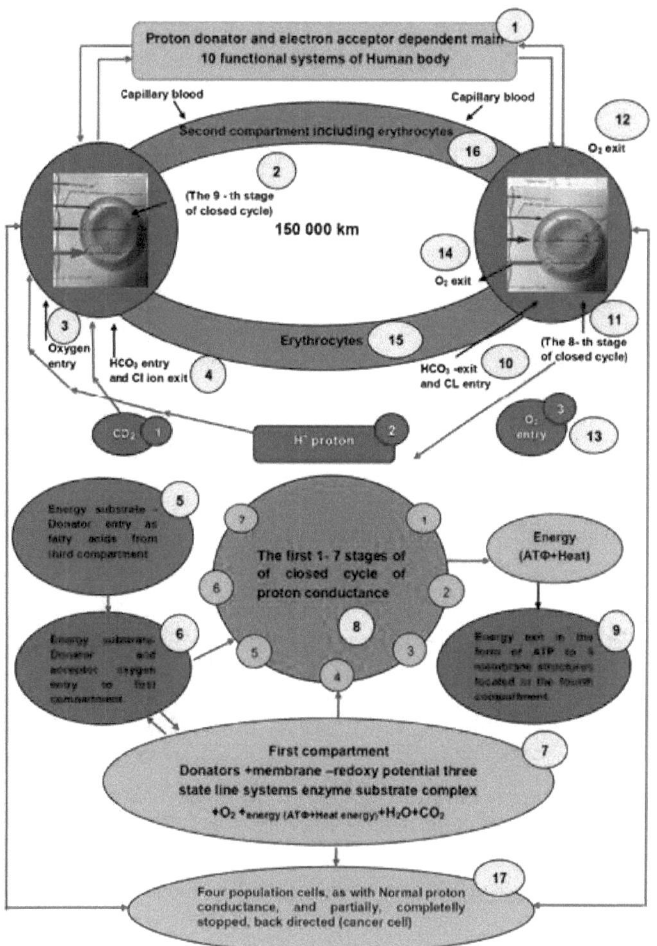

Figura 1. Os modelos do sistema, incluindo o potencial redoxi da membrana , dependente de três estados, ciclo completo de 9 etapas de condutância de prótons e os quatro compartimentos, os 10 sistemas funcionais

Os 10 principais sistemas do corpo humano como doadores de prótons e entregadores de elétrons foram consistidos em O primeiro sistema funcional é o sistema de entrega de doadores de elétrons-prótons como alimentos para células vivas para manter o nível normal de doadores como carboidratos, aminoácidos , ácidos graxos dentro potenciais redoxi de membrana 3 sistema de linha de estado como local muito importante de condução de prótons, elétrons, a partir de cianobactérias formadas durante os últimos 4,4 bilhões de anos, idêntico ao sistema gastroenterológico. O segundo sistema funcional é o sistema de entrega de aceitadores de elétron-próton como oxigênio para células vivas para manter o nível normal de aceitadores como oxigênio dentro dos potenciais redoxi da membrana 3 sistema de linhas de estado como local muito importante de condução de prótons, elétrons, a partir de cianobactérias formadas durante os últimos 4,4 bilhões de anos, idêntico ao sistema respiratório, terceiro sistema funcional é o sistema que fornece aceitadores de elétrons-prótons como oxigênio e doadores de elétrons-prótons como alimentos juntos para 87 trilhões de células vivas para manter o nível normal de aceitadores como oxigênio e doadores dentro dos potenciais redoxi da membrana 3 sistema de linha de estado como local muito importante de condução de prótons, elétrons, a partir de cianobactérias formadas nos últimos 4,4 bilhões de anos, idêntico ao sistema cardiovascular. O quarto sistema funcional é o sistema que elimina e neutraliza metabólitos tóxicos e dióxido de carbono, dióxido de carbono protonado , também prótons livres formados durante o funcionamento da produção de energia sistema como "Doadores (glicose, aminoácidos , ácidos graxos) + potenciais redox de membrana sistema de linha de três estados + aceitador como O_2 + ADP + Pi + H^+ + $nH^+_{memb.space}$ = (ATP + energia térmica) + H_2O + nH^+_{matriz} + CO_2 "- meio de reação, idêntico ao sistema de controle renal - urinário e ácido-base, o quinto sistema funcional é o sistema de conversão de alguns produtos metabólicos tóxicos em produtos metabólicos normais e condução da síntese e ressíntese de ácidos graxos saturados e insaturados como principal os componentes de todas as estruturas de membrana pertencem à membrana - potencial redoxi sistemas de linha de 3 estados incluídos em "Doadores (glicose, aminoácidos , ácidos graxos) + potenciais redox de membrana sistema de linha de três estados + aceitador como O_2 + ADP + Pi + H^+ + $nH^+_{memb.espaço}$ = (ATP + energia térmica) + H_2O + nH^+_{matriz} + CO_2 - meio de reação, idêntico ao sistema hepatobiliar , todos esses sistemas funcionais funcionaram devido a 5 estruturas de membrana - 5 funções principais como divisão genética celular normal, resposta à informação, funções biossintéticas, bioenergéticas, de biotransformação e quatro tipos de células, distinguidas pela diferença de condutância de prótons.

47. OS MODELOS DE SISTEMA DA MEMBRANA POTENCIAL REDOXI DE TRÊS ESTADOS DEPENDENTE DE 9 PASSOS CICLO COMPLETO DE CONDUCTÂNCIA DE PRÓTONS, INCLUINDO OS QUATRO COMPARTIMENTOS E OS 10 SISTEMAS FUNCIONAIS NO CORPO HUMANO

Até agora não apareceram modelos de sistema para melhor compreender o corpo humano, incluindo o potencial redoxi da membrana , dependente de três estados, ciclo completo de 9 etapas de condutância de prótons e os quatro compartimentos, também os 10 sistemas funcionais, por causa disso, em todos os casos, só têm foi necessário usar o atlas de anatomia de Vesalius, o que às vezes leva à limitação da possibilidade de alcançar o sucesso desejado em muitos casos de patologia como a doença de Covid.

Neste contexto, estabelecemos que existe uma estreita relação entre as seguintes duas expressões: a vida tornou-se dependente da presença de prótons e elétrons que se formaram durante os eventos chamados Big Bang, há 15 anos, e da presença de prótons de tecidos periféricos. favorece a formação de ponte salina no resíduo de histidina das subunidades betta (Harpers Biochemistry), estamos tentando descrever os modelos do sistema, incluindo o potencial redoxi da membrana , três estados dependentes, ciclo completo de 9 etapas de condutância de prótons, incluindo os quatro compartimentos, os 10 sistemas funcionais

A relação entre todos os parâmetros dos modelos do sistema, incluindo o potencial redoxi da membrana , dependente de três estados, ciclo completo de 9 etapas de condutância de prótons e os quatro compartimentos, também 10 sistemas funcionais, pode ser descrito como segue pela primeira vez: Nos primeiros 1-7 estágios de fechado ciclo de condutância de prótons de localização mitocondrial foram formados prótons livres, água metabólica, dióxido de carbono e ATP, em segundo lugar: em seguida foi criada a possibilidade de iniciar o 9º estágio do ciclo fechado, localizado na Membrana Respiratória - Pulmonar circuito - aumento da captação de oxigênio do ar alveolar - sob efeito do aumento da entrada de bicarbonato pela entrada de HCO 3 e saída de íons CL - (mecanismo de mudança de íons bicarbonato / cloreto), entrada de oxigênio levando ao aumento da formação de HbO2 e o 8º estágio de fechamento ciclo, localizado nos tecidos respiratórios - Circuito pulmonar - carregamento de oxigênio por HCO 3 - saída e entrada de CL - saída de O 2 - Liberação de oxigênio da HbO 2 sob efeito de saída de bicarbonato pelo mecanismo de mudança de saída de bicarbonato / entrada de íons cloreto, levando a aumento de oxigênio em um estágio mitocondrial - 6º da condutância de prótons, que foi condicionado ao substrato de energia - Entrada do doador como ácidos graxos do terceiro compartimento para o segundo compartimento, que foi seguido pela entrada de substrato de energia - doador e aceitador de oxigênio do segundo compartimento para o primeiro compartimento, onde foi formado ATP, devido à formação de ATP no primeiro compartimento foram criadas as condições para o funcionamento dos parâmetros do quarto compartimento, como 5 estruturas de membrana - 5 sistemas de função, onde foi realizada a divisão genético-celular normal, funções de resposta à informação, biossintética, bioenergética e de biotransformação usando fosfato de alta energia - ATP, elétrons de alta energia NADPH, que existiram no nível de todas as células dos 10 principais sistemas do corpo humano como doador de prótons e entregador de aceitadores de elétrons.

Os 10 principais sistemas do corpo humano como doadores de prótons e entregadores de elétrons foram consistidos em O primeiro sistema funcional é o sistema de entrega de doadores de elétrons-prótons como alimentos para células vivas para manter o nível normal de doadores como carboidratos, aminoácidos , ácidos graxos dentro potenciais redoxi de membrana 3 sistema de linha de estado como local muito importante de condução de prótons, elétrons , a partir de cianobactérias formadas durante os últimos 4,4 bilhões de anos, idêntico ao sistema gastroenterológico. O segundo sistema funcional é o sistema de entrega de aceitadores de elétron-próton como oxigênio para células vivas para manter o nível normal de aceitadores como oxigênio dentro dos potenciais redoxi da membrana 3 sistema de linhas de estado como local muito importante de condução de prótons, elétrons, a partir de cianobactérias formadas durante os últimos 4,4 bilhões de anos, idêntico ao sistema respiratório, terceiro sistema funcional é o sistema que fornece aceitadores de elétrons-prótons como oxigênio e doadores de elétrons-prótons como alimentos juntos para 87 trilhões de células vivas para manter o nível normal de aceitadores como oxigênio e doadores dentro dos potenciais redoxi da membrana 3 sistema de linha de estado como local muito importante de condução de prótons, elétrons, a partir de cianobactérias formadas nos últimos 4,4 bilhões de anos, idêntico ao sistema cardiovascular. O quarto sistema funcional é o sistema que elimina e neutraliza metabólitos tóxicos e dióxido de carbono, dióxido de carbono protonado , também prótons livres formados durante o funcionamento da produção de energia sistema como "Doadores (glicose, aminoácidos , ácidos graxos) + potenciais redox de membrana sistema de linha de três estados + aceitador como O_2 + ADP + Pi + H^+ + $nH^+_{memb.space}$ =

(ATP + energia térmica) + H_2O + nH^+_{matriz} + CO_2 "-meio de reação, idêntico ao sistema de controle renal - urinário e ácido-base, o quinto sistema funcional é o sistema de conversão de alguns produtos metabólicos tóxicos em produtos metabólicos normais e condução da síntese e ressíntese de ácidos graxos saturados e insaturados como principal os componentes de todas as estruturas de membrana pertencem à membrana - potencial redoxi sistemas de linha de 3 estados incluídos em "Doadores (glicose, aminoácidos , ácidos graxos) + potenciais redox de membrana sistema de linha de três estados + aceitador como O_2 + ADP + Pi + H^+ + nH^+ memb.espaço = (ATP + energia térmica) + H_2O + nH^+ matriz + CO_2 -meio de reação, idêntico ao sistema hepatobiliar , todos esses sistemas funcionais funcionaram devido a 5 estruturas de membrana - 5 funções principais como divisão genética celular normal, resposta à informação, funções biossintéticas, bioenergéticas e de biotransformação.

48. OS MODELOS DE SISTEMA E EFEITOS HALDEN, BOHR, ACONTECEM NO POTENCIAL REDOXI DA MEMBRANA TRÊS ESTADOS DEPENDENTES 9 PASSOS CICLO COMPLETO DE CONDUÇÃO DE PRÓTONS NO CORPO HUMANO

Por nossa sugestão, a capacidade tampão dos arredores da membrana eritrocitária em relação aos prótons livres, formada nos primeiros 1-7 estágios de condutância de prótons, foi implementada dentro de oito estágios de 9 estágios do ciclo fechado completo de condutância de prótons - localizados nos tecidos respiratórios -capilares sangue que existe em torno de 87 trilhões de células, Circuito pulmonar, onde ocorreu descarga de oxigênio sob efeito do aumento da saída de bicarbonato pelo mecanismo de mudança de íon bicarbonato / cloreto, levando ao aumento de prótons liberados de NADH, FADH, redução de KoQ resultante da entrada de prótons para Entorno da membrana eritrocitária, todos esses processos descritos como a presença de prótons de tecidos periféricos favorecem a formação de pontes salinas protonando o resíduo His terminal das subunidades betta, um aumento de prótons causa liberação de oxigênio, enquanto um aumento de oxigênio causa liberação de prótons (Harpers Biochemistry, Vigésima Segunda Edição), Os íons de hidrogênio (prótons) tendem a deslocar o oxigênio da hemoglobina (DJTaylor et all, Biological Science), os prótons promovem a descarga de oxigênio, que são partes inseparáveis - básicas

componentes dos modelos de sistema do corpo humano, incluindo o potencial redoxi da membrana , três estados dependentes, 9 ciclos completos de condutância de prótons e os quatro compartimentos, também os 10 sistemas funcionais e quatro tipos de células, distinguidos pela diferença de condutância de prótons.

A relação entre todos os parâmetros dos modelos do sistema, incluindo o potencial redoxi da membrana , dependente de três estados, ciclo completo de 9 etapas de condutância de prótons e os quatro compartimentos, também 10 sistemas funcionais, pode ser descrito como segue pela primeira vez: Nos primeiros 1-7 estágios de fechado ciclo de condutância de prótons de localização mitocondrial foram formados prótons livres, água metabólica, dióxido de carbono e ATP, em segundo lugar: em seguida foi criada a possibilidade de iniciar o 9º estágio do ciclo fechado, localizado na Membrana Respiratória - Pulmonar circuito - aumento da captação de oxigênio do ar alveolar - sob efeito do aumento da entrada de bicarbonato pela entrada de HCO $_3$ e saída de íons CL - (mecanismo de mudança de íons bicarbonato / cloreto), entrada de oxigênio levando ao aumento da formação de $HbO2$ e o 8º estágio de fechamento ciclo, localizado nos tecidos respiratórios - Circuito pulmonar - upload de oxigênio por HCO $_3$ - saída e entrada de CL - saída de O $_2$ - Liberação de oxigênio da HbO $_2$ sob efeito de saída de bicarbonato pelo mecanismo de mudança de saída de bicarbonato / entrada de íons cloreto, levando a aumento de oxigênio em uma mitocôndria - 6º estágio da condutância de prótons, que foi condicionado ao substrato de energia - Entrada do doador como ácidos graxos do terceiro compartimento para o segundo compartimento, que foi seguido pela entrada de substrato de energia - doador e aceitador de oxigênio do segundo compartimento para o primeiro compartimento, onde foi formado ATP, devido à formação de ATP no primeiro compartimento foram criadas as condições para o funcionamento dos parâmetros do quarto compartimento, como 5 estruturas de membrana - 5 sistemas de função, onde foi realizada a divisão genético-celular normal, funções de resposta à informação, biossintética, bioenergética e de biotransformação usando fosfato de alta energia - ATP, elétrons de alta energia NADPH, que existiram no nível de todas as células dos 10 principais sistemas do corpo humano como doador de prótons e entregador de aceitadores de elétrons.

Neste contexto, estabelecemos que existe uma estreita relação entre as seguintes duas expressões: a vida tornou-se dependente da presença de prótons e elétrons que se formaram durante os eventos chamados Big Bang, há 15 anos, e da presença de prótons de tecidos periféricos. favorece a formação de ponte salina no resíduo de histidina das subunidades betta (Harpers Biochemistry) estamos tentando descrever os modelos de sistema, incluindo o potencial redoxi da membrana , ciclo completo de condutância de prótons dependente de três estados, 9 etapas, incluindo os quatro compartimentos, os 10 sistemas funcionais

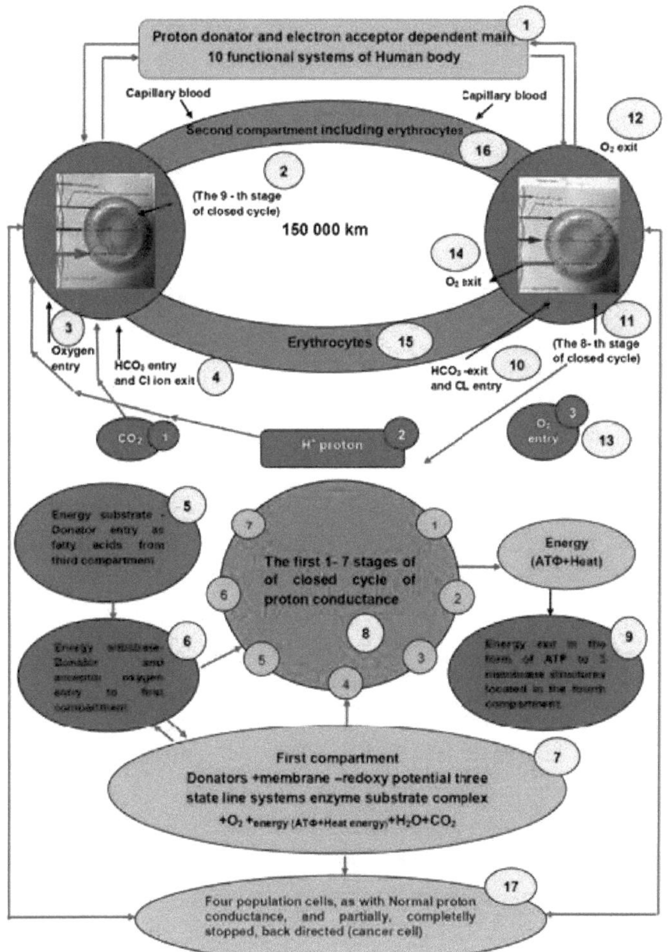

Figura 1. Os modelos do sistema, incluindo o potencial redoxi da membrana , dependente de três estados, ciclo completo de 9 etapas de condutância de prótons e os quatro compartimentos, os 10 sistemas funcionais

1. Os modelos de sistema do corpo humano, incluindo o potencial redoxi de membrana , três estados dependentes, 9 etapas do ciclo completo de condutância de prótons e os quatro compartimentos, também os 10 sistemas funcionais e quatro tipos de células, distinguidos pela diferença de condutância de prótons, funcionaram devido a este processo como o efeito Bohr, pois a afinidade de ligação ao oxigênio da <u>hemoglobina </u>está inversamente relacionada tanto à acidez quanto à concentração de dióxido de carbono, o dióxido de carbono reage com a água para formar <u>ácido</u>

carbônico, um aumento no CO $_2$ resulta em uma diminuição no pH do sangue, resultando em proteínas da hemoglobina liberando sua carga de oxigênio, o que deve ser explicado por processos conduzidos no Oitavo estágio - Tecido respiratório - Circuito pulmonar - upload de oxigênio pelo mecanismo de mudança de íon bicarbonato / cloreto Liberação de oxigênio da HbO2 - sob efeito da saída de bicarbonato pelo mecanismo de deslocamento de íons bicarbonato / cloreto, levando ao aumento de oxigênio no 6º estágio mitocondrial,

2. De acordo com o efeito Bohr, por outro lado, uma diminuição do dióxido de carbono provoca um aumento no pH, o que faz com que a hemoglobina capte mais oxigênio, o que pode ser explicado por processos que ocorreram durante o Nono estágio da condutância de prótons localizados na Membrana Respiratória, Pulmonar. circuito - aumento da captação de oxigênio do ar alveolar - sob efeito do aumento da entrada de bicarbonato pelo mecanismo de deslocamento de íons bicarbonato/cloreto, levando ao aumento da formação de HbO2, que são partes inseparáveis - componentes básicos dos modelos do Sistema do corpo humano, incluindo a membrana potencial redoxi três estados dependentes 9 passos do ciclo completo de condutância de prótons e os quatro compartimentos, também os 10 sistemas funcionais, e quatro tipos de células, distinguidos pela diferença de condutância de prótons.

3. Os modelos de sistema do corpo humano, incluindo o potencial redoxi de membrana , três estados dependentes, 9 etapas do ciclo completo de condutância de prótons e os quatro compartimentos, também os 10 sistemas funcionais e quatro tipos de células, distinguidos pela diferença de condutância de prótons, funcionaram devido a esses processos, como a hemoglobina desoxigenada é um melhor aceitador de prótons do que a forma oxigenada, nos glóbulos vermelhos, a enzima anidrase carbônica catalisa a conversão do dióxido de carbono dissolvido em ácido carbônico, que se dissocia rapidamente em bicarbonato e um próton livre, o que ocorreu durante o Oitavo estágio - Tecido respiratório - Circuito pulmonar - carregamento de oxigênio pelo mecanismo de deslocamento de íons bicarbonato/cloreto Liberação de oxigênio da HbO2 - sob efeito de saída de bicarbonato pelo mecanismo de deslocamento de íons bicarbonato/cloreto, levando ao aumento de oxigênio em uma mitocôndria - 6 -ª etapa.

4. O efeito Bohr facilita a liberação de oxigênio nos tecidos, especialmente nos tecidos que mais precisam de oxigênio, quando a taxa metabólica de um tecido aumenta, o mesmo acontece com a produção de resíduos de dióxido de carbono, quando liberado na corrente sanguínea, o dióxido de carbono forma

bicarbonato e prótons, ocorreu durante Oitavo estágio Tecido respiratório - Circuito pulmonar - carregamento de oxigênio pelo mecanismo de deslocamento de íons bicarbonato / cloreto Liberação de oxigênio da HbO2 - sob efeito de saída de bicarbonato pelo mecanismo de deslocamento de íons bicarbonato / cloreto, levando ao aumento de oxigênio na mitocôndria - 6° estágio , que são partes inseparáveis - componentes básicos dos modelos de sistema do corpo humano, incluindo o potencial redoxi da membrana , dependente de três estados, ciclo completo de 9 etapas de condutância de prótons e os quatro compartimentos, também os 10 sistemas funcionais e quatro tipos de células, distintos por diferença de condutância de prótons.

5. A enzima anidrase carbônica , que está presente nos glóbulos vermelhos acelera drasticamente a conversão em bicarbonato e prótons, isso faz com que o pH do sangue diminua, o que promove a dissociação do oxigênio da hemoglobina , e permite que os tecidos circundantes obtenham oxigênio suficiente para atender às suas demandas ocorreram durante o Oitavo estágio da condutância de prótons localizados no tecido respiratório - Circuito pulmonar - upload de oxigênio pelo mecanismo de deslocamento de íons bicarbonato / cloreto, que são partes inseparáveis - componentes básicos dos modelos do sistema do corpo humano, incluindo a membrana potencial redoxi três estados dependentes de 9 passos de ciclo completo de condutância de prótons e os quatro compartimentos, também os 10 sistemas funcionais, e quatro tipos de células, distinguidos pela diferença de condutância de prótons, todos esses processos foram conectados com isso como a presença de prótons de tecidos periféricos favorece a formação de pontes salinas ao protonar o resíduo terminal His das subunidades betta, um aumento nos prótons causa a liberação de oxigênio, enquanto um aumento no oxigênio causa a liberação de prótons, os íons de hidrogênio

(prótons) tendem a deslocar o oxigênio da hemoglobina, os prótons promovem a descarga de oxigênio.

6. O efeito Bohr permite que o corpo se adapte às mudanças nas condições e possibilita o fornecimento de oxigênio extra aos tecidos que mais precisam dele, como quando os músculos estão submetidos a atividades extenuantes, eles necessitam de grandes quantidades de oxigênio para conduzir a respiração celular , o que gera CO_2 (e, portanto, HCO_3^- e H^+) como subprodutos, esses resíduos diminuem o pH do sangue, o que aumenta o fornecimento de oxigênio aos músculos ativos; se as células musculares não recebem oxigênio suficiente para a respiração celular, recorrem à fermentação do ácido láctico , que libera ácido láctico como subproduto, isto aumenta a acidez do sangue muito mais do que o CO_2 sozinho, o que reflecte

a necessidade ainda maior de oxigénio das células; de facto, sob condições anaeróbicas, os músculos geram ácido láctico tão rapidamente que o pH do sangue que passa através do <u>os músculos</u> cairão para cerca de 7,2, o que faz com que a hemoglobina comece a liberar cerca de 10% mais oxigênio, o que ocorreu no Oitavo estágio - Tecido respiratório - Circuito pulmonar - carregamento de oxigênio pelo mecanismo de mudança de íon bicarbonato / cloreto Liberação de oxigênio da HbO2 - sob efeito da saída do bicarbonato pelo mecanismo de deslocamento de íons bicarbonato / cloreto, que são partes inseparáveis - componentes básicos dos modelos do sistema do corpo humano, incluindo o potencial redoxi da membrana , três estados dependentes, ciclo completo de 9 etapas de condutância de prótons e os quatro compartimentos, também os 10 sistemas funcionais, e quatro tipos de células, distinguidos pela diferença de condutância de prótons, todos esses processos têm sido relacionados a isso, pois a presença de prótons de tecidos periféricos favorece a formação de pontes salinas ao protonar o resíduo His terminal das subunidades betta , um aumento nos prótons causa a liberação de oxigênio, enquanto um aumento no oxigênio causa a liberação de prótons, os íons de hidrogênio (prótons) tendem a deslocar o oxigênio da hemoglobina, os prótons promovem a descarga de oxigênio.

REFERÊNCIAS

Ambaga M, Tumen - Ulzii A. 2016 . Medicina NCM integrada com novos conhecimentos de s-NCM, lambert Academic Publishing.

Ambaga M, Tumen - Ulzii A. 2015 . A vida tornou-se dependente da presença de elétrons e prótons, que foram formados durante eventos chamados big bang há 15 bilhões de anos, elétrons e prótons preparam o cenário para a formação da vida no universo

Ambaga M. 2016 . O ciclo completo de condutância de prótons e elétrons dentro do corpo humano, consistindo em 9 estágios interligados. Acad. J. Ciência. Res., 4(6): 127 131.

Ambaga M. 2016 . Uma nova sugestão sobre a existência de sistema de linha de três estados com potencial redoxi -membrana entre doadores e aceitadores dentro das células vivas, Asian Journal of Science and Technology, Vol.07, Issue, 07,pp. 3157-3161.

Ambaga M. 2016 . Capacidade tampão do entorno da membrana eritrocitária em relação aos prótons livres, formada no Ciclo Completo de Condutância de Prótons e Elétrons no interior do Corpo Humano. Jornal Internacional de Pesquisa em Desenvolvimento, Vol 06, Edição, 07, pp.

Ambaga M. 2016. O ciclo completo de condutância de prótons e elétrons dentro do corpo humano e Rlung triplo, Mkhris , teoria Badgan da medicina tradicional tibetana , International Journal of Current Research, Vol 8, Issue 08, p.36391-36393.

Ambaga M. 2016 . A possibilidade de conduzir a membrana - potencial redox, um sistema de linha de três estados dependente de um ciclo completo de 9 etapas de condutância de prótons dentro do corpo humano para uma direção favorável durante situações patológicas. , *International Journal of Current Research,* Vol, Issue, 11, pp 42456-42459, novembro.

Ambaga M. 2017 . Os potenciais redox de membrana dependentes do sistema de linha de três estados - ciclo completo de 9 etapas de condutância de prótons e o mecanismo biológico baseado na evolução de utilização de oxigênio - sistemas de bioenergia de produção de ATP, *World Journal of Scientific Research and Review,* 2017.vol.5,№3 ,março,pp.8-13.

Ambaga M. 2017 . Os potenciais redox de membrana dependentes do sistema de linha de três estados - ciclo completo de 9 etapas de condutância de prótons e o mecanismo biológico de formação de órgãos baseado na evolução, *World Journal of Scientific Research and Review,* vol. 5,№ 3,março,pp.1-7.

Ambaga M. 2017 . Os potenciais redox de membrana dependem do sistema de linha de três estados - ciclo completo de 9 etapas de condutância de prótons como a fórmula metabólica universal e o desenvolvimento de todo o pensamento médico durante os últimos 3.000 anos, *Asian Journal of Science and technology,* vol.08, Issue, 03 , pp.4485-4488, março,

Ambaga M. 2017 . O ciclo completo de 9 etapas de condutância de prótons e os dois elétrons básicos, sistema de reação metabólica dependente de prótons para obtenção de ATP, *Ciência Aplicada e Pesquisa Inovadora,* vol. 1, nº 1, pp 63-68 .

Ambaga M. 2017 . A ligação de bioevolução entre os dois sistemas básicos de reação metabólica dependente de elétrons e prótons para obtenção de ATP, *International Journal of Current Research,* vol 9,edição 06,pp.52182-52185.

Ambaga M. 2017 . O tamanho do genoma e os dois sistemas básicos de reação metabólica dependente de elétrons e prótons para obtenção de ATP, International Journal of Current Research, vol 9,edição 06,pp.52771-52774.

Ambaga M, Tumen- Ulzii A, 2017 . O ciclo completo de 9 etapas de condutância de prótons e retrocessos evolutivos semelhantes a antiespirais da segunda equação do tempo de evolução tardia até a primeira equação do tempo de evolução inicial durante alguma patologia, *International Journal of Current Research,* vol 9, edição 07, pp.54969-54972.

Ambaga M, Tumen -Ulzii A, 2017. O ciclo completo de 9 etapas de condutância de prótons e a formação de três zonas com vários graus de perturbações do fluxo normal de elétrons e prótons no sentido horário durante a escassez de doadores e aceitadores - *Asian Journal of Science and technology,* vol .08, Edição, 08, pp.5346-5349,

Ambaga , M., Tumen- Ulzii , A. e Buyantushig , T, 2022, Para a questão da elucidação do oitavo e nono estágios do potencial redoxi da membrana , três estados dependentes de 9 etapas do ciclo completo de condutância de prótons no corpo humano, International Journal of Current Research, vol 14, edição 11, pp. 22764-22766, novembro

Ambaga , M., Tumen- Ulzii , A. e Buyantushig , T, 2022, A mudança de Humburger e os oitavo e nono estágios do potencial redoxi de membrana três estados dependentes 9 etapas do ciclo completo de condutância de prótons no corpo humano, Asian Journal of Ciência e tecnologia, vol.13, edição, 11, pp 12264-12266.

Ambaga , M., Tumen- Ulzii , A. e Buyantushig , T, 2022, Os modelos de sistema do potencial redoxi de membrana de três estados dependentes de 9 etapas do ciclo completo de condutância de prótons, incluindo os quatro compartimentos e os 10 sistemas funcionais no corpo humano , International Journal of Current Research, vol 14, edição 12, pp. 23123-23125, dezembro

Boyer, PD "Captura e uso de energia em plantas e bactérias. Relatório técnico final", Universidade da Califórnia em Los Angeles . UCLA), Departamento de Energia dos Estados Unidos, . 31 de dezembro de 1993)

Harpers Bioquímica - Vigésima Segunda Edição

Nick Lane e William F. Martin . 2012. A origem da membrana bioenergética J.cell , http://dx.doi.org/10.1016/j.cell.2012.11.050 .

Nick Lane, A questão vital . Energia, Evolução e as origens da vida complexa) https://en.wikipedia.org/wiki/ Biosfera

Taylor DJ, Green NPO, Stout GW, Ciências Biológicas, Terceira edição

Victor Sojo, Andrew Pomiankowski , Nick Lane , 2014. Uma base bioenergética para divergência de membrana em Archaea e bactérias, publicado: 12 de agosto de 2014, http://dx.doi.org/10.1371/journal.pbio.1001926

Walker, J.E.; Saraste , M; Runswick, MJ; Gay, NJ 1982. "Sequências distantemente relacionadas nas subunidades alfa e beta da ATP sintase, miosina, quinases e outras enzimas que requerem ATP e uma dobra de ligação de nucleotídeo comum". *O Jornal EMBO,* 1(8): 945-51. doi:10.1002/j.1460-2075. 1982.tb 01276.x. PMC 553140. PMID 6329717

https://en.wikipedia.org/wiki/Termogênese

https://en.wikipedia.org/wiki/Glicólise

https://en.wikipedia.org/wiki/Termogênese

https://en.wikipedia.org/wiki/Brown_adipose_tissue

https://www.biologydiscussion.com/biochemistry/lipids-biochemistry/oxidation-of-fatty-acids-biochemistry/72756

https://en.wikipedia.org/wiki/Adenosina_trifosfato

https://en.wikipedia.org/wiki/Bohr_effect

https: // en.wikipedia . org/wiki/efeito Haldane

https: // en.wikipedia . org/wiki/Circulação pulmonar

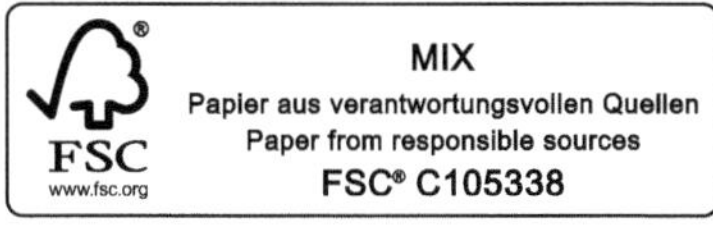

Printed by Books on Demand GmbH, Norderstedt / Germany